医学影像检验与诊断应用

医学知识编委会 编

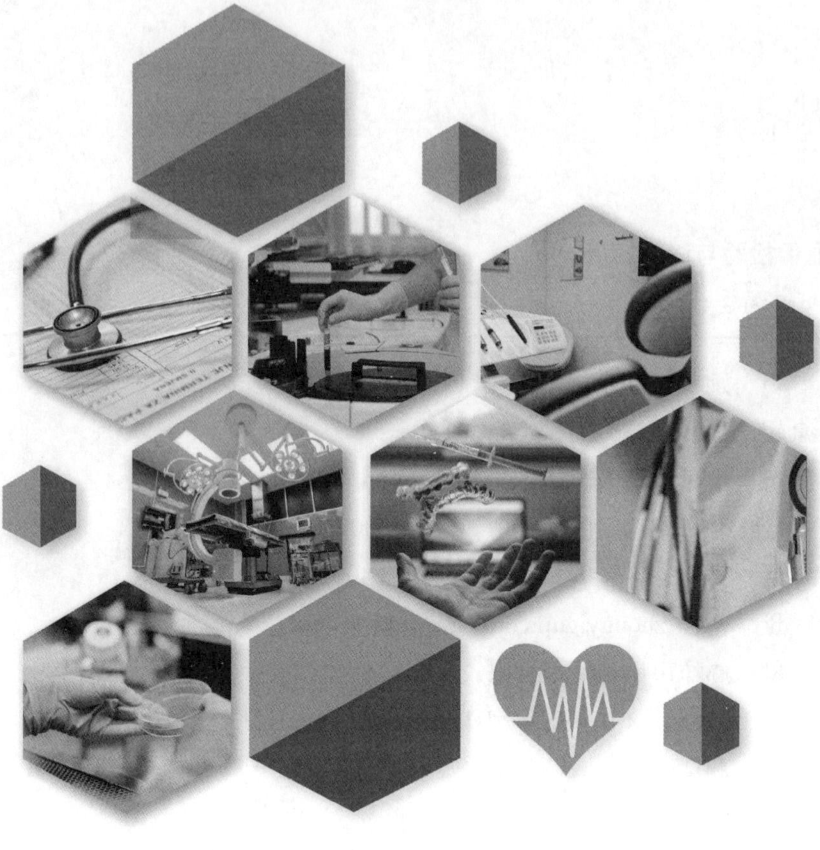

中医古籍出版社
Publishing House of Ancient Chinese Medical Books

图书在版编目（CIP）数据

医学影像检验与诊断应用 / 医学知识编委会编 .--北京：中医古籍出版社，2021.6

ISBN 978-7-5152-2313-1

Ⅰ. ①医… Ⅱ. ①医… Ⅲ. ①影像诊断 Ⅳ. ① R445

中国版本图书馆 CIP 数据核字 (2021) 第 130749 号

医学影像检验与诊断应用

医学知识编委会 编

策划编辑　姚　强

责任编辑　刘　婷

出版发行　中医古籍出版社

社　　址　北京东直门内南小街 16 号（100700）

电　　话　010-64089446（总编室）010-64002949（发行部）

网　　址　www.zhongyiguji.com.cn

印　　刷　廊坊市博林印务有限公司

开　　本　710mm × 1000mm　1/16

印　　张　23.25

字　　数　388 千字

版　　次　2021 年 6 月第 1 版　2021 年 6 月第 1 次印刷

书　　号　ISBN 978-7-5152-2313-1

定　　价　118.00 元

编　委　会

作者简介

张卓，中国中医科学院望京医院，男，中共党员，世界中医药学会联合会特色诊疗专委会理事，中国设备管理协会医疗行业分会成员。2003年获中国中医研究院“抗非典勇士”荣誉称号，2020年获中国中医科学院“抗击新冠肺炎疫情先进个人”荣誉称号。工作20余年，一直潜心钻研医学影像学相关技术，持有乳腺、CT、MRA、DSA、核医学等多项大型设备证书。平日里密切配合临床工作，不断创新和改良检查方法，尤其对普放摄影、CT、磁共振、骨密度等多项放射检查有着全面的掌握和丰富的经验。作为带教老师，近年来带教培养学生及青年技师近百名。参与多项各级别临床科研项目，在核心期刊发表论文数篇。在2003年抗击非典疫情和2020年抗击新冠肺炎疫情工作中，均在第一时间进驻一线，为疫情防控工作及时收集整理了大量临床影像资料。

律梅，山东省青岛市胶州市妇幼保健计划生育服务中心，女，主治医师，本科，影像科主任，山东省超声医学工程学会会员，第五届影像技术专业委员会委员，长期从事医学影像诊断及放射工作，专业理论知识丰富，善于钻研，勤于探索，具有丰富的超声医学影像诊断工作经验，对妇产科、腹部、小器官及儿科超声常见病具有较高的诊断水平，超声影像诊断符合率较高。曾被选派到青医附院、青岛市妇儿中心进修，近年来先后在国家级和省级刊物上发表多篇论文及论著。

杜华，广东省东莞康华医院，女，本科学历，在影像科工作三年，专业理论知识丰富，工作认真，善于总结，对影像诊断有着较高的水平，发表核心论文3篇，主编编撰书籍两本；2017年调入株洲市中心医院生殖中心工作，2018年在华中科技大学同济医学院进修学习，之后回东莞康华医院工作至今。

鲁妍，湖北省第二人民医院，女，主管检验师，毕业于大连大学医学检验专业，学士学位，从事临床检验工作十余年，擅长临检、生化、免疫、输血检验的各项技术，在基础理论、全面质量控制到临床应用取得一定的临床经验，了解本专业国内外的学术动态和边缘学科知识的发展，具有较强的科研带教能力和学术水平，多次被评为优秀检验人员。发表国家级论文一篇，参与市级课题一项。

内容简介

医学影像的发展有其技术进步的基础和现在临床医疗的需求两方面的因素。首先，电子计算机技术的快速发展，使影像资料数字化，缩短了获取高质量图像的时间，并大大提高了影像的后处理能力，如图像的存储、传输、重建等。其次，特殊材料和技术的发展使放射影像（X线、CT、磁共振和介入）、超声影像和核医学影像等高精尖设备能大批量生产以供临床使用，但归根到底是临床对影像诊断需求的提高起了主导作用。

本书属于医学影像与检验诊断方面的著作，由X线成像的物理基础、计算机断层成像的物理基础、磁共振成像的物理基础、介入放射学、超声医学影像基础、核医学影像、颅脑CT诊断、中枢神经系统、胸部疾病的影像诊断、骨质疏松症的影像学表现、类风湿关节炎和其他疾病的病理生理学、心血管疾病的超声诊断、肺及胸膜疾病影像诊断、胰腺、脾脏疾病的超声诊断、肝超声诊断、泌尿系统疾病的超声诊断、妇科疾病的超声诊断、产科超声诊断、浅表器官、腹部血管超声诊断、131I靶向治疗甲状腺疾病、血管疾病介入治疗、非血管疾病介入治疗、恶性肿瘤介入治疗、良性肿瘤介入治疗等部分构成，全书主要研究医学影像与检验诊断，分析医学影像与检验诊断的方式方法，对从事医学影像研究学者与工作者有学习和参考的价值。

目录

前言

FOREWORD

近年来，随着科学技术的不断进步，医学影像专业的各种新方法、新技术也层出不穷，呈现出百家争鸣的局面。为了使大家更全面地了解医学影像诊疗技术的进展，我们特组织了多位影像学专家在总结自身临床经验并参考国内外相关文献的基础上编纂了此书。

本书内容以临床实用为特点，对临床各种常见疾病的影像诊断与治疗技术特点进行了较为全面的介绍，并重点突出了影像诊断技术的内容，同时引入了近年来影像学专业领域最新的研究成果。本书具体包括以下内容：先天性肺疾病影像、儿童后天性肺疾病影像、儿童骨关节损伤影像、儿童肿瘤影像、乳腺肿瘤超声、妇科疾病超声和产科超声。本书精选了临床典型病例的影像图片，图文并茂，内容丰富，语言简练，条理清晰，适用于医学院校师生、临床医生阅读与参考。

本书因编写时间有限，遗漏或不足之处恐在所难免。对此恳请各位专家、医学界同仁批评指正，以便今后再版时修正完善。

第一章　先天性肺疾病影像

先天性肺疾病是人体在胚胎发育过程中呼吸系统各部位发生解剖结构上的畸形所引起的疾病，肺部先天性疾病发病率很低，在成人中罕见。

肺发育的分期及形态学特点：人类胎儿肺发育可分为五期。胚胎期（孕 26 天 ~ 6 周）、假腺泡期（孕 6 ~ 16 周）、小管期（孕 17 ~ 28 周）、囊形成期（孕 29 ~ 36 周）、肺泡期（孕 36 周至发育成熟）。孕 4 周末，喉气管憩室形成并分化；至孕第 6 周末，5 支肺叶支气管形成并不规则地分叉；孕 16 周时，支气管树已基本形成。环绕在肺芽周围的间质组织分化形成早期始基，而后形成软骨、连接组织、肌肉、血管和淋巴管。小管期，肺内完成气体交换部的基本结构及血管形成，而后随肺泡发育，肺内气体交换的表面积迅速增长，表面活性物质增加，并伴血管增生，血屏障变薄，一直持续到胸廓停止发育，胎儿肺循环保持着高阻力、高压力、低血流量状态。尽管众多学者对胎儿肺发育的分期方法不同，但肺发育各阶段间的转变是逐步发生的，因此分期不是绝对的。

影响胎儿肺发育的因素：胎儿肺发育包括两个过程，即肺生长和肺成熟，二者相互联系但又受不同因素调控。肺生长是指细胞数量的增加，主要受某些物理因素影响，如胎儿胸廓容积、羊水量的平衡、肺内液体的容积和压力等。肺成熟是指肺的顺应性，包括结构方面和生物化学（表面活性物质）方面的成熟。肺结构的成熟受物理因子的调控，而生化成熟则受一系列内分泌因子（如促肾上腺皮质激素、甲状腺激素等）的调控。若致畸因素出现在假腺泡期（孕 16 周以前），如先天性膈疝和胎儿水肿，主要影响支气管树和软骨的形成及肺腺泡发育和成熟，并有肺血管发育迟缓，肺动脉内径减小而血管平滑肌层增厚，同时外周血管减少、血 - 气屏障变薄；若致畸因素出现在假腺泡期以后，如单纯性羊水过少，则主要影响肺腺泡发育。

第一节　先天性肺未发生及未发育

一、概述

肺未发生及未发育是少见的肺先天性疾病。

二、临床表现

双侧肺未发生，胎儿虽然不成死胎，但出生后不能呼吸，因此不能生存。常伴有其他多种先天性畸形，如无头畸胎、食管闭锁及心血管畸形等。

单侧肺未发生/发育的患儿，以左侧肺多见，男性多于女性，约50%在婴幼儿期死亡。右侧肺缺如患儿，出现症状早而严重，且存活期较短。肺叶未发生/发育患者，心脏向患侧移位，易发生呼吸道感染并出现相应症状。

三、实验室检查

实验室检查无特殊。

四、影像学表现

胸部X线，可表现为患侧胸廓塌陷，肋间隙变窄，患侧肺野透光度降低，心脏纵隔向患侧移位，健侧代偿性过度充气，可同时伴有心脏、骨骼等的发育畸形。

胸部CT，可更清晰显示上述表现，同时可更清晰显示肺未发生患者患侧主支气管、气管的缺如，肺未发育患者患侧主支气管、气管的残端。

支气管镜造影检查，可进一步证实患侧主支气管或肺叶支气管口缺如，或仅存留残端，由于其为有创性检查，目前已被CT所替代。

五、影像学鉴别诊断

要和肺不张鉴别，CT扫描、MR检查及支气管造影可以很容易将两者区分开。

第二节 肺发育不良

一、概述

胎儿肺发育不良是指胎儿肺在发育过程中出现肺发育不全或发育迟缓，可发生于单侧或双侧，表现为肺细胞、气道和肺泡数量的减少，导致肺的大小和重量减低，影响气体交换，生后立即出现严重的呼吸功能不全，甚至新生儿死亡，其围生期的死亡率约 70%（55% ~ 100%）。

二、临床表现

胎儿肺发育不良的发生率为 9/10000 ~ 14/10000，占分娩活婴的 9/10000 ~ 11/10000，所有存活新生儿的 14/10000。但这一数字必然低于真实发病率，胎儿尸体解剖证实其发生率更高，仅部分肺发育不良程度较轻的胎儿可以存活至新生儿期甚至幼儿期。

患者临床表现常无特征性，但通常容易感染，常有咳嗽、咳痰或气急，痰中带血，类似支气管扩张症状；亦可无明显临床症状，于胸部X线片检查时偶然发现。

三、影像学表现

（一）X 线表现

一侧肺呈致密影，或病变肺叶呈不规则囊状透亮影，其中均无正常肺纹理，健侧肺组织呈代偿性过度充气，纵隔向患侧移位，可有纵隔疝形成。儿童期患者两侧胸廓基本对称，是因为骨性胸廓的形成并不依赖于肺脏的发育。

（二）CT 表现

患侧肺组织体积缩小，密度增高。有时可见发育不全的肺组织内有多个气囊肿样改变，为发育不全的肺组织的囊性变或囊状扩张，支气管开口阻断或狭窄（图

1-1）。阻断处支气管盲端圆形向外膨出。健侧肺组织代偿性过度充气使纵隔向患侧移位，可见纵隔疝形成。

CT 增强或选择性肺动脉造影观察肺动脉的检查应较关键，对诊断本病意义较大，主要表现为患侧肺动脉细小，数量减少，健侧肺动脉代偿性增粗。

随着螺旋 CT 及二维重建技术的进展，经三维重建后本病的支气管及血管改变显示更为清晰全面，可与选择性造影相当。

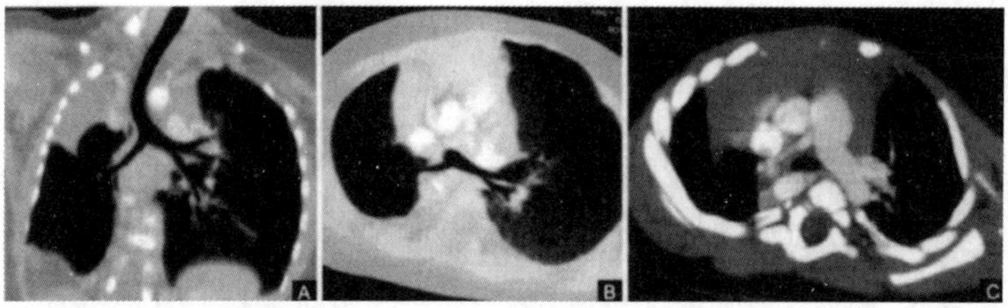

图 1-1 右肺发育不良 CT 冠状位及横断位 MIP 图

注：A、B. 显示气管弯曲，右侧支气管细小，右侧肺纹理稀少；C. CT 增强扫描显示右肺动脉明显细小

四、影像学鉴别诊断

本病常易误诊为肺不张、肺部感染等，需加以鉴别。

（一）肺不张

成人肺不张时，胸片显示为患侧肋间隙变窄、胸廓塌陷，而在肺发育不全患者，由于骨性胸廓的发展并不依赖于肺脏的发展，且患侧胸腔早期即被移位的心脏、纵隔及疝入的肺组织填充，故常无明显的肋间隙变窄。

（二）肺部感染

需与小儿肺炎痰栓引起的一侧性肺不张鉴别，后者当痰栓排出后，一侧肺不张可恢复正常。

五、诊断标准

目前，存在许多肺发育不良的病理诊断标准，但尚不能确定哪种方法最准确。

（一）肺重量或者肺重量与体重之比

肺重量与体重之比是诊断肺发育不良的最常用方法，正常值是 0.018 ~ 0.022。肺发育不良定义为孕 28 周前湿肺重量与体重之比 < 0.015，或孕 28 周以后

≤0.012。近年有研究提出，胎儿按孕龄分组（每4周1组）后，以低于每组的肺重量与体重之比作为标准，诊断程度较轻的肺发育不良。当发生肺充血和肺水肿时，肺的重量可发生改变，产后肺内液体的吸收也可改变肺重量。Askenazi 和 Perlman 建议，结合肺重量与体重之比和放射状肺泡计数，以纠正这些差异。

（二）尸体检查肺 DNA 含量

尽管肺 DNA 总量随孕周增加而增加，但是它与总体重的比值却是减小的，正常值是 0.042 ± 0.015。胎儿肺发育不良时，肺 DNA 含量或肺 DNA 与体重之比低于该孕周正常值，诊断标准为每千克体重肺 DNA 含量低于 100mg。但也有部分研究结果显示，肺发育不良时该比值增高，推测为肺间隙内炎症细胞增多所致。

（三）放射状肺泡计数（RAC）形态测定法

最早由 Emery 提出的放射状肺泡计数，通过估算肺泡数据来评价肺成熟度。而后 Askenazi、Pedman 将该方法改良为计算肺泡隔数量（RAC＝肺泡隔数量－1），并提出将实验中 RAC 值小于平均正常值的 75%作为肺发育不良的诊断标准。但肺泡计数结果对于肺泡发育前（20 ~ 22 周前）的肺发育不良不能得出正确结论。

第三节　特发性单侧透明肺

一、概述

特发性单侧透明肺是一种少见的发育异常疾病。Swyer、James 和 MacLeod，分别于 1953 年和 1954 年报道 1 例和 9 例单侧肺气肿合并同侧肺动脉变细者的 X 线表现。从此，一侧性肺透亮度增高、肺容积缩小或正常、肺外周及肺门动脉细小和呼气时气体潴留，这一系列表现被称为 Swyer-james（SJS）综合征或 Swyer-james-MacLeod 综合征（SJMS）。

二、临床表现

SJS 多发生于儿童，也可见于青少年和成年人，以女性多见，左肺多于右肺。

临床表现为反复咳嗽、咳痰、喘息和咯血，部分患者自幼即有反复发作的肺部感染，少数无明显症状，患者的症状主要与有无支气管扩张和扩张的类型有关。

三、影像学表现

本病常采用胸部 X 线平片、透视，支气管造影、肺动脉造影和 CT 扫描。

（一）X 线表现

X 线片上表现为一叶肺或一侧肺野透亮度增高，伴容积缩小或正常，其内血管纹理细小，同侧肺门缩小。在深吸气和深呼气胸片上，病变肺透亮度无或无明显变化，同侧横膈活动幅度减小，位置一般正常。呼吸时，纵隔出现矛盾运动，即深吸气时，纵隔向患侧移位，深呼气时纵隔恢复正常或向健侧移位。

（二）支气管造影表现

支气管造影可显示支气管扩张和闭塞性细支气管炎，后者表现为对比剂在细支气管处突然中断，类似修剪后的树枝。

四、CT 表现

CT 扫描同 X 线片表现相似，但因 CT 的密度分辨率更高，且无前后重叠，可更好地显示肺叶透亮度的改变、肺血管异常（图 1-2）。

（一）肺气肿

表现为患肺透光度增大，纹理比例失常，中内带增多，外带稀疏。患侧胸廓不大，反而缩小。患侧肺透光度强，但肋间隙变窄，胸廓塌陷，纵隔向患侧移位。

（二）支气管扩张

多为混合型支气管扩张，以左下肺内基底段多见。若合并感染，可形成液平面或斑片状阴影。MSCT 在诊断支气管扩张方面，其敏感性和特异性均超过 90%。因此，CT 检查可代替支气管造影，显示 SJS 有无支气管扩张、扩张的范围和程度，CTA 对肺动脉的变化可做进一步评价。

（三）患侧肺的肺动脉主干或叶动脉发育细小

表现为增强扫描时，患侧肺门缩小、中央肺动脉变细，患侧肺血管纤细稀疏。

五、DSA 表现

DSA 肺动脉造影，可以直观地显示肺门动脉及肺外周动脉细小，肺门区可见到支气管动脉形成的细小杂乱的侧支循环，并可以进行血管内压力测定。

常规胸片是提示和发现本病的基本方法，可显示肺气肿、胸廓塌陷，纵隔偏移，肺血管性纹理稀少、细小，肺门缩小及明显的支气管扩张症。

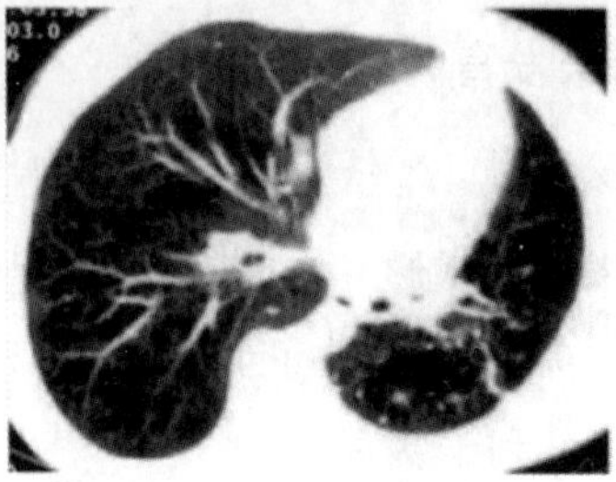

图 1-2 特发性单侧透明肺

注：CT 显示左肺实质透亮度增高，左侧胸廓减小，左肺下叶血管减少

胸部透视显示纵隔摆动、肺透亮度变化方面有独到之处，支气管造影是诊断

支气管扩张的金指标，但因操作复杂有创而逐渐被 CT 所取代。

肺动脉造影在观察肺动脉方面更为直观可靠，并能进行血管内压力测量，但操作复杂，价格昂贵。

CT 扫描在显示肺气肿、胸廓塌陷，纵隔气管偏移，肺血管异常及支气管扩张方面优于其他检查。观察肺动脉主干层面应薄扫，肺部细微病变观察应用高分辨率 CT（HRCT），螺旋 CT 特别是多层 CT 的应用使本病的检查更为方便快捷。

六、影像学鉴别诊断

特发性单侧透明肺需与下列引起一侧肺透光度增高的疾病相鉴别：

（一）先天性大叶性肺气肿

又称婴儿大叶性肺气肿，常见于 4 ～ 8 周小儿，6 个月以后发病少见，生后不久即出现进行性呼吸困难和发绀。其影像表现为患侧肺野透光度异常增高，肺叶过度膨胀，患侧胸廓隆起，纵隔、心脏向健侧移位，肋间隙增宽较明显，可见纵隔疝，邻近肺组织明显受压不张，密度增高，患侧肺纹理纤细且疏散分布，根据病史及影像表现不难鉴别。

（二）先天性一侧肺动脉发育不全

先天性一侧肺动脉发育不全的影像表现与单侧透明肺相似，也可见患侧肺透光度增高，容积缩小，肺血管纹理稀疏。但无肺部反复感染病史，缺乏支气管肺炎改变及肺泡气体潴留征象。血管造影显示肺动脉发育不良或伴有心血管畸形，均与单侧透明肺不同，可资鉴别。

（三）肺未发生与肺未发育

当整侧肺未发生或未发育时，X 线表现为患侧胸部一片致密，见不到血管纹理显示。纵隔、心脏向患侧移位明显，患侧纵隔缘及膈面分辨不清，健侧肺代偿性过度充气，透光度增高，并越过中线疝至对侧。CT 增强扫描可显示，患侧肺动脉缺如，健侧肺血管增粗，利于鉴别。

（四）支气管异物

支气管异物是小儿常见急诊，1 ～ 3 岁多见。临床表现刺激性咳嗽、喘鸣、反复肺炎或咯血，多数有异物吸入史。

特发性单侧透明肺需与呼气活瓣性支气管异物相鉴别，吸气时气体能经支气管狭窄区进入肺内，呼气时支气管收缩，肺内气体排出受阻，使患侧产生阻塞性肺气肿，患侧肺膨胀，肺野透光度增高，膈肌下移，纵隔、心脏向健侧移位，有时可见纵隔疝。呼气时纵隔、心脏向健侧摆动，吸气时回复，多层 CT 扫描的重建图像可以见到支气管内的异物堵塞征象。

第四节　肺隔离症

一、概述

肺隔离症（PS）由 Pryce 在 1946 年第一次提出，并将其定义为一种先天性肺胚胎发育畸形，后演变为由体动脉向肺内异常结构或正常肺组织供血的一组病变。约占肺先天性畸形 0.15% ~ 6.40%。其部分胚胎肺组织发育不全，无呼吸功能，与正常肺组织隔离并与正常支气管树无连接，主要特征是病变肺组织的血液供应来源于体循环直接分出的动脉分支，即接受主动脉或其分支供血。

根据异常肺组织有无完整的胸膜与正常的肺组织分界，将肺隔离症分为叶内型与叶外型。叶内型好发于双肺下叶，其中以左肺下叶常见，占 60% ~ 70%。

二、临床表现

在临床上本病多发于 20 岁以下的青少年，少数患者可无症状，多数患者因隔离肺性变并发生感染，症状的轻重与肺内囊腔大小、是否合并感染有关，呈肺部感染的一系列症状。

叶内型常表现为咳嗽、咳痰和发热等呼吸道症状。少数病例反复发作可有呼吸困难、发绀、咯血。当临床上出现下肺反复感染的病例，尤其年轻者，应想到本病的可能。

三、影像学表现

肺隔离症影像学表现可分为实质型和囊肿型，CT 或 MR 可显示肺隔离的支气管肺组织肿块和异常体动脉供血。

（一）X 线表现

胸部 X 线是诊断肺隔离症的最基本方法，多表现为下肺后基底段近横膈处的团块状密度增高影，以左下肺多见。

实质型见于隔离肺组织与支气管不相通者，表现为病变区域圆形或椭圆形肿块，密度均匀，边缘多较光整，正位片邻近膈角，侧位片靠近脊柱、近膈面。

囊肿型多见于合并感染并与邻近正常支气管相通者，表现为肺下叶基底段病变区的囊状透亮区、不规则三角形、圆形、卵圆形等囊性病变阴影，边界清楚，长轴指向内后方，为单囊或多囊，壁薄，囊内有液平面，伴发感染后囊壁增厚，密度不均，周围出现浸润灶，抗感染治疗后肿块可缩小。

胸部 X 线片有支气管囊肿影像，特别是肺叶下段，尤其左肺下叶后基底段囊肿，应高度警惕叶内型肺隔离症。

（二）CT 表现

肺隔离症肺实质的主要 CT 改变包括：囊肿，肺内软组织肿块，斑片状混杂密度影，邻近肺组织血管影增多，增粗，纵隔肿块，病灶周围可伴有局限性肺气肿。有作者认为，在薄层 CT 纵隔窗上显示胸主动脉旁圆形血管断面影，对诊断具有提示作用。CT 平扫纵隔窗显示，两下肺边界清楚的软组织低密度影，呈蜂窝状改变或多个大小不等的囊样透亮区，实质性或密度不均的混合性肿块；伴发感染时，病灶边缘不清或形成脓肿样改变。肺窗示病灶边缘多数光整，合并感染后边缘模糊，与邻近支气管相通时见气液平面。

CT 增强扫描，肿块呈均匀或不均匀强化，囊肿型囊内不强化；伴发感染后囊壁增厚，周围出现浸润灶，壁环形强化，囊性成分无强化。囊肿性病变 CT 平扫较易判断，但对密度较高的结节及肿块性病变则容易误为其他病变，虽然其表现多种多样，但体动脉向病变肺组织供血为其最特征表现。Felker 等报道 99% 以上病例有此种表现。因此影像学着重显示供血动脉可与其他病变相鉴别。

CT 增强扫描，能较清楚地显示来源于主动脉分支的异常供血动脉，呈条索或圆柱状的血管影，具有定性诊断价值，并且可以显示病灶的形态、内部结构及周围肺支气管血管束结构情况。三维重建技术可立体显示供血动脉的起源及行程，对诊断肺隔离症有重要价值。

（三）MRI 表现

肺隔离症在 T1WI、T2WI 均呈较肺组织信号高的软组织块影或为混杂信号的含气囊。

四、影像学方法的比较应用

影像学检查显示，异常供血动脉是诊断肺隔离症的关键。X 线平片可显示肺内病变及部位，但不易发现异常供血血管。CT 具有更高的分辨率，不仅可清晰显示病变内部的微细结构，对病变周围的弥漫病变、支气管分布与扩张均可显示，CTA 可明确显示供血血管。

综上所述，对肺隔离症的诊断，CT 明显优于 X 线平片，可作为首选检查手段。MRI 及 MRA 以其多平面成像和流空效应而具有对血管显示的优越性，对供血动脉及引流静脉的显示有肯定价值，但 MRI 在肺部病变的显示不如 CT，尤其是难以显示薄壁含气囊及隔离肺周围的肺气肿。

近来 3D 动态增强 MRA 的运用可明显提高血管成像质量。

超声检查对于肺隔离症的诊断也有一定帮助，彩色多普勒有时可见异常动脉，对于怀孕后期胎儿及婴儿诊断作用较为有效。

既往 DSA 因其能准确显示供血动脉的起源、数目及形态，是术前诊断的金标准。随着影像技术的发展，胸部 X 线平片对病变的发现及定位有一定价值。CTA 及 MRA 在无创的前提下，能立体清楚地显示异常供血动脉，且对肺部病变可全面评价，成为肺隔离症可靠的检查手段。

五、影像学鉴别诊断

叶内型肺隔离症常误诊为先天性肺囊肿或支气管扩张并发感染，文献报道，肺隔离症术前误诊率为 71%。

肿块型多与肺癌相混淆，炎症反复发作的肺隔离症与局部支气管扩张或肺囊肿较难鉴别，若能很好借助 CT、MRI 和血管造影检查，可明确诊断。

第五节　先天性支气管肺囊肿

先天性支气管肺囊肿是一种先天性呼吸系统发育障碍性疾病，与胚胎时期支气管发育障碍有关。发病多见于青年或幼年期，男多于女，男女之比 2 ：1。

该病因不同的发育阶段，病变可发生在不同部位，发生在纵隔称支气管囊肿或纵隔支气管囊肿；发生在肺部称肺囊肿或肺支气管囊肿，大约占 77%；还可发生在颈部，发生于心脏的支气管囊肿较少见。异位型支气管囊肿是支气管囊肿中最为罕见的一种，无特征性影像学表现，一般通过手术病理证实，仅借助 CT 诊断有一定难度。

临床表现与囊肿的部位，大小和有无并发症有关。成人支气管肺囊肿常无症状，多数病例在 X 线检查时偶然发现。75% 的病例最终可发生感染，建立交通后囊肿含有空气或同时含有液体。

纵隔型支气管肺囊肿

一、概述

纵隔型支气管肺囊肿少见，被称为支气管囊肿或纵隔支气管囊肿，是先天性发育异常的一种。支气管囊肿在纵隔囊肿中最为常见，占 50% ~ 60%，是由胚胎期支气管胚芽发育异常移位至纵隔形成。

二、临床表现

临床上多无症状，若有症状多于中青年才发生。纵隔内囊肿偶有轻咳及胸痛，以压迫症状为主，压迫气管、支气管可有干咳、喘鸣和不同程度的呼吸困难，压迫食管引起吞咽困难。当囊肿发生感染破入气道时，可出现咳嗽、发热，有时咳出囊肿内容物。

三、实验室检查

无特征性表现。

四、影像学表现

（一）X 线表现

支气管囊肿常位于纵隔上、中部，占 87%，其中气管隆突下占 51.1%，后纵隔少见，常单发，偶尔多发。

由于 95%以上支气管囊肿的内容物为均一物质的液体，因此在 X 线胸片正位上常表现为突向肺野的半圆形或半椭圆形肿块，密度较均匀，轮廓光整，多无钙化，广基底与纵隔相连，与相邻胸膜夹角为钝角，胸膜光滑无增厚。可伴有相邻气管、食管的变形、狭窄、移位，当病变与支气管壁的接触面积较大时，二者的交界面会失去圆弧状而变得平直。若透视观察，该肿块的形态可随呼吸运动而变化。胸部侧位用于判断肿块的前后位置及与气管之间的关系。在无 CT 和 MRI 的年代，常常需要借助食管钡餐造影、气管断层等检查方法，协助判断食管、气管的状态和病变与胸膜之间的关系。当支气管囊肿并发感染时，肿块密度可不均匀，边界模糊，甚至胸膜可增厚，此时很难简单通过 X 线胸片获得诊断。

当囊肿与气管相通时，囊腔内可见气—液平面（图 1-3），支气管造影可显示肺内含气囊肿与支气管相通。

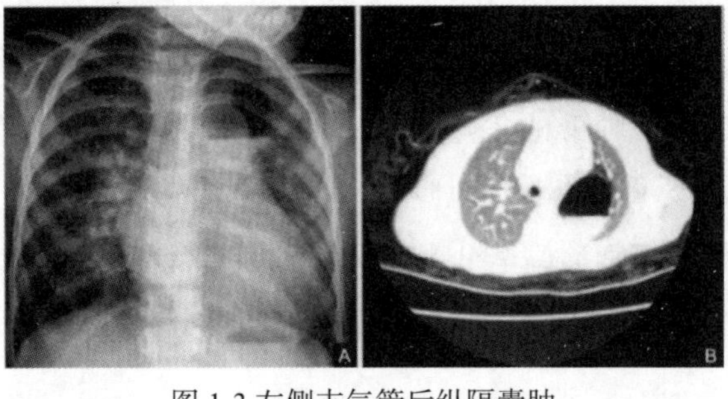

图 1-3 左侧支气管后纵隔囊肿

注：A. 胸片显示左侧纵隔含液囊腔，呈类圆形囊性透光区，壁薄，内可见气—液平面；B.CT 横断面平扫显示脊柱左旁沟囊性肿块，以液体为主，可见气液平面

X 线胸片对＞ 4cm 以上的支气管囊肿多能显示，且通过正侧位确定肿块的

位置，但仅通过纵隔分区推断病变的性质准确性不高。

（二）CT 表现

与胸片相比，CT 不仅能显示体积更小病变，更清楚展示囊肿与周围组织之间的解剖关系，还能通过 CT 值测定、增强扫描推断肿块内容物，从而提高支气管囊肿定位、定性诊断的准确性。据研究，近 90% 的囊肿位于隆突部位或气管旁。CT 表现为边缘光滑锐利，密度均匀的圆形或卵圆形肿块。多与气管或支气管壁关系密切，两者呈现相互压迫征象，在二者交界面管壁及囊肿边缘呈扁平状。

囊肿壁较薄，内缘光整，囊内容物因含液性质不同 CT 值可在 0 ~ 100Hu 内变动。半数以上为浆液性囊肿，表现为水样密度，CT 值为 10 ~ 50Hu；少数为黏液性囊肿或合并囊内出血，表现为实性肿块，有时测量 CT 值可达 100Hu 以上。

支气管囊肿偶尔与支气管相通，此时囊内可见气液面。囊内可有斑点状钙化，部分患者囊壁可见点弧状钙化。增强后多数囊肿无强化，部分囊肿内容物无强化，囊壁有强化，纵隔及肺门淋巴结均无肿大。随访 CT 偶见囊肿短期增大，为合并感染或出血所致。

根据囊肿具体位置将其分为以下几组，其影像表现各具特征。

（1）气管旁组：囊肿贴附于气管壁，右侧较左侧多见。囊肿位于气管右侧时，其内缘紧贴气管右壁并略呈扁平状，气管一般无受压移位。如病变位于气管左侧与主动脉之间，由于主动脉弓的位置较固定及强有力的搏动，导致囊肿压迫气管下段并使之向右移位。

（2）隆突下组：支气管囊肿上缘紧贴隆突下及双侧支气管下缘，使隆突角变钝；囊肿紧贴右侧中间段支气管壁内缘向下扩大于右心后缘，凸出于右纵隔，并可压迫食管下段，但其向左移位。

（3）肺门组：囊肿紧贴于主支气管上缘及叶支气管的内后缘，自纵隔凸出于肺门的后方。侧位胸片常可显示囊肿的前下缘与支气管壁相贴处略呈扁平状。

（4）食管旁组：囊肿紧贴食管壁各段。食管钡餐检查显示囊肿与食管关系密切，食管受压移位，与食管囊肿相似。

（5）前纵隔组：囊肿多位于前纵隔的中下部，与无钙化的胸腺瘤和畸胎瘤极为相似，CT 检查有助于诊断。

（6）后纵隔组：囊肿位于后纵隔的脊柱旁沟，与神经源性肿瘤很难鉴别，CT 检查有助于诊断。

（7）鉴别：叶间裂组肿自纵隔突入肺叶间裂内，紧靠大支气管壁处类似叶间积液，仔细观察可见与支气管壁相互挤压征，借此可与肺门肿瘤鉴别。

单纯X线检查对瘤体较小且侧位胸片上与脊柱、主动脉重叠的病灶常易漏诊。CT与MRI检查，有利于发现胸片上隐蔽部位的病变及正位胸片上肿块未超出纵隔缘而侧位胸片上又与胸主动脉、肺门或脊柱等重叠的小囊肿。

（三）MRI表现

MRI对含液性支气管囊肿的诊断价值与CT相仿，能显示囊肿的大小、形态、部位。囊肿根据所含内容物不同，信号表现不一致，单纯浆液性囊肿表现为长T1、长T2信号；当囊内含有丰富的黏液或合并出血时表现为短T1、长T2信号。Gd-DTPA增强扫描囊壁可均匀强化，囊内容物不强化，囊壁偶尔可见软骨信号附着。

五、影像学鉴别诊断

1. 畸胎瘤

前纵隔组位于前纵隔的中下部，与无钙化阴影的胸腺瘤和畸胎瘤相似，根据囊壁的组成成分及囊内所含物质性质进行区别。畸胎瘤密度不均匀，壁可出现弧形钙化，但有报道，支气管囊肿B超表现为密度不均，且呈多房状改变。

2. 食管囊肿

食管旁组与食管囊肿位置相近，通过食管钡剂很容易鉴别，食管囊肿吞钡后可被充盈。

3. 神经源性肿瘤

后纵隔囊肿在神经源性肿瘤未伴有明显脊椎和肋骨压迫性骨质及椎间孔的改变时，很难在X线区分，CT可较清晰地看到神经源性肿瘤与椎管内神经的关系。

4. 其他

B超可以鉴别囊内液体的性质，以排除血管性肿物，必要时做主动脉造影检查和囊肿穿刺，以排除主动脉瘤、椎旁脓肿、纵隔淋巴结核等。

六、诊断标准

严格的病理学诊断标准为囊壁包括：①囊壁内含腺体。②囊壁内含软骨和平滑肌。③囊壁内衬呼吸上皮。

壁内不含软骨的囊性病变应除外此诊断，其可与其他囊性疾病混淆，包括其他先天性和获得性囊肿。

肺内型支气管肺囊肿

一、概述

先天性支气管肺囊肿发生在肺内者简称肺囊肿，肺囊肿较纵隔囊肿多见。由于胚胎期支气管发育异常或小部分肺组织与肺芽分离而形成，可为单发或多发性囊肿。单发含液囊肿常无症状和体征，如与支气管相通感染时，可有发热、咳嗽，咳痰或反复咯血，偶有张力性囊肿扩大引致呼吸循环障碍。

二、临床表现

成人支气管肺囊肿一般无临床症状，多因胸部疾病或其他部位疾病做胸部检查偶尔发现。肺囊肿以继发感染症状为主，有咳嗽、咳痰、咯血、发热等，有时咳大量脓痰，与肺脓肿、支气管扩张相似。

当囊肿较大时，可压迫邻近肺组织和纵隔，产生呼吸困难、咳嗽和发绀等症状。

三、实验室检查

基本无特征性表现。常合并感染严重时，血中白细胞增高，痰中可检测出病原菌。若多发性肺囊肿分布弥漫，可引起肺通气功能降低的改变。

四、影像学表现

（一）X 线表现

（1）单发性囊肿：单发性囊肿多见于肺野中内带，一般下叶比上叶多见，通常大小 3 ～ 5cm。含液囊肿表现为均匀水样密度的圆形或椭圆形阴影，边缘光滑，周围肺组织清晰，少数囊肿因有分隔或骑跨支气管、血管束而呈分叶状轮廓，有时内侧缘与右肺门可见较宽的“蒂”相连。

若囊肿与支气管相通，空气进入则形成含气囊肿或液气囊肿。含气囊肿表现为薄壁环状透亮影，壁 1 ~ 2mm 厚，厚薄均匀，内外缘均光滑，薄壁有时呈波浪形扭曲，乃与周围肺组织粘连所致。含液气囊肿，则在含气囊肿中有液平面。与支气管相通的含气囊肿 75%合并感染，表现为周围浸润引起的囊壁增厚，经治疗囊壁可再变薄。由于囊肿内容物可压缩，若透视观察，或变换体位，囊肿形态可随呼吸运动及体位改变而变化。

如囊肿与支气管相通处形成活瓣性阻塞时，则形成了张力性含气囊肿。其在新生儿及婴儿中比在成人中多见，体积甚大，占据一侧胸腔的 1/2 ~ 2/3，甚至一侧胸腔，囊肿压迫可造成附近的肺纹理推挤聚拢，而囊肿区肺纹理稀少或消失。

少数小的含气囊肿在 X 线平片上难以发现，而在支气管造影时显示；囊肿较大时，可见周围显影的支气管受压移位，表现为囊肿支气管呈截断现象。

（2）多发性肺囊肿：多发性肺囊肿由于发育障碍的产生部位不同，多发性肺囊肿可见于一叶或者一侧，也可累及双侧肺，常见于两肺下叶。

多发肺囊肿多为含气囊肿，大小 0.5 ~ 1.0cm 不等，在肺内形成多发的环形透光阴影，囊肿可相互重叠，密集者形如蜂窝，囊肿壁薄，边缘锐利。

合并感染时囊内有液平，液平较少表现为囊肿下壁增厚，经反复感染囊肿周围有慢性炎症和结缔组织增生，在 X 线上形成肺段、肺叶或一侧肺的实变阴影，其密度不均，体积减小。高千伏摄影或体层摄影可见多发囊腔。

炎症吸收后，囊肿恢复感染前状态。因囊肿与周围肺组织有粘连，使其形态不规则，累及胸膜时可有胸膜肥厚，有时继发感染后囊内有干涸脓液和肉芽组织及少量液体，可在囊内形成半圆形的透亮影，称空气半月征。

多发囊肿在支气管造影时，有一部分囊肿有对比剂进入，立位见对比剂形成的液平，卧位时形成多发结节状对比剂密度影，病变附近常有粗细不均、扭曲、分离，或聚拢及支气管扩张表现。

有时巨大的囊肿可越过前纵隔突入对侧胸腔内，形成纵隔疝，肺囊肿破裂可引起气胸，也可引起胸膜炎。

（二）CT 表现

CT 平扫和增强对含气和含液支气管囊肿的诊断有特异性，较易诊断。肺囊肿多位于两下肺或肺门周围，可单发或多发，也可单房或多房。根据囊内容物性质不同，可分为含气囊肿和含液囊肿。

（1）含气囊肿：含气囊肿为单发孤立性肺囊肿时呈圆形或卵圆形，少数呈葫芦状或无规则状长条形。含气囊肿呈薄壁空腔，壁厚近 1mm，内缘光滑。囊内无分隔或有细薄分隔。囊周肺清晰，无渗出实变，当囊肿较大时，周围可见压缩的肺带。增强扫描，囊内容物不强化，囊壁可轻度强化。采用最低投影法，有利于显示囊肿与支气管的关系，形如枯树挂果，囊肿周围的血管被推压移位形成抱球状。

液气囊表现为囊肿出现气液平面，囊内壁光滑，液体多少不一，如果发现液体内出现多发小气泡，提示感染。

多发性肺囊肿以含气者多见，散在分布于一侧肺或两肺，多数沿支气管血管束走行，表现为多发性蜂窝状、葡萄串状，囊腔状环形透光影，大小不均。张力性囊肿亦呈含气囊肿的一种，表现为肺内巨大含气囊腔，系囊肿与近侧发育不全的支气管相通形成的活瓣性通气。

（2）含液囊肿：含液囊肿在 CT 影像上呈软组织块影，边缘光滑，直径以 3cm 左右为多，CT 值为 25 ~ 40Hu，内可见规则的密度均匀一致的囊性病灶，部分周围可呈分叶状或可见刺状突起或毛刺。囊肿壁钙化为点状或弧线状，囊内容物若为钙乳或草酸钙结晶，则 CT 值为 100Hu。CT 增强后含液囊肿壁可见轻、中度强化。

囊肿肺门缘，有时可见支气管血管束突然中断，形成“蒂”状改变，使整个囊肿呈气球状。

当肺囊肿合并感染时，表现为囊肿内多发气泡影，肺叶或肺段实性影像内单发或多发含气液平面的囊腔，可伴有胸膜腔积液。最常见的感染类型为肺脓肿和肺曲霉菌病。合并肺脓肿容易反复感染，表现为囊肿周围不规则，边缘轮廓模糊。合并肺曲霉菌病表现为囊中有结节影，留有月牙形的空腔影。反复感染可导致囊壁增厚，周围肺组织纤维化。

肺囊肿可合并支气管肺组织发育不良、隔离症及支气管扩张。合并支气管肺发育不良时，在肺叶实性影像内可见多发含气空腔，患侧胸廓狭小，纵隔向患侧移位，血管造影显示同侧支气管血管束稀疏。合并隔离症时，血管造影则显示病灶为体循环供血。合并支气管扩张时，鉴别诊断较为困难。

（三）MRI 表现

MRI 对含液性肺囊肿的诊断价值与 CT 相仿，能显示囊肿的大小、形态、部位、单发或多发。根据液体成分不同信号强度会改变。浆液性囊肿表现为长 T1，长

T2 信号，边缘光滑；若合并出血，则 T1 加权上信号增高，富含蛋白质成分的囊肿，在 T1、T2 加权上都呈高信号。

含气囊肿在合并感染时，囊腔内可出现液平，呈液气囊肿，MRI 对含气囊肿显示欠佳，反复感染可致囊壁增厚，囊肿周围可伴有斑片状信号影。

五、影像学鉴别诊断

（一）肺癌和肺内炎性包块

典型和不典型支气管肺囊肿的囊性实质是病灶无强化的病理基础，这种无强化特点可以与大部分肺癌及肺内炎性团块相鉴别，增强扫描为肺囊肿的鉴别诊断提供了一种有效手段。

（二）肺大疱

肺大疱壁更薄，肺大疱继发感染表现为壁增厚，内有气液平面，周围见浸润影，有时与支气管囊肿伴感染形态类似，但肺大疱通常都有老年慢性支气管扩张、肺气肿等基础性疾病。病理学与肺大疱相鉴别的最重要一点是支气管囊肿内没有炭末沉着。

（三）肺脓肿

临床起病较急，多有高热、胸痛、咳黄脓臭痰，血白细胞计数明显升高。CT 表现肺内空洞样病灶，边缘毛糙不规则，空洞壁较厚，内有气液平面，病灶周围可见斑片样浸润影，病侧胸膜反应明显。有时脓肿可侵及相邻胸膜，形成脓胸。一般经抗感染治疗两周后症状明显好转，复查 CT 病灶明显缩小。

（四）支气管扩张伴感染

支气管扩张所致的感染表现为肺内多发的囊样或柱样低密度透亮影，成簇堆聚在一起，内见多个液平面，周围肺内有片状浸润影。其表现类似多发支气管囊肿，但病程一般较长，有慢性咳嗽、咳脓痰、咯血史。

（五）肺结核

肺结核伴空洞形成一般好发于上叶尖后段或下叶背段，空洞周围有卫星灶，痰结核菌涂片、培养阳性率较高，PPD 一般为中度阳性或强阳性，抗结核治疗大部分病灶吸收、空洞缩小或闭合。肺囊肿空洞周围无播散灶，抗感染治疗缓解症状，但囊腔大小无变化。多发性肺囊肿并发严重感染易误诊为结核性毁损肺。结核性毁损肺大多数痰结核菌阳性且耐多种药物，对侧肺有轻重不同的播散病灶。肺囊肿痰结核菌阴性，很少殃及对侧肺。

六、诊断标准

与纵隔内支气管囊肿相似。

第二章　儿童后天肺疾病影像

第一节　检查方法与适应证

由于儿童两肺含大量气体，与周围的胸壁、纵隔及膈肌等形成良好的天然对比，因此 X 线检查是呼吸系统首选影像学检查方法。X 线胸片可作为诊断大多数肺部疾病的初步检查，但不能明确显示肺间质病变、弥漫性肺部疾病、胸壁疾病等。CT 可以很好地显示胸部各解剖结构之间的关系特点，在明确诊断方面起着重要作用。MRI 具有无创伤、无射线、软组织分辨率高等特点，主要应用于纵隔和胸壁病变，但对肺部疾病的检查效果并不理想，因此使用较少。近年来，各种儿童胸部影像学检查方法都有许多改进和发展，因此应根据各种检查技术的优缺点，选择对患儿创伤小，价格合适的检查方法，并得到最可靠的诊断信息。

一、X 线

一般胸部疾患，常摄胸部 X 线正位片，视病情需要加摄 X 线侧位片。婴幼儿照片常采取仰卧位，平静吸气时瞬间曝光，胸片要求脊柱显露，并可观察到心影后肺纹理，无偏斜、旋转。仰卧或侧卧位水平向投照，有利于显示积液、气胸或肺气肿等。同时呼气和吸气相照片，可观察纵隔摆动和肺明暗度在不同呼吸周期的变化。3 岁以上小儿应立位摄片，以扩大肺野范围，有利于病变观察。透视主要用于观察肺、心脏、膈、肋骨的呼吸运动状态，尤其是吸气、呼气动态变化观察发现气道梗阻性病变，如支气管异物等，弥补 X 线胸片的不足。

二、CT 检查

（一）平扫

用于显示复杂肺部感染性病变和并发症、肺部包块、肺转移性病变、弥漫性肺部疾病、纵隔肿瘤及淋巴结、气管异物、气管内新生物以及各种病因引起的气管狭窄、胸壁疾病和胸廓畸形等。患儿一般取仰卧位，两臂自然上举，置于头两侧，以减少肩部及两上肢的伪影。较小患儿和不能合作者扫描前口服10%水化氯醛0.5 ~ 1ml/kg镇静，也可肛门灌注，剂量为0.4 ~ 0.5ml/kg，总量不超过10ML。扫描前，要对能合作的患儿进行屏气训练，以免因轻微的活动造成伪影，影响图像质量。扫描范围从胸锁关节到横膈面，怀疑上气道病变的患儿，可自颅底水平开始扫描。根据患儿大小，层厚一般选用5 ~ 10mm，层间距5 ~ 10mm。

对于肺间质病变或寻找小病灶宜选用高分辨率CT（HRCT）扫描，或在普通扫描基础上对感兴趣区加扫薄层扫描，层厚0.625 ~ 3mm。观察胸壁病变和胸廓畸形时，应加骨窗观察骨骼情况。观察气管支气管病变时，可利用CT多层面三维重建和仿真内镜技术进行准确定位。常规观察肺部病变的肺窗，窗宽1000 ~ 2000Hu，窗位-700 ~ -600Hu，纵隔窗，窗宽400 ~ 500Hu，窗位30 ~ 50Hu，观察骨骼病变时，加骨窗，窗宽1000 ~ 2000Hu，窗位200 ~ 400Hu。

（二）增强

用于显示肺部炎症，尤其是并发症和复杂性感染性疾病、先天性发育异常、肺血管病变、纵隔占位和纵隔肺门淋巴结。根据患儿大小，层厚一般选用5 ~ 10mm，薄层扫描层厚12mm。儿童常规使用非离子型碘对比剂，剂量为1.5 ~ 2.5ml/kg。儿童可根据实际情况选择手推或高压注射器快速注药，速度为0.8 ~ 4.5ml/kg。

（三）高分辨率CT（HRCT）

用于显示肺内细微结构，如肺小叶气道、血管，小叶间隔、肺间质，并能观察到小病灶以及病灶内和病灶周围的细微变化。HRCT使用薄层扫描，高分辨率骨算法重建和较小的FOV，是常规CT检查的一种补充。

三、MRI检查

用于显示胸壁、脊柱和脊柱旁区域、纵隔、肺门淋巴结、膈肌异常，对于碘对比剂过敏儿童尤为适宜。MRI在功能评价方面优于CT。患儿一般取仰卧位，两臂自然上举，置于头两侧。较小患儿和不能合作者扫描前需深度镇静。一般选用体表面线圈，使用心电门控技术，以减少心脏大血管波动伪影，选用自旋回波序列（SE），常规扫描轴位 T1WI、T2WI，用于显示纵隔、肺门和气管旁病变，酌情加扫矢状位及冠状位，用于观察胸腔入口、肺底部病变，肿物压迫包埋血管以及对脊柱和椎管内侵犯情况。增强扫描对比剂选用 Gd-DTPA 0.1mmol/kg，静脉团注后扫描。

第二节　气管和支气管疾病

先天性支气管闭锁

一、病理生理与临床表现

先天性支气管闭锁（CBA）为胚胎第 5 周时，肺段支气管发育异常或胚胎晚期支气管动脉血供阻断，所致段或亚段水平支气管局部狭窄或闭锁引起的一种少见的先天性畸形。左肺上叶尖后段为好发部位。大多数 CBA 患儿无明显主诉，偶然发现，少数患儿可表现为出生后不久即出现进行性呼吸困难。

二、影像学表现

（一）X 线

段或亚段水平支气管闭锁处以远的支气管扩张并充满黏液，表现为肺门区或肺野外带指状、分支状或类圆形结节状阴影，其内可有气液平面，周边肺组织透过度增高，出现“空气潴留”现象。

（二）CT

支气管黏液栓呈分支样或指状结构，呈上下、斜行走向或水平走向，与扫描层面平行时为“V”形、“Y”形或多个分支条状，与 CT 层面垂直时为结节状，MPR 可行任意角度重建观察黏液栓的形态及其与支气管、血管的关系。黏液栓的 CT 值多在 10 ～ 35Hu，少数也可超过 35Hu，但增强后均无强化，可看到增强的血管结构与之伴行，形成对比。病变多发生在段支气管，叶支气管或亚段支气管少见。闭锁支气管远端肺组织由于侧支通气，肺透过度增高，密度减低，出现局部肺气肿现象。病灶中心区密度低于或等于软组织密度，边缘密度较中心区略高（图 2-1）。

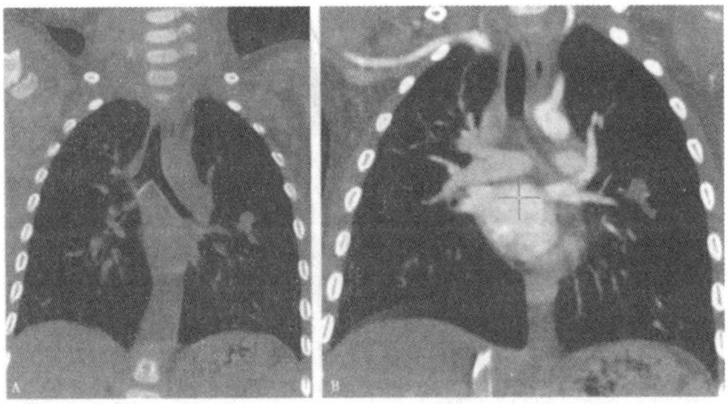

图 2-1 先天性支气管闭锁 CT 表现

注：A. 平扫 CT 冠状位图像显示左肺上叶节段性肺气肿改变，内可见条状软组织密度影；B. 增强 CT 冠状位图像显示左肺上叶条状软组织密度影无强化

MRI：可以显示黏液栓的特征性信号，在 T2WI 上呈高信号，表明其内容物为液体，T1WI 上呈高信号，提示黏液含有较高的蛋白质成分，有利于支气管闭锁的定性诊断。MRI 对气体显示较差，故对本病的肺气肿、感染和伴随的支气管扩张等改变显示较差。

三、诊断要点

本病典型的影像学特征为支气管黏液栓和周围肺气肿，支气管闭锁的黏液栓通过 MSCT 三维重建图像均能显示，呈长形或分支状，长轴与血管平行。

四、鉴别诊断

本病应与先天性肺气肿和先天性肺囊肿相鉴别，先天性肺气肿表现为肺体积增大，肺纹理稀疏完整，但其内未见指状（多分支样条柱状）软组织密度黏液栓为鉴别要点。先天性肺囊肿为肺内囊性病变，也可伴有气液平面，但其周围缺乏肺气肿征象可鉴别。

气管性支气管

一、病理生理与临床表现

气管性支气管（TB）是指段支气管开口位置异常，段或额外段支气管由气管直接发出，多发生于右肺上叶。通常为单侧性，多起自于气管右侧壁，在气管隆突上方2cm以内，双侧性及发自气管左侧壁的单侧性气管性支气管少见。气管性支气管分为异位型和额外型两类：异位型是指段支气管由气管之间发处，多见于右肺上叶尖段和后段，有主支气管发出的右肺上叶仅供其他肺段通气；额外型是指自气管发出一额外的段支气管进入右肺上叶，由主支气管发出的右肺上叶支气管分支无异常。

患者通常无症状，部分患者可因反复性右上叶肺炎、支气管扩张或气管插管后引起肺不张而偶然发现。先天性心脏病者易伴发TB，以室间隔缺损、法洛四联症、动脉导管未闭、主动脉缩窄、左肺动脉吊带多见，同时此病还可伴随气管狭窄、气管食管瘘、肋骨畸形等。

二、影像学表现

X线：因气管性支气管管径太细且包绕在肺组织中，胸片多数仅可见气管上段及主支气管的结构，极少能看到气管性支气管。

CT：轴位图像表现为气管隆突上方气管侧壁发出由内向外走行的含气管道，因气管性支气管管径小，如果轴位扫描层厚较大，则容易漏诊。因此，诊断本病最好的是MSCT气道三维重建，可清晰显示病变，表现为气管隆突上方或气管隆突旁气管壁上发出的向外走行的含气管道，可达右肺上叶、双肺上叶或仅显示为盲端。

三、诊断要点

MSCT气道三维重建技术是诊断气管性支气管的最佳影像学检查方法，可清晰显示异常段或额外段支气管起源于隆突水平以上主气管。

四、鉴别诊断

本病应与支气管桥相鉴别，支气管桥是起源于气管隆突以下约 T5 或 T6 水平，由左主支气管中段发出一支支气管，跨过纵隔向右侧延伸，分布到右肺中下叶。分布到右肺上叶的右主支气管常被误认为右侧气管性支气管，而支气管桥自左主支气管中段发出的位置常被误认为气管隆突。

支气管桥

一、病理生理与临床表现

支气管桥是一种罕见的气管分支异常，为叶支气管起源异常，以右侧多见，起自于隆突的右主支气管仅供右肺上叶通气，右肺中下叶支气管起自于左主支气管，其位置一般位于 T5 或 T6 水平，起自于左主支气管至右肺中下叶支气管分支前的支气管称为支气管桥。患儿常有支气管狭窄，可引起喘息，80%伴有肺动脉吊带，也有部分患儿无临床症状。

二、影像学表现

CT：气道三维重建图像可显示，右主支气管起自于隆突，右主支气管仅有右肺上叶支气管分支，供右肺上叶通气。支气管桥于 T5 ~ T6 水平起自左主支气管右壁，向右肺方向走行，远端分支形成右肺中叶及下叶支气管。

三诊断要点

本病的典型影像学表现为右主支气管仅有右肺上叶支气管分支，仅供应右肺上叶通气，而支气管桥在隆突下 T5 ~ T6 水平，起自于左主支气管右壁，并且形成右中、下叶支气管。

四、鉴别诊断

本病应与气管性支气管相鉴别。

气管、支气管异物

一、病理生理与临床表现

气道异物是指外来异物误吸入气管支气管内，多见于6个月至3岁的儿童，及时诊断对防止并发症如窒息、肺炎、肺不张及支气管扩张至关重要。临床表现与气道阻塞部位、程度以及病程长短有关，主要为喘鸣、喘息、咳嗽、反复发作的肺炎或咯血，特异性不高。

二、影像学表现

（一）X线

（1）直接征象：X线不透光的物质，如铁片、螺丝之类以及半透光的塑料帽等，于胸正侧位X线片上可清楚显示形态、位置、大小。X线透光物质，如坚果、各种食物、塑料玩具配件、纽扣等，胸片无法显示异物，诊断主要根据胸片和透视的间接征象。

（2）间接征象：气管异物表现两肺气肿，横隔低位吸气相及呼气相双肺野对称性高透亮度，呼气相肺容积不能回缩，肺野透亮度变化不明确。心脏因胸内压力增高，呼气相心影反比吸气时小，这种心影反常大小的征象具有重要诊断意义。支气管异物以右肺中、下叶多见，主要表现为阻塞支气管相应肺叶或肺段呈气肿样或含气不良、甚至不张样改变。阻塞支气管相关的肺叶或肺段容积及透光度不随呼吸时相的改变而改变。单侧主支气管或叶支气管阻塞时，可有纵隔摆动现象，是最重要、最常见的X线征象，由于胸腔两侧压力不一致，导致呼气时纵隔向含气量相对较少、压力相对较低的健侧移位，吸气时两侧胸腔压力趋向平衡，纵隔回复中位。无论是吸气性阻塞还是呼气性阻塞，吸气时纵隔均向患侧移位，故吸气时纵隔向哪侧移位，异物就位于哪侧。

（二）CT

三维重建图像能完整显示气道，异物在气道低密度空腔的衬托下呈高密度影，可为柱状、不规则状、扁片状等，多附于气道管腔的一侧壁，较大者可完全堵塞管腔。仿真模拟内镜技术可对异物进行准确定位。CT 对气管异物的间接征象显示率也大大提高，包括阻塞性肺气肿、阻塞性肺不张、阻塞性肺炎、纵隔及横隔双边影等（图 2-2）。

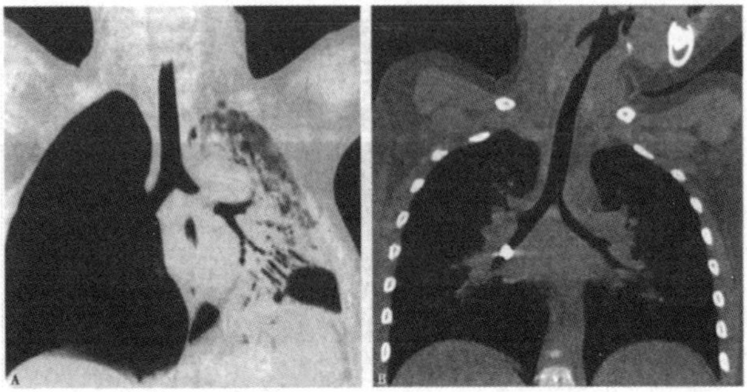

图 2-2 支气管异物 CT 表现

注：A.CT MinIP 冠状位显示左肺不张，左主支气管含气不连续并支气管内软组织影填充；B.CT 冠状位显示右肺中间段支气管内块状高密度影填充

三、诊断要点

异物史明确或临床症状支持异物吸入的患儿，通过以上影像学表现基本可以确诊；有慢性肺部症状、治疗效果不明显的患儿也应考虑气管异物的可能性。

四、鉴别诊断

本病应与毛细支气管炎及喘息性支气管炎、支气管内外占位性病变等相鉴别。毛细支气管炎及喘息性支气管炎存在感染的病史，且透视下肺容积可随呼吸时相的变化而变化。支气管内外占位性病变也有受累支气管相应肺段的过度充气或不张，但 CT 可显示占位性病变，如肉芽肿、肿瘤，囊肿等，可明确判断支气管管腔变细或阻塞源于腔内外压迫。

五、回顾与展望

X 线平片由于低射线辐射、低价格和操作便捷等优点，仍是诊断气管与支气管病变最常用的影像学检查方法，多用于疾病的初步检查。CT 三维重建技术能从不同角度显示气管及支气管分支走行、形态、通畅程度，直观显示气管及支气管病变，因此对于诊断气管与支气管病变具有很高的准确性和不可替代性。

第三节　新生儿肺疾病

特发性呼吸困难综合征

一、病理生理与临床表现

特发性呼吸困难综合征（IRDS），又称肺透明膜病（HMD），为肺泡表面活性物质合成不足或受抑制，导致进行性呼气性肺泡萎陷和各级支气管过度充气扩张，肺毛细血管内皮细胞和肺毛细支气管黏膜因缺氧和酸中毒受损，黏膜脱落，血浆蛋白渗出，在肺泡终末气道表面形成纤维素性透明膜。多见于早产儿、剖宫产儿、双胎儿和围产期窒息儿。患儿大多数在生后2h内出现进行性加重的呼吸困难，呼气性呻吟、肺呼吸音低，代谢性酸中毒，发绀等，18 ~ 24h左右症状开始加重，3天后逐渐减轻，重症病例常于48h内死亡。肺泡表面活性物质的使用，使重症IRDS的存活率有了明显提高。

二、影像学表现

X线：本病典型的X线平片表现为肺野透过度普遍降低。由于肺泡性肺不张，两肺呈广泛性纤细的网状颗粒影，其密度较淡，边缘清晰，并逐渐融合，肺的透过度均匀性降低似磨玻璃状。广泛的肺泡萎陷，肺含气量减少，使正常充气的各级支气管在周围萎陷的肺泡衬托下，显示为自肺门向外围伸展成放射状充气的支气管影，即支气管充气征。随病情进展，颗粒斑点融合成大片实变，形成“白肺”，心脏及横膈界限消失（图2-3）。

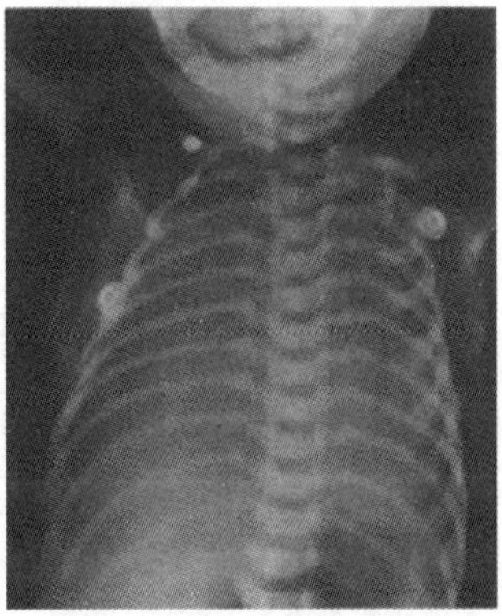

图 2-3 特发性呼吸困难综合征 X 线表现

注：X 线胸片显示，两肺透亮度弥漫减低，可见小点泡状透亮影，纵隔心影模糊，心影饱满，上纵隔增宽，双膈模糊不清

根据其病变演变过程和 X 线表现可分为四期。Ⅰ期：肺泡充气多于肺泡萎陷，充气肺泡与毛细支气管形成网格状影，萎陷肺泡形成小颗粒状影，病变早期 X 线缺乏特征性。Ⅱ期：萎陷肺泡数量增加，小颗粒影融合呈小斑片状模糊影。肺野透过度开始降低，出现支气管充气征。Ⅲ期：萎陷肺泡多于充气肺泡，肺内呈大片状融合及肺不张，肺野透过度明显降低，实变影内支气管充气征更广泛。Ⅳ期：肺泡广泛萎陷，血浆渗出，纤维蛋白沉积，同时合并肺水肿、肺出血，双肺透过度普遍减低，肺野内呈一片致密增白影，仅显示段或叶以上支气管，心影及横隔边缘完全消失。此期是病变发展晚期，患儿病死率高。

三、诊断要点

X 线胸片为诊断本病的首选影像学检查方法，连续摄片可了解病情变化情况。X 线胸片的表现与临床病程的进展相关，临床表现越重，X 线征象出现越早。典型表现为肺野透过度降低，两肺呈广泛性纤细的网状颗粒影，出现支气管充气征，病情进展后可形成“白肺”。

四、鉴别诊断

本病需与湿肺综合征、新生儿吸入综合征相鉴别。这三种疾病是新生儿发生呼吸窘迫的常见病因，患儿均为新生儿，肺内影像学表现均有斑片影及结节影。但特发性呼吸困难综合征多发生于早产、剖宫产，双胎和围产窒息儿，X 线胸片表现为双肺体积小，肺内病变为弥漫对称性，结节影非常细小，支气管充气征明显，无胸膜渗出，心影不大。湿肺综合征可发生于任何新生儿，X 线胸片表现为非对称性分布小片影，有少许胸膜渗出，心影大，肺血多，无颗粒结节影。新生儿吸入综合征常发生于围产期窒息儿，X 线胸片表现为肺容积大，肺气肿明显，小片影及颗粒影密度高，颗粒影大，重者可伴发肺泡性气肿、间质积气、纵隔积气或气胸，胸膜渗出不多见。

湿肺综合征

一、病理生理与临床表现

湿肺综合征是由于肺内液体潴留、清除延迟或转运困难引起，与产科因素、孕母状态、特别是分娩方式密切相关，选择性剖宫产的发病率较高，是新生儿早期呼吸窘迫常见病因之一，为一过性生理功能紊乱，预后良好。湿肺综合征多见于足月儿或足月剖宫产儿，也可见于早产儿。湿肺综合征症状出现于生后数小时内，通常为 6 小时内，10 小时左右为高峰，经治疗后 2 ~ 3 天内症状消失。主要临床表现为出生后短期内出现呼吸急促和发绀，严重者可发展为呼吸窘迫综合征，此表现多见于早产儿。

二、影像学表现

X 线：依据临床表现的轻重程度和病理过程可依次表现为肺泡积液、间质积液和肺血管充血。肺泡积液为本病最早出现的 X 线征象，表现为双肺透过度降低，呈磨玻璃样，双肺野内可见斑片状、颗粒状密度增高影，广泛或局限分布于双肺，大小不等、密度不均匀，病变多分布于下肺野及右肺。间质积液表现为双肺野内广泛均匀分布的线状、网状密度增高影，边缘模糊，有时可见叶间胸膜增厚、叶间积液和胸腔积液。叶间胸膜增厚以右侧水平裂最为常见，胸腔积液则于肺野外带沿侧胸壁呈带状密度增高影，肋膈角变钝。肺血管充血表现为两肺纹理增粗，边缘锐利，自肺门呈放射状向周围肺野伸展，常为对称性（图 2-4）。

三、诊断要点

本病 X 线表现较为典型，容易做出诊断，但需要注意的是本病各个时期不同的 X 线征象。早期 X 线征象以肺泡积液为主，中期以间质积液为主，后期以肺血管充血为主要表现，但以上两种或多种征象常合并存在，或以某一征象为主。

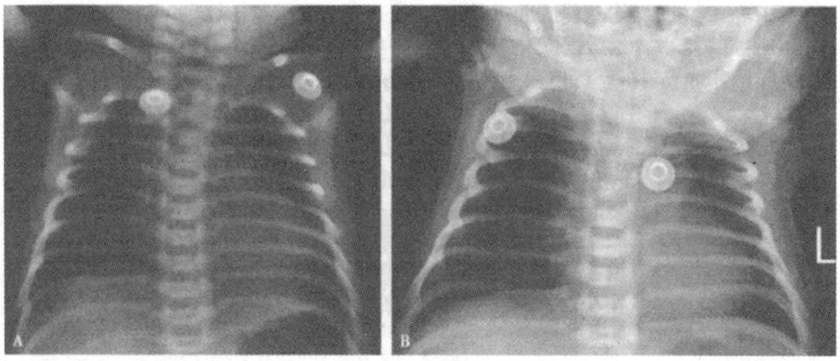

图 2-4 湿肺综合征 X 线表现

注：A. 出生 29 小时，X 线胸片显示双肺中内带可见小条絮影，肺门不大，心影饱满；B. 生后第 2 天，X 线胸片显示两肺纹理增多，模糊，原两肺内带条絮影大部分吸收

四、鉴别诊断

本病需与特发性呼吸困难综合征、新生儿吸入综合征相鉴别。

新生儿吸入综合征

一、病理生理与临床表现

新生儿吸入综合征包括羊水或混有胎粪的羊水吸入，是新生儿呼吸困难最常见的原因之一。本病常发生于围产期胎儿宫内窘迫的患儿，由于在分娩过程中产程过长，胎盘早剥或脐带原因影响胎儿血液循环，导致胎儿宫内缺氧，刺激胎儿呼吸中枢，出现喘息样呼吸，致羊水或胎粪吸入，从而产生一系列症状。

新生儿吸入综合征以羊水吸入最多见，其次为胎粪吸入。羊水吸入多见于剖宫产儿，出生时吸入羊水，阻塞细支气管，进入肺泡内的羊水水分被肺泡毛细血管吸收，而羊水中的角化细胞、胎脂颗粒在肺泡腔内形成化学性机械性刺激，引起炎症反应，角化细胞、胎脂颗粒可溶解吸收，不留痕迹。胎粪吸入好发于足月儿或过期产儿，是由于胎儿发生宫内窘迫或产时窒息排出胎粪，污染羊水，被吸入后所产生的肺部疾病。

新生儿吸入综合征的临床表现以呼吸道症状为主，包括气促、呼吸困难、发绀、呼气性呻吟、吸气性三凹征、肺部干湿啰音等，同时合并有神经系统症状如意识改变、尖叫、惊厥、凝视、前囟饱满等。

二、影像学表现

X 线表现。

（1）羊水吸入：轻者表现为双肺纹理增粗；中者表现为肺野内小片状阴影伴肺气肿；重者表现为肺野内大片状阴影并融合，伴肺气肿、肺不张、气胸等。

（2）胎粪吸入：轻者表现为肺野纹理增粗，轻微肺不张、肺气肿。中者表现为肺野透过度减低，出现粗颗粒样或小片状阴影，边缘清楚，为胎粪阻塞支气管和肺泡腔所致。可伴节段性肺不张或肺气肿。重者表现为双肺野广泛斑片状阴影，可伴明显肺气肿。肺气肿常较严重，使胸廓饱满，肺容积增大，肺野透过度增高，膈顶低斜，肋间肺膨出，侧位胸骨后间隙常增宽，吸气时胸骨下端内陷，膈后部呈斜坡状，后肋膈窦加深。

三、诊断要点

典型 X 线表现密切结合临床病史即可诊断。羊水吸入表现为肺野内不同程度的肺气肿和小片状阴影。胎粪吸入的肺气肿程度较羊水吸入重，表现为胸廓饱满，肺体积增大，肺野透过度增高，膈顶低斜，肋间肺膨出等。

四、鉴别诊断

本病需要与新生儿肺炎及湿肺综合征的肺泡积液期相鉴别。典型 X 线表现密切结合临床病史可资诊断，治疗后随诊可评价病变恢复情况。

新生儿感染性肺炎

一、病理生理与临床表现

新生儿感染性肺炎病原体多为细菌，如金黄色葡萄球菌、B族溶血性链球菌、大肠杆菌等，其中B族溶血性链球菌肺炎是最常见的新生儿肺炎。可合并其他器官的感染，如新生儿脑膜炎等。临床表现为非特征性，如拒食、嗜睡或激惹、面色差、体重不增等，也可出现呼吸窘迫，症状多数在生后48h内出现，早产儿、免疫力低下患儿和先天性心脏病患儿为高危儿。

二、影像学表现

X线：B族溶血性链球菌肺炎，多见于B型血母亲，有发热感染和羊水早破史，表现为双肺透亮度减低，两肺广泛分布磨玻璃影或细颗粒影，常合并胸腔积液。影像学表现类似IRDS，但无支气管充气征。呼吸道源性金葡菌肺炎以右肺多发，位于肺野中内带，表现为沿支气管血管束分布的片状阴影。血源性金葡菌肺炎病灶多位于周围肺野，呈结节状阴影。金葡菌肺炎病变进展迅速，易出现脓肿、空洞、包裹性脓气胸等病变。呼吸道源性病毒性肺炎以间质病变为主，表现为网条影，自肺门向外伸展，支气管管壁增厚，周围小结节影等。经血源或胎盘感染性肺炎，如结核杆菌，李斯特菌属感染，病灶为肺野内弥漫性小结节。宫内TORCH（弓形虫、风疹、巨细胞包涵体和单纯疱疹病毒感染）肺炎仅表现为纹理稍多或轻度间质病变。

三、诊断要点

不同病原体引起的肺炎X线表现也不尽相同。B族溶血性链球菌肺炎表现双肺透亮度低，两肺广泛分布磨玻璃影或细颗粒影，常并胸腔积液，无支气管充气征。金葡菌肺炎以化脓性病变为主，常出现脓肿、空洞、包裹性脓气胸等病变，并且进展迅速。呼吸道金葡菌肺炎病变多位于肺野中内带，沿支气管血管束分布，右肺较左肺多发。血源性金葡菌肺炎为随机分布结节影。病毒性肺炎以间质病变为主，宫内 TORCH（弓形虫、风疹、巨细胞包涵体和单纯疱疹病毒感染）肺炎仅纹理稍多或轻度间质病变。

四、鉴别诊断

主要是与不同病原体引起的肺炎相鉴别。金葡菌肺炎为化脓性肺炎，病变进展迅速，易出现坏死，空腔形成，胸膜反应重，可形成包裹性脓气胸。病毒性肺炎以间质病变为主，胸膜反应轻。B 族溶血性链球菌肺炎为两肺毛玻璃影及细颗粒影。

五、回顾与展望

目前，对于新生儿肺部疾病，考虑到辐射剂量及病种有限等因素，仍推荐使用传统的 X 线胸片进行检查。当怀疑患儿合并有气漏、肺水肿、肺出血、先天性心脏病，缺氧缺血性脑病（HIE）时，考虑进行 CT 和 MRI 诊断。

第四节　肺部炎症

腺病毒肺炎

一、病理生理与临床表现

腺病毒肺炎占小儿肺炎的5%～9%，多见于4个月到2岁小儿，4岁以上小儿少见。病理表现为两肺支气管细支气管黏膜广泛充血水肿，管壁增厚，形成支气管炎和支气管周围炎，支气管管腔内坏死脱落的上皮细胞及单核—巨噬细胞浸润，巨噬细胞炎症递质的释放，直接作用于支气管平滑肌，引起支气管痉挛、管腔狭窄，甚至阻塞，形成肺实质的炎性实变。凝固性坏死为本病特点。冬春季发病，起病急骤，表现为40℃以上高热、呼吸困难、喘憋重，重者可致心力衰竭。半数患者伴腹泻，肺内有啰音，2周后进入恢复期。

二、影像学表现

（一）X线

病变分布广泛，以两肺内中带及下肺野为著。病变早期由于支气管炎及支气管周围炎表现为两肺纹理增粗和纤细线样影。当累及细支气管时伴有弥漫性或局限性肺气肿。腺病毒累及肺泡早期表现为肺野内不均匀分布的小结节影，边界模糊，为细支气管周围腺泡炎症。病变进一步发展为小叶炎症，表现为小斑片状阴影，病变可迅速融合成大片状阴影及假大叶肺泡炎症。由于短时间内肺泡内广泛出血及坏死，X线显示病变密度变淡，边界模糊，占据一个或几个肺段甚至一叶。

（二）CT

病变呈大小不等，密度不均匀的小片状、结节状阴影，可融合成大片状，边界模糊。两肺伴有不同程度的肺气肿。肺门淋巴结可有炎症改变（图 2-5）。

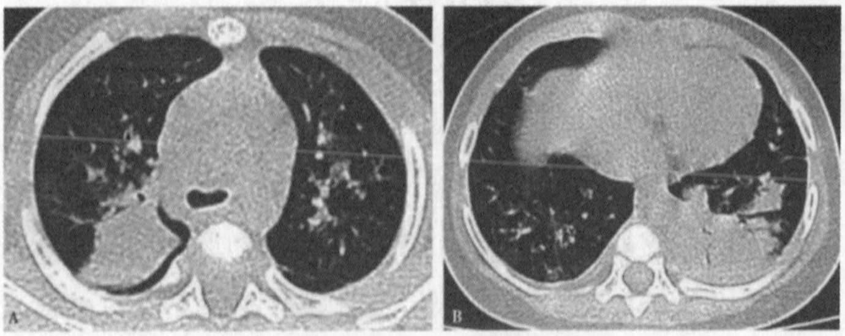

图 2-5 腺病毒肺炎 CT 表现

注: CT轴位图像显示双侧胸廓饱满，两肺透光度不均匀增高，肺内多发斑片状实变影，部分融合，内见支气管充气征，无胸膜病变

三、诊断要点

本病的影像学表现缺乏特异性，但影像学表现与临床表现相一致。一般 2 ~ 3 天为支气管炎及支气管周围炎表现，3 ~ 5 天出现片状阴影，并随病程发展逐渐增大、融合，大部分患儿退热后转入吸收期，轻症患儿 7 天病灶开始吸收，10 ~ 20 天大部分或全部吸收。因此应根据大片坏死的病理特点、临床一致性的规律性发展过程、并发症较少的特点加以诊断。

四、鉴别诊断

本病应与肺炎链球菌肺炎、金黄色葡萄球菌肺炎和支原体肺炎相鉴别。肺炎链球菌肺炎患儿年龄较小，病灶呈小斑片影，也有病灶融合，但常伴胸膜病变；而腺病毒肺炎通常伴有较明显的肺气肿，胸膜病变少见。金葡菌肺炎也为双肺散在斑片影，但病变早期即可出现坏死，空洞形成，胸膜病变重；而腺病毒肺炎肺气肿较重，无坏死液化空洞形成，胸膜病变轻。支原体肺炎患儿年龄多在学龄期前后，病灶呈大叶性或节段性分布，可有坏死，胸膜病变较腺病毒肺炎重。

支原体肺炎

一、病理生理与临床表现

支原体肺炎由肺炎支原体引起，肺炎支原体终端吸附于呼吸道表面，影响其纤毛运动，支气管壁水肿、上皮细胞坏死、溃疡形成，支气管血管束周围炎性改变，肺泡腔内可见脱落的肺泡上皮及炎性渗出液。学龄期前后儿童发病率最高。常年发病，以秋冬之交最多。临床表现为发热（38℃ ~ 40℃），干咳。冷凝试验、支原体抗体阳性有助诊断。

二、影像学表现

X 线：肺内病灶多数局限于 1 ~ 2 个，单侧较双侧多见，右侧较左侧多见。肺实质炎症表现为局限或弥漫分布的斑片影，可为大叶性，或节段性，病灶内常可见支气管充气征。肺间质炎症表现为肺门阴影粗重，由肺门向外伸展的条片影，伴行的支气管管壁增厚，呈轨道征和袖口征。肺野外带可见网条影。胸膜病变表现为肋胸膜或叶间胸膜轻度增厚，并伴胸腔积液。

CT：病变早期表现为两肺纹理增粗、模糊，可见磨玻璃影及斑片影。病变进展可出现节段性或大叶性实变，内常可见支气管充气征，并周围网条状间质病变。病灶与肺门关系密切。可出现片状坏死。肺门及纵隔淋巴结轻度肿大。部分伴有胸膜增厚及少量胸腔积液。

三、诊断要点

支原体肺炎 X 线表现多种多样，缺乏特征性。病变早期表现为两肺纹理增粗、模糊，磨玻璃影及斑片影。病变进展可出现节段性或大叶性实变影，肺门及纵隔淋巴结可轻度肿大，部分伴有胸膜增厚及少量胸腔积液。

四、鉴别诊断

本病需要与原发肺结核、金黄色葡萄球菌肺炎和过敏性肺炎相鉴别。原发肺结核可表现为节段性或大叶实变影，但原发肺结核纵隔、肺门或双腋下淋巴结明显增大，可有钙化。增强后淋巴结轻度均匀强化或环形强化，气道重建可见增大的淋巴结压迫邻近气道变细，而支原体肺炎的淋巴结病变较轻，无钙化。金黄色葡萄球菌肺炎表现为斑片状、节段性或大片实变影，但坏死液化和胸膜病变出现早，并且胸膜病变较重。过敏性肺炎可表现为支气管管壁增厚及大范围斑片影，但过敏性肺炎临床喘憋重，血中嗜酸粒细胞增高，病灶斑片影淡薄，实变少，胸膜渗出及胸膜增厚少见。脱离过敏原后临床喘憋和影像学异常均较快恢复。

链球菌肺炎

一、病理生理与临床表现

链球菌肺炎致病菌为革兰染色阳性的肺炎链球菌（旧称肺炎球菌），是 5 岁以下儿童较常见的细菌性肺炎。婴幼儿时期由于免疫功能尚不成熟，细菌沿支气管播散形成以小气道周围实变为特征的病变，即支气管肺炎。细菌侵入肺泡通过变态反应使肺泡壁毛细血管通透性增强，浆液及纤维素渗出，富含蛋白的渗出物中细菌迅速繁殖，并通过肺泡间孔或呼吸细支气管向邻近肺组织蔓延，波及一个肺段或整个肺叶，引起大叶或节段性炎症，即大叶性肺炎，多见于年长儿。

本病一年四季均可发病，但以冬春季、气候骤变时发病较多。患儿早期有短暂轻微的上呼吸道感染症状，呼吸时胸痛，寒战，高热，面色潮红或发绀。多在 2 ~ 3 天后出现肺部实变体征。

二、影像学表现

（一）X 线

（1）支气管肺炎：两肺纹理增多、模糊，有时可见支气管与血管共同构成的双轨征。小支气管不同程度阻塞，可导致小片状肺不张和大泡性肺气肿。沿支气管分布、边缘模糊的斑片状病灶，以中下肺野、中内带多见，由于病灶相互重叠，可融合构成大片状密度不均阴影。可有淋巴结增大，胸腔积液表现。

（2）大叶性肺炎：充血期表现肺纹理多，透过度降低和边缘模糊的云絮影。实变期表现为占据肺叶一部分区域的密度均匀的实变阴影，不同的部位病灶影像形状不同。实变内可见支气管充气征。消散期表现为病灶密度逐渐减低，范围缩小，以致呈现密度不匀的斑片阴影，一般 1 ~ 2 周以内可完全吸收。偶可发生机化，成为机化性肺炎或肺不张。

（二）CT

（1）支气管肺炎：病变在分布上与支气管走行一致，为散在斑点状腺泡实变影，相互融合呈絮状，边界模糊，肺血管与支气管影像增粗。

（2）大叶性肺炎：充血期表现为肺内散在腺泡实变影并相互融合成大片，边界模糊，形态不规则，病变依肺叶或肺段分布。实变期表现为致密实变影，形态与肺叶或肺段一致，其内可见支气管充气征。消散期实变肺组织密度减低，密度不均匀，此后，病变逐步吸收缩小，直至完全吸收，也可留有机化的索条影像。

三、诊断要点

链球菌感染形成的支气管肺炎，X 线胸片及 CT 表现为两肺纹理增多、模糊，与支气管走行一致的斑片状病灶，边界模糊。链球菌感染形成的大叶性肺炎的影像学表现与其病理变化、受累肺范围有关。一般来讲，影像学表现较临床症状出现晚。充血期表现肺纹理多，透过度降低和边缘模糊的云絮影。实变期表现为占据肺叶一部分区域的密度均匀的实变阴影。消散期表现为病灶密度逐渐减低，范围缩小，并于 1 ~ 2 周以内完全吸收。

四、鉴别诊断

本病应与支原体肺炎、金黄色葡萄球菌肺炎相鉴别。支原体肺炎为沿支气管血管束分布的斑片影或以肺叶或肺节段分布的实变片影，可伴胸腔积液，但支原体肺炎可形成间质病变，发生坏死，而链球菌肺炎以实质病变为主。金黄色葡萄球菌肺炎也是以实质病变为主的细菌感染，但其病变早期即出现胸膜病变，常有胸膜增厚、脓胸、脓气胸。

金黄色葡萄球菌肺炎

一、病理生理与临床表现

金黄色葡萄球菌肺炎是由革兰染色阳性、凝固酶阳性的金黄色葡萄球菌引起，常以细支气管为中心，以肺小叶为病变单位。病变早期细支气管充血水肿，表面附着黏液性渗出物；病变进展，病变支气管细支气管周围肺泡腔出现中性粒细胞、红细胞、脱落上皮细胞，周围肺组织充血、浆液渗出。中性粒细胞渗出增多可导致支气管肺组织破坏，呈现化脓性炎症改变。

支气管源性金黄色葡萄球菌肺炎，即原发性金黄色葡萄球菌肺炎，主要见于1岁以下的婴儿和新生儿，开始于支气管、毛细支气管。血源性金黄色葡萄球菌肺炎，即继发性金黄色葡萄球菌肺炎，见于各年龄组。病变进展迅速，最早可在病程第4天左右液化成脓肿。临床多有不规则高热、咳嗽、喘憋、猩红热样皮疹。中毒症状重，甚至出现休克或其他败血症症状。

二、影像学表现

（一）X线

支气管源性金黄色葡萄球菌肺炎：早期病理为出血性肺炎，表现为两肺纹理增重，一侧或双侧肺野沿支气管分布的片状阴影，密度浅淡如絮状。病灶迅速发展，甚至于几个小时内融合成高密度的大片或节段性实变影，占据一个或多个肺叶。大多为一侧为主或单侧性分布，右侧较多。发病3 ~ 4天左右，原实变区出现圆形病灶，病灶呈大小不等，为境界清楚的脓肿，多见于右上叶，囊腔壁较厚，内壁常凹凸不平，可出现气液面。病程5 ~ 10天，40% ~ 60%病例出现单或多个肺大疱。儿童病变早期即出现胸膜病变为金葡肺炎特点之一。胸腔积液发展迅速，早期有粘连、包裹或发展为脓气胸的倾向。

血源性金黄色葡萄球菌肺炎：早期表现为两肺纹理增多、增粗，肺野内稀疏分布的小斑片影或小结节，主要位于肺外围，大小不一。边界模糊。此后病灶增多，部分融合，边缘变清晰，治疗及时可完全吸收。绝大多数病例于发病 4 ~ 10 天病情进展，表现为多发圆形结节样的脓肿形成。可形成空洞或含小气液平面。治疗后脓肿随炎症消退，演变为厚壁空洞，大多于数周后吸收或遗留少量纤维条索。可合并单或双侧脓（气）胸、心包炎、骨髓炎。

（二）CT

支气管源性金黄色葡萄球菌肺炎：病变早期于出血性肺炎阶段，CT 显示肺内不规则片状阴影，密度较淡呈絮状，边界模糊，随后病变迅速实变，其内坏死组织液化，经支气管排出后形成厚壁空腔，病灶周围见肺大疱影，空腔周围肺组织可见散在炎症表现。常伴有胸腔积液和粘连水气胸。增强扫描见肺实变组织内血管强化，空腔形成后，腔壁可呈不均匀厚壁强化，增强检查有利于显示粘连性水气胸和胸膜增厚。

血源性金黄色葡萄球菌肺炎：病灶呈两肺散在，血管末端相对较多。病灶大小不一，呈结节状，早期边界模糊不清，随后边界逐渐清晰，其内出现偏心空洞，壁厚薄不均，内可见气液平面。增强检查可见不均匀厚壁强化。

三、诊断要点

金黄色葡萄球菌肺炎以肺实质病变为主，病变早期即可出现胸膜病变、液化坏死和空洞形成。支气管源性金黄色葡萄球菌肺炎趋于肺段或肺叶分布，多见于右上叶。血源性金黄色葡萄球菌肺炎病变分布与支气管走行无关，呈两肺散在。

四、鉴别诊断

本病需要与病毒性肺炎、支原体肺炎和肺结核相鉴别。金黄色葡萄球菌肺炎和病毒性肺炎均有沿支气管分布的淡薄的片絮影或实变影，但金黄色葡萄球菌肺炎病变进展快，病程早期即出现脓肿及空洞，胸膜病变重；而病毒性肺炎絮片影融合较明显，间质病变为主，胸膜病变少见。金黄色葡萄球菌肺炎与支原体肺炎均有实变片影，并可出现坏死灶。但金黄色葡萄球菌肺炎病变进展快，早期出现坏死液化及脓肿空洞，胸膜反应重，趋于包裹；而支原体肺炎坏死灶常出现于病程中晚期，胸膜反应轻。金黄色葡萄球菌肺炎和原发肺结核均表现为肺内实变片影，可见脓肿空洞形成；但结核病变内常伴钙化灶，且纵隔、支气管肺门周围淋巴结增大钙化明显，病变变化缓慢。

原发型肺结核

一、病理生理与临床表现

原发型肺结核以 3 岁以下婴幼儿多见，常表现为原发综合征、支气管淋巴结结核及支气管内膜结核。

原发综合征由四个部分组成：即肺部原发灶、支气管淋巴结结核、淋巴管炎及原发灶邻近的胸膜炎。原发灶和增大融合的淋巴结中心部可发生干酪坏死、液化，有时原发灶局限形成结核结节，直径为 0.5 ~ 2.0cm。支气管淋巴结结核包括淋巴结结核及支气管、淋巴、血行播散结核。淋巴结结核多发于纵隔、气管支气管旁、隆突下和肺门等处淋巴结，甚至累及颈部淋巴结。增大的淋巴结压迫侵蚀支气管壁，导致支气管结核，支气管管壁可有肉芽肿形成、干酪变、溃疡、穿孔，引起支气管管腔变形、狭窄、阻塞，并伴随支气管播散。支气管内膜结核为肺结核排菌者痰中结核菌直接吸入感染所致，胸膜炎大多为纤维素性渗出。

病变轻者临床无症状或有轻度的结核中毒症状，较重者表现结核中毒重，咳嗽，甚至高热。增大的纵隔及支气管淋巴结可压迫气管、喉返神经和上腔静脉，引起相应症状。原发综合征于治疗后 2 ~ 3 个月开始吸收好转，6 ~ 9 个月可完全吸收痊愈。

二、影像学表现

原发综合征

（一）X 线

（1）原发灶：可发生在肺的任何部位，右侧多于左侧，上叶较下叶多见，好发于胸膜下，形态多样，可为絮片状、结节状、小叶性、尖端向肺门的节段性楔状，与淋巴管炎及肿大支气管淋巴结三者构成哑铃状影，甚至占据整个肺叶。病灶内可有钙化结节，邻近原发灶的胸膜可受累，表现为局限性胸膜增厚伴胸腔积液。

（2）淋巴管炎：原发灶结核菌通过淋巴管向肺门淋巴结蔓延，引起淋巴管炎，表现为原发灶与淋巴结之间的一或数条粗糙且模糊之条索阴影。

（3）淋巴结炎：原发灶同侧肺门、气管支气管旁、纵隔淋巴结，甚至对侧肺门淋巴结增大，淋巴结炎，淋巴结团块状融合，可有钙化灶。

（二）CT

可显示肺部原发病灶和淋巴结肿大的形态、范围和数目。增强检查有助于鉴别增大淋巴结与肺门和纵隔血管结构，淋巴结无强化或仅包膜强化。肺内原发病灶表现为肺外周或胸膜下密度均匀的斑片状渗出影。如淋巴结内干酪物质破溃，可见支气管播散或血行播散征象（图 2-6）。

支气管淋巴结结核

（一）X 线

支气管淋巴结结核的 X 线表现除与机体免疫状态有关外，还与病变部位有关。依据 X 线表现分为 2 型。结节型表现为淋巴结肿大，直径＞ 1.5cm，位于气管、支气管旁或肺门区，向肺野突出。多数为孤立的结节，数个相邻肿大淋巴结融合可构成分叶状肿块阴影，为淋巴结肿大的直接征象。常为单侧性。炎症型表现为肺门影增宽、增长，密度增浓，其内血管和支气管结构不清，边缘模糊，病变以单侧常见有别于非特异性感染。

支气管淋巴结核其他间接 X 线表现包括：①气管旁线消失，中间段支气管后壁加厚。②肺门支气管显著征，因支气管周围淋巴结炎使局部支气管腔壁格外透亮清晰。③肺门邻近纵隔边缘模糊征。④肺门区纹理结构紊乱、模糊伴叶间胸膜增厚。⑤高电压照片上气管分叉角增大。主支气管及中间段支气管内侧壁模糊或受压变细。⑥上腔静脉增浓、外移，提示气管旁淋巴结肿大。

（二）CT

淋巴结结核常侵犯中纵隔气管支气管旁、肺门区和隆突下淋巴结，偶尔侵犯后纵隔或其他组淋巴结。淋巴结结核压迫和侵犯支气管时可造成管腔狭窄，管壁不规则和腔内肉芽肿，肺不张等。增强 CT 检查有助于区分纵隔肿大淋巴结和纵隔大血管影像，淋巴结坏死液化时可见中心性低密度区和环形强化。

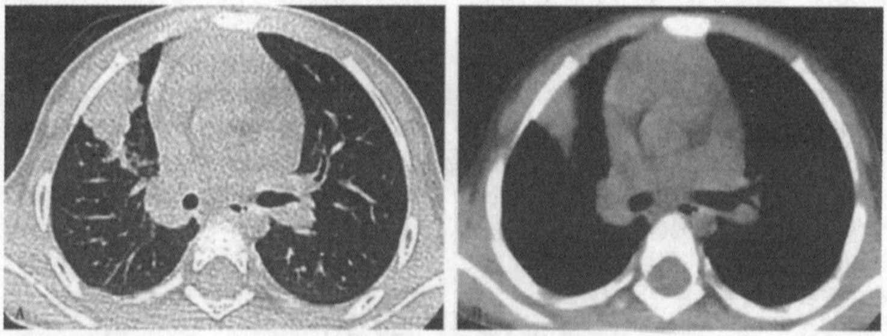

图 2-6 肺结核原发综合征 CT 表现

注：CT 轴位图像肺窗及纵隔窗显示右肺上叶前段高密度病灶，病灶内可见支气管充气征，右肺门呈结节样增大，肺门及实变病灶间可见索条影

支气管内膜结核

X 线和 CT：表现为一支或多支支气管受累，常见主支气管及叶段支气管同时受累，表现为支气管管壁增厚，管腔狭窄，走行扭曲，并可见沿支气管分布的小叶、亚段、肺段或大叶性实变影，伴有支气管充气征。可不伴有肺门及纵隔淋巴结肿大。

三、诊断要点

原发型肺结核包括原发综合征、支气管淋巴结结核及支气管内膜结核。在原发综合征四个组成部分中，淋巴管炎和胸膜改变的显示率较低，因此只要发现原发灶和淋巴结肿大，诊断即可成立。CT 对于显示纵隔淋巴结敏感，可显示纵隔淋巴结受累的部位、数目、是否存在钙化，以及对相邻气道是否存在压迫等细节，CT 增强有助于区分纵隔肿大淋巴结和纵隔大血管影像，因此 CT 是诊断支气管淋巴结结核的首选影像学检查方法。支气管内膜结核则表现为一支或多支支气管管壁增厚，管腔狭窄，走行扭曲，并可见沿支气管分布的小叶、亚段、肺段或大叶性实变影，伴有支气管充气征。

四、鉴别诊断

本病需要与肺炎、肺脓肿和恶性淋巴瘤和白血病相鉴别。当原发型肺结核淋巴结肿大不明显时，与肺炎同样表现为沿支气管分布的实质浸润性病变。但肺炎的节段性病变周围肺野常同时有散在炎性实变，短期抗感染治疗后随访，病灶吸收恢复明显。原发型肺结核形成的厚壁空洞，脓腔不规则伴周围浸润与肺脓肿影像学表现相似，但一般不含气液平面，同时结核常伴有肺门淋巴结肿大及肺内播散等有助于鉴别。支气管淋巴结结核侵犯多组淋巴结时，应与恶性淋巴瘤和白血病相鉴别。恶性淋巴瘤和白血病最常侵犯前纵隔淋巴结和胸腺，表现为纵隔增宽，下界可越过肺门水平，因此位于前纵隔有助于诊断。

肺曲霉菌病

一、病理生理与临床表现

肺曲霉菌病，主要由烟色曲菌引起。曲霉菌存在于谷物、家禽及牲畜的皮毛中，主要经支气管吸入肺部，抵抗力低下、免疫功能障碍或支气管肺组织表面损伤发炎时致病。病理表现为广泛支气管炎、细支气管炎和肺组织渗出、坏死为特征的坏死性支气管肺炎。肺血管受累时，可引起坏死性血管炎、血栓、肺栓塞及咯血。

临床分为侵袭性、腐生性及变态反应性三型，在儿童患者临床常见的是侵袭性肺曲霉菌病，分为急性和慢性。临床表现主要为发热、咳嗽，病变广泛或严重时可出现呼吸困难。急性者症状呈持续性，慢性者症状可持续也可间断。病变广泛或严重时肺部可出现湿啰音。实验室检查，表现为外周血白细胞和中性粒细胞增高，血沉和 C- 反应蛋白升高。

二、影像学表现

（一）X 线

肺部表现主要有曲菌球、肿块、空洞、支气管和肺段性炎症等。早期侵袭性曲霉菌病表现为不规则的结节影，结节周围可见典型“晕轮征”表现。曲霉菌支气管炎和支气管肺炎（气道侵袭性曲霉菌病）以片状实变和小叶中央结节为主要表现。急性肺曲霉菌病可为双肺弥漫性团块影、云絮斑片影。慢性肺曲霉菌病多为上叶实变伴胸膜肥厚，实变区内有空洞，其内可见高密度曲霉菌球阴影。

（二）CT

早期显示一侧或两侧肺内单发或多发斑片状阴影，也可呈支气管肺炎表现。晚期两肺呈弥漫性分布的实变阴影，病变内出现空洞。血行播散时，见两肺广泛分布的网织结节影，结节大小不一，结节周围出现磨玻璃样晕轮征，代表出血，曲霉菌结节内出现空洞，可出现含气的新月形影像。

三、诊断要点

儿童患者临床常见的是侵袭性肺曲霉菌病，早期侵袭性曲霉菌病表现为不规则的软组织密度结节影，结节周围可见典型“晕轮征”表现，对于侵袭性肺曲霉菌病有一定的诊断意义。病变进展，曲霉菌结节内可形成厚壁空洞，并出现含气的新月形影像。

四、鉴别诊断

侵袭性肺曲霉菌病形成的厚壁空洞需要与结核空洞、金黄色葡萄球菌肺炎的坏死性空洞、转移瘤空洞相鉴别。侵袭性肺曲霉菌病厚壁空洞周围可见典型“晕征”表现，空洞内可形成曲霉菌球和半月形或环形含气影。结核空洞的形态不规则，并常伴有淋巴结或肺内病灶的钙化。金黄色葡萄球菌肺炎的坏死性空洞随诊时形态不规则且变化快。小儿恶性肿瘤如肾母细胞瘤、恶性畸胎瘤，横纹肌肉瘤的肺转移瘤可以形成不规则壁厚空洞。结合病史有助于鉴别诊断。

五、回顾与展望

常见疾病，各年龄组均可发病。X 线胸片是肺部炎症的首选影像学检查方法，可了解病变的范围，有助于推测病原体、病因、观察治疗效果、发现并发症并估计预后。CT 主要用于对重症肺炎、肺炎并发症或治疗效果较差的肺部炎症的评估。

第五节　肺弥漫性间质疾病

闭塞性毛细支气管炎

一、病理生理与临床表现

闭塞性毛细支气管炎（BO）是慢性阻塞性下呼吸道肺部疾病，是3mm以下的细支气管或肺泡小管上皮细胞损伤，形成狭窄性细支气管炎、增殖性细支气管炎，及其大气道的支气管扩张，重者发展成肺纤维化。小儿BO最常见的原因为感染，可为腺病毒、流感病毒、麻疹病毒、肺炎支原体等呼吸道感染所致。Stevens-Johnson综合征及自身免疫性疾病也是儿童BO的较常见病因之一。临床表现为急性感染或急性肺损伤后出现持续的咳嗽、喘息、呼吸困难，运动耐受性差，重者可有三凹征。患儿易反复出现呼吸道感染，对支气管扩张剂无反应。喘鸣音和湿啰音是最常见的体征。

二、影像学表现

（一）X线

可表现为正常，或双肺透光度轻度增高，轻微的外周血管纹理减少和中央性气道扩张。还可出现正常或体积减小的单侧透明肺，支气管管壁增厚，肺实变或不张。

（二）CT

表现为病变肺野呈马赛克灌注征，呈片状分布，呼气时可有气体滞留征。支气管壁增厚，远端支气管扩张，感染时伴黏液栓。可见肺实变影及肺不张（图2-7）。

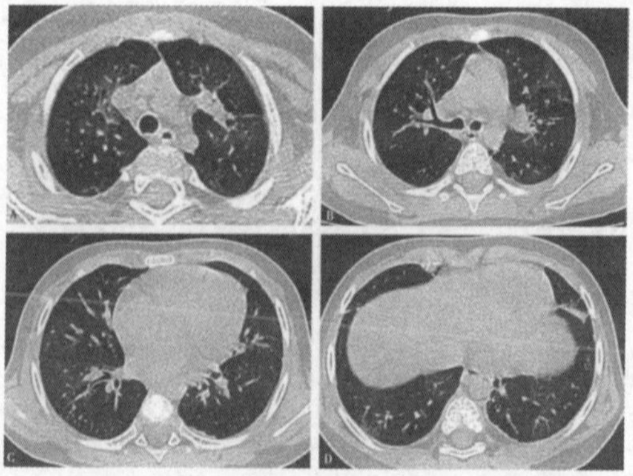

图 2-7 闭塞性毛细支气管炎 CT 表现

注：CT 轴位图像肺窗显示双肺透光度不均匀，可见马赛克灌注征

三、诊断要点

本病临床表现为急性感染或急性肺损伤后 6 周以上的反复或持续气促、喘息或咳嗽、喘鸣，对支气管扩张剂治疗无反应。排除其他阻塞性疾病如哮喘、先天性纤毛不良症、免疫功能缺陷症、胰腺囊性纤维化等。X 线胸片与临床表现轻重不符，临床症状很重，但 X 线胸片多表现为过度通气和（或）单侧透明肺。CT 可显示单侧透明肺和（或）合并地图样的透亮区，血管变细或少，马赛克灌注征，支气管壁增厚和（或）支气管扩张。

四、鉴别诊断

本病需与哮喘、肺泡蛋白沉着症相鉴别。哮喘与 BO 均为双肺通气不均匀，呈马赛克灌注征，并伴有支气管管壁增厚，支气管扩张等改变；但 BO 可出现呼气时气体滞留征。治疗后随访观察，可见 BO 征象缓解不明显，而哮喘的征象可有恢复。肺泡蛋白沉着症也可表现有马赛克灌注征，但肺泡蛋白沉着症整个肺野透光度减低，并可见网格影。

特发性肺含铁血黄素沉着症

一、病理生理与临床表现

特发性肺含铁血黄素沉着症（IPH），是各种原因引起的肺泡毛细血管出血性疾病，多次反复或大量出血导致肺泡腔及间隔内红细胞、含铁血黄素及巨噬细胞沉积，可发展为弥漫性肺间质纤维化。病理显示，支气管和毛细支气管扩张，毛细血管及淋巴管狭窄，甚者肺动脉压显著升高，出现肺源性心脏病。本病多见于10岁以下儿童，1 ~ 6岁多发。临床表现反复发作性缺铁性贫血、发热、咳喘、痰中带血、胃液或痰中找到含铁巨噬细胞。临床迁延可有心肺功能不全。

二、影像学表现

（一）X线

IPH因急性、亚急性和慢性期肺出血改变不同而影像学表现各异，各型影像学所见的是IPH肺内病变的自然演变过程，可以分成以下5型：

①Ⅰ型为隐匿型，两肺纹理稍多，模糊毛糙，少许细网状影，见于早期肺出血缓解期患者或轻度咯血的病例。②Ⅱ型为磨玻璃片絮型，临床为急性出血期。占50%，表现为肺内较广泛磨玻璃影，呈单或双侧分布，以双侧多见，肺尖和肋膈角常不受累，病灶分布似支气管肺炎或肺水肿。病理示，肺泡小支气管内大量出血水肿，有含铁巨噬细胞和间质水肿。③Ⅲ型为细网型，表现为广泛分布之境界模糊的细网状阴影，病理除肺泡内有新旧出血表现外，小叶间隔及肺泡壁增厚，含铁巨噬细胞弥漫分布于间质，伴Ⅱ型肺泡细胞和间质纤维组织增生。临床为反复出血期。④Ⅳ型为网结型，两肺弥漫分布粟粒样病灶或粗网粒结构，病理是Ⅲ型的加重和进展，间质纤维增生，并有含铁巨噬细胞纤维结节。临床为慢性反复出血期。⑤Ⅴ型为复合型，为上述几种类型的复合表现。

（二）CT

可以发现病变早期胸片不能显示的肺实质和间质病变，早期两肺出现磨玻璃样阴影，边界模糊，可以相互融合成大片，其内见支气管充气征（图 2-8）。短期随访病变变化明显。肺出血停止后，磨玻璃样阴影消散，肺间质增厚，肺纹理增粗。IPH 晚期可发展为弥漫性肺间质纤维化，HRCT 显示弥漫性小叶间隔增厚，伴有蜂窝状改变。

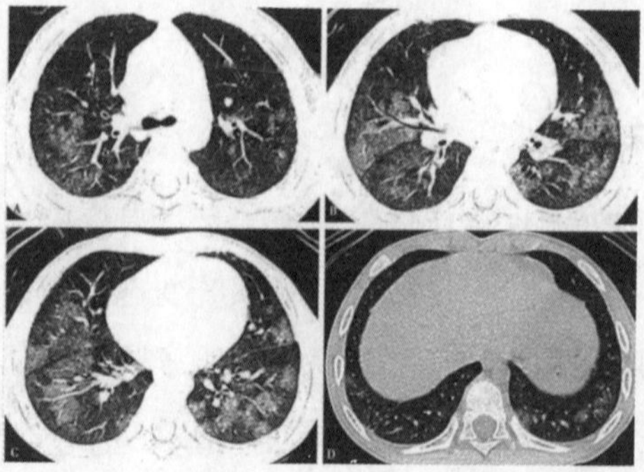

图 2-8 特发性肺含铁血黄素沉着症 CT 表现

注：CT 轴位图像肺窗显示双肺透光度减低，肺野内散在淡薄磨玻璃影及絮片影，伴有网状小叶间隔增厚及支气管管壁增厚

三、诊断要点

本病临床表现为反复发作性缺铁性贫血、发热、咳喘、痰中带血等症状。急性出血期表现为肺内较广泛磨玻璃影，呈单或双侧分布。慢性反复出血期出现两肺弥漫分布粟粒样病灶或粗网粒结构，晚期可发展为弥漫性肺间质纤维化。

四、鉴别诊断

本病需与肺炎、肺结核和朗格汉斯细胞组织细胞增生症相鉴别。IPH 急性出血期患儿，常有发热及呼吸道症状，表现为不对称的磨玻璃影及絮片影，以双肺中内分布为著，易与肺炎混淆。但 IPH 多数肺野透光度减低，肺气肿较轻，心脏增大。慢性 IPH 伴严重贫血患儿，常有类似结核中毒症状并有纵隔肺门淋巴结肿大。但 IPH 片状影以双侧弥漫性者较多，吸收较快，不同于原发型肺结核。朗格汉斯细胞组织细胞增生症的弥漫性间质病变和网结影常于病变早期出现，夹杂多发小囊腔影，肺体积增大，易导致间质和纵隔气肿，有时可见胸腺增大。

过敏性肺炎

一、病理生理与临床表现

过敏性肺炎，也称外源性变应性肺泡炎，是具有变应性体质的患儿因反复吸入多种具有抗原性的有机粉尘，导致的呼吸系统变态反应性疾病。本病以肺部浸润伴有血中嗜酸粒细胞增高为特征。农民肺和鸽子肺等均属此范畴。病理特征为肺泡壁、细支气管壁大量嗜酸粒细胞浸润，肺泡及间质水肿。反复发作者有肉芽肿形成，严重者可以发展为纤维化。临床表现为干咳、气急、哮喘、发热、肌肉疼痛等。可分为急性、亚急性和慢性三型。

二、影像学表现

（一）X 线

急性过敏性肺炎胸片可表现正常，也可为两肺密度不均匀的斑片状阴影或结节状影，边界不清。亚急性过敏性肺炎胸片也可以表现正常，或表现为两肺密度不均匀的斑片状阴影或结节状影，多见于中下肺野。慢性过敏性肺炎胸片可显示较为明显的中上肺野纤维化，肺体积缩小。胸腔积液少见。

（二）CT

急性过敏性肺炎表现为两肺多发小叶中心分布的磨玻璃影或结节影，也可以中下肺野为主的斑片状影，一般无胸腔积液或纵隔淋巴结肿大。亚急性过敏性肺炎表现为两肺多发小叶中心分布的磨玻璃影或结节影，磨玻璃影多为斑片状或弥漫状，无明显肺野分布上的区别，但可见边界清晰的网状或结节状阴影，呼气相可见空气滞留或马赛克征。慢性过敏性肺炎表现为双侧肺野内弥漫分布的小叶中心结节，大小为 2 ~ 4mm，边界清晰，双肺下叶磨玻璃影和透亮区。

三、诊断要点

CT 表现结合临床病史可以做出提示性诊断，病变呈游走性为其特点。急性期过敏性肺炎，表现为两肺多发小叶中心分布的磨玻璃影或结节影，也可以中下肺野为主的斑片状影。亚急性过敏性肺炎，表现为两肺多发小叶中心分布的磨玻璃影或结节影，慢性过敏性肺炎，表现为双侧肺野内弥漫分布的小叶中心结节。

四、鉴别诊断

本病 CT 表现如磨玻璃影需要和特发性肺间质纤维化、脱屑性间质性肺炎等鉴别。结节影需要和结节病、LCH 等鉴别。病史和实验室检查有助于本病的鉴别诊断。

五、回顾与展望

X 线胸片不能直接显示肺弥漫性间质病变，儿童肺弥漫性间质病变 CT 可表现为网格影，间质结节影，磨玻璃影和囊性病变。结合临床病史和实验室检查，可以做出提示性诊断，对临床医生诊断及治疗方案选择提供重要信息。因此，CT 是儿童肺弥漫性间质疾病诊断首选的影像学检查方法。

第三章　儿童骨关节损伤影像

第一节　儿童上肢损伤

儿童的损伤模式与成人有所不同，其部分原因是儿童骨骺结构的独特性。上肢损伤占儿童所有骨折与脱位的65%，通常是因为摔倒时以伸直的手撑地所致。桡骨远段、肱骨髁上及锁骨是上肢损伤中最常见的部位，本章讨论上肢最常见的损伤模式。

一、锁骨骨折

锁骨是儿童出生时最常发生骨折的骨骼，据报道经阴道分娩后骨折的发病率不到2%，这些骨折中大部分（30%以上）是在随访复诊时才得以首次诊断。危险因素包括产程延长、高出生体重、肩难产及器械助产，其损伤机制认为是婴儿在产道中受到轴向的压力所致，患儿常表现为病变肢体的运动减少（即假性麻痹）。生产相关锁骨骨折与欧勃麻痹（Erb's palsy）具有相关性，两者具有相同的危险因素。体格检查时，触诊常会发现异常。分娩相关锁骨骨折一般是无移位或轻度移位的骨折，常发生于锁骨中外1/3交界处，不完全性骨折者无须治疗。完全性骨折时常常需要制动，可通过将衣袖固定于衣服上以达到制动的目的。正常情况下，骨折的愈合很顺利、完全。锁骨骨折中骨痂的识别对判断骨折的新鲜程度和损伤的性质很有帮助。分娩损伤典型者于6周即可形成致密的骨痂，骨痂的完全塑形需要6个月，不愈合或轻度愈合的骨折则不太可能是由生产导致的。在新生儿期之后，锁骨是儿童骨折发生最频繁的部位，锁骨骨折也是肩关节周围最常见的骨折，骨折常累及锁骨的中段（图3-1）。在一组对2 ~ 16岁儿童锁骨骨折的大病例回顾报道中，发现接近有一半的损伤与摔伤有关，另外接近1/4则是由其他运动损伤所致。典型者，骨折是因摔倒时肩关节着地，跌倒时伸直手撑地，锁骨的直接冲击伤或是由来自侧方的压缩性损伤所致。青少年锁骨远端的压缩性骨折很罕见，但可见于负重者。X 线平片上可表现为锁骨远端的骨质疏松和骨质吸收。

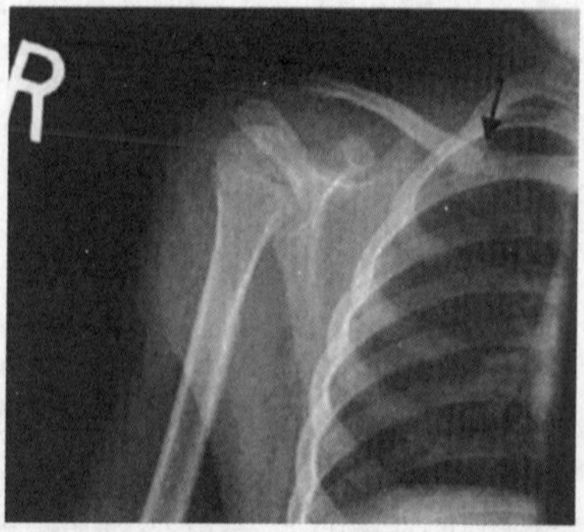

图 3-2 无移位的锁骨骨干的骨折（箭头）

1. 锁骨外侧骨骺及肩锁关节

尽管肩锁关节真性分离脱位可见于年龄较大的青少年患者，但罕见于儿童患者。对年幼儿童患者肩锁关节的直接撞击常可导致锁骨外侧骨骺的损伤，并使骨折内侧段的骨膜袖撕裂。骨膜袖紧密地附着于肩锁关节和喙锁韧带上。残留的骨膜袖常可满足骨折的充分愈合和重塑。年龄较大的青少年肩锁关节真性分离脱位，无论是在临床表现上或是在 X 线平片上，均相当于成人的肩锁关节损伤。

2. 锁骨内侧骨骺和胸锁关节

和锁骨外侧端一样，儿童和青少年锁骨内侧骨骺损伤（Salter Harris Ⅰ型和Ⅱ型）可类似于胸锁关节真性脱位。这些损伤常常是由于外侧压缩性暴力所致。如果肩关节在暴力作用过程中向后滑动，其邻近的第 1 肋骨将作为支点，并导致锁骨内侧端向前移位。如果肩关节在暴力作用过程中向前移位，其结果将是锁骨内侧端向后移位，向后移位的骨折和脱位，尤其是向后明显移位者，常伴发重要的神经血管以及上纵隔的病变。因此，对比增强 CT 检查对诊断损伤局部的骨和骨外的病变有非常重要的作用。

3.X 线平片

锁骨的标准 X 线片拍摄体位，包括后前位直线投照和向头侧成角的后前位投照。向头侧位成角的投照体位可减少肋骨和肩胛骨的重叠影像。胸锁关节的投照体位包括正位、斜位和侧位；肩锁关节 X 线检查时常拍摄前后位片，拍摄时将球管向头侧成 15° 角以最大限度地减少肩峰的重叠。

4. 多层螺旋 CT

CT 是胸锁骨损伤的首选检查方法。CT 有助于鉴别锁骨内侧骨骺损伤与胸锁关节真性脱位。多平面重建及三维重建对比增强 CT 扫描，对锁骨内侧部骨折及胸锁关节脱位（尤其是后脱位）诊断极其有帮助。除了骨和关节的病变外，CT 还可观察到邻近血管和上纵隔的结构。在无胸部严重创伤的情况下，锁骨干的骨折很少需要用到 CT 检查。

二、盂肱关节、肩袖以及肱骨近段损伤

1. 臂丛神经麻痹

出生后臂丛神经麻痹是由于出生时发生臂丛神经（C5 ~ T1）损伤所致。美国的发病率是 1.5/1000 新生儿。发病的危险因素包括肩难产、巨大胎儿和臀位分娩。尽管有 60% ~ 90% 的新生儿会自愈，但对于这些不经常做肩关节外旋转活动的患儿来说，可能会引起肩关节的内旋挛缩。肌肉力量的不平衡会导致进行性的盂肱关节畸形，并有特征性的影像学表现。内旋挛缩和肩关节前方软组织的紧张，会导致肱骨头从关节盂内脱位。肱骨头向后移位会引起关节盂变扁平并向后倾斜，有时会导致假关节盂的形成。其他影像学表现包括关节软骨的增厚和肌肉萎缩。影像学评估包括确定肩胛盂倾斜角和肱骨头后移程度（图 3-2）。治疗目标包括恢复肩关节完全被动活动的范围、关节的稳定性和半脱位或脱位的复位。早期治疗方法有理疗、臂丛神经重建、人字形石膏及夹板固定；后期治疗方法有关节囊松弛、截骨术和肌腱移植术。

2. 盂肱关节脱位

盂肱关节脱位最常见于青少年和成年患者。大病例研究表明，接近 40% 的盂肱关节脱位发生于小于 22 岁的青年患者中，盂肱关节脱位较少发生于 10 岁以内患者。90% 以上的盂肱关节脱位是前脱位，创伤常与身体接触类运动有关。在大多数情况下，急性盂肱关节前脱位可使肱骨头后外侧部撞击关节盂前下部，从而导致肱骨头的压缩性骨折，即 Hill-Sachs 畸形。这种损伤机制常常会导致前下盂唇复合体的损伤，即 Bankart 病变，少见的骨折有关节盂前下缘的撕脱性骨折和肱骨大结节的骨折。

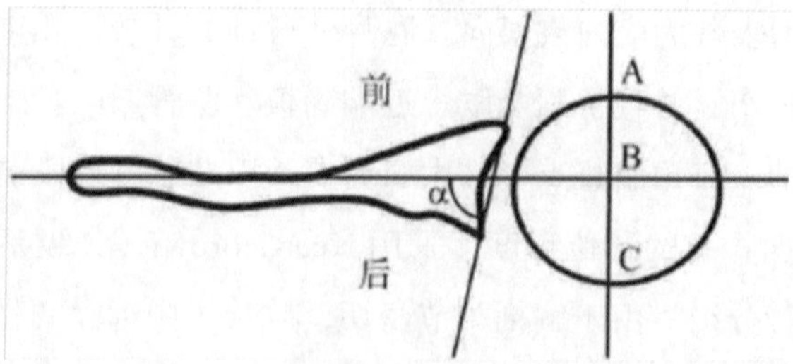

臼窝倾侧＝ α － 90°

PHHA ＝ AB/AC × 100%

图 3-2 轴位断层图像确定关节盂后倾和肱骨头半脱位的方法

注：关节盂的转位是以角度的形式来测量的，负值表明有关节盂的后倾。轴位图像上，肩胛冈轴线前方的肱骨头前位百分比（PHHA）是以肱骨头的最大直径为基准测量得到的

患有盂肱关节前脱位的儿童和青少年患者具有非常高的复发率，据报道再次脱位的发病率高达 75% ~ 100%。再发脱位增高的危险因素，包括复位不完全、初次损伤、年龄小、存在明显的 Hill-Sach 畸形。在一组对 66 例首次脱位患者的研究中发现，同年长患者相比较，年轻患者更可能会出现广泛盂唇的撕裂，但更少发生肩袖的撕裂，这些患者中大部分最终需要手术的修复。一项回顾性研究显示，经保守治疗患者再发脱位的发病率要明显高于这些经手术治疗的患者。现在，许多外科医师推荐以手术修复为主来提高肩关节的稳定性。

3. 肩袖损伤

虽然肩袖肌腱炎和肌肉拉伤常发生于骨骺尚未发育成熟的投掷运动员中，但是肩袖撕脱十分罕见。年轻患者中，大多数肩袖肌腱炎的发生可能与肌肉松弛和肌力不平衡导致喙峰弓的撞击有关。

4. 肱骨近段骨折

肱骨干是生产相关骨折中第二常见的骨折，其危险因素及临床表现与生产相关锁骨骨折一样。典型的骨折为肱骨干近段至中段的横行骨折。

新生儿期之后，除肱骨髁上骨折外，发生于 3 岁以内儿童的急性和愈合中的肱骨骨折应该考虑到非意外创伤。尤其是螺旋形或斜向骨折，为强烈扭转暴力所致。和其他部位的骨折一样，干骺端角部的骨折高度提示为非意外创伤（图 3-3），横向骨折多是由直接的创伤所致。

在 3 岁以上的儿童，大多数肱骨骨折是由直接创伤所致，并常与运动有关。

这些骨折形态典型表现为横向或斜向。肱骨外科颈的骨折是儿童和青少年肩关节邻近第二常见的损伤，并且常累及肱骨近端骺板。肱骨近段骨碎片的对位情况取决于骨折线与肩袖、三角肌止点、胸大肌起点，以及肱骨近段前方的脊膜薄弱区的位置关系。根据骨折的移位程度，采用 Neer-Horowitx 分级系统对累及肱骨近段骺板的骨折进行分级。由于解剖关节密切，肱骨干中远段的骨折可伴发桡神经的损伤，但损伤常常可完全恢复。

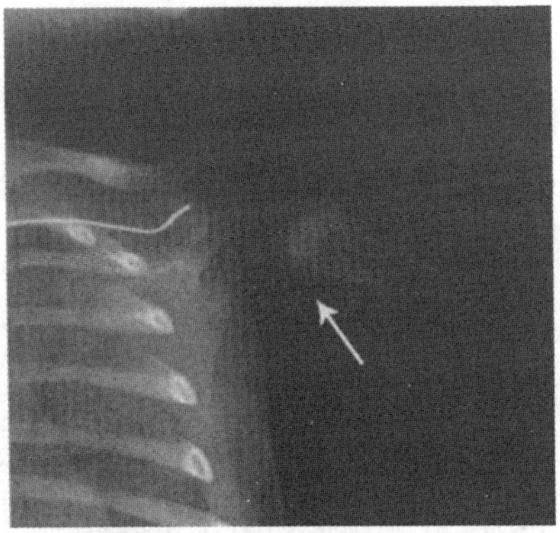

图 3-3 经典的干骺角部骨折

注：发生于一位 3 个月大的婴儿，该婴儿在其他部位也有多发损伤，这种损伤类型极有可能是由非意外性创伤所致

新生儿及小于 5 岁儿童的肱骨近段骨折常常是 Salter-Harris Ⅰ型损伤。5 ~ 11 岁的儿童最常见为干骺端骨折，而 Salter-Harris Ⅱ型骨折主要发生于年龄较大的儿童和青少年。

肱骨近段骺板是一个运动相关压力和疲劳损伤的部位。小联盟肩是一种发生于投掷运动员并表现为进行性肩部疼痛的疾病，在体格检查时，常可触及肱骨近段外侧的疼痛，投掷时混杂的分离和扭转暴力导致肱骨近段骺板损伤。在内旋或外旋位前后位 X 线片上表现为骺板明显增宽，影像表现常较隐匿，拍摄对侧肩关节片进行对比有助于诊断。本病是一种自限性疾病，经保守治疗可缓解，然而适当的休息很重要，因为肱骨近段是肱骨纵向生长的部位。

肱骨近段病理性骨折与骨肿瘤和肿瘤样病变有关，并且可在微小的创伤时发生。肱骨近段是单纯性骨囊肿最好发的部位。

5.X 线平片

由于儿童的肱骨头和关节盂有大量的软骨，X 线片在臂丛神经性肩关节发育不良的诊断价值有限。受累侧的肱骨头及关节常较小，然而由于这一年龄段的骨化成分较少，故X线无法对肩关节的详细解剖进行评估。对于年龄较大的儿童来说，X线片几乎是肩关节和肱骨近段损伤首选的检查方法。前后位投照可于中立位、内旋位和外旋位拍摄。在创伤背景下，确定关节盂与肱骨头解剖关系的拍摄体位包括Y形位、腋位、经胸位和Grashey位。Hill-Sachs骨折常于腋位投照和内旋前后位投照时显示最为清楚，和其他长骨的X线检查一样，检查肱骨干经典的投照体位为前后位和侧位。

6. 磁共振

磁共振能良好地评估盂肱关节的解剖关节，是臂丛神经发育不良的情况下详细评估肩关节的首选检查方法。梯度回波序列在显示盂肱关节的对位关系、肱骨头的形态、肱骨发育不良和关节盂倾斜时最有帮助。MRI能够提供有关节肌肉萎缩程度的信息，并与继发性关节畸形有相关性。

MRI有助于显示急性肩关节脱位或复发性肩关节失稳情况下关节盂唇和盂肱韧带的情况。由于关节盂唇发病率较高以及肩袖撕裂发病率相对较低，MRI关节造影是年轻运动员患者盂肱关节不稳的首选影像学检查方法。除了可以在肩关节中立位成像外，还可在手臂外展、外旋转位成像以提高发现前盂唇病变的敏感性。MRI是肩袖肌肉和肌腱检查的有用检查方法。肌腱病和部分撕裂可显示出特征性的T2信号异常，正如在本书其他章节讨论的那样。

和其他慢性骺板损伤一样，小联盟肩在MRI上会显示出骺板增宽、不规则，并有垂直和水平走行的骨折线从骺板一直延伸至干骺端。

三、肘关节的损伤

1. 肱骨髁上骨折

肘关节周围的最常见的肱骨髁上骨折在3 ~ 8岁年龄儿童中发病率最离。肱骨髁上骨折占儿童肘关节损伤的该区域最易损伤的原因，是位于冠突窝与鹰嘴窝之间中心区域的骨质非常薄。伸直型骨折占肱骨髁上骨折的95%，常常是由摔倒时以伸直的手撑地并且肘关节过伸所致。这些骨折被Gartland分成Ⅰ ~ Ⅲ型，Ⅰ型为无移位的骨折；Ⅱ型为成角的但后部骨皮质相连的骨折，Ⅲ型向后移位的完全性骨折。Leitch及其同事提出了第Ⅳ型损伤，即由骨膜的撕脱使得骨折屈曲和伸直不稳定。屈曲型肱骨髁上骨折是一种较为少见的骨折，它发生于摔倒时肘关节屈曲并以尺骨鹰嘴着地时。在肘关节侧位X线片上，脂肪垫移位征象是定位肘关节存在病变的重要线索，常见肱骨小头相对肱骨干向后移位。X线平片常足以做出诊断。

Ⅰ型骨折无须手术治疗。Ⅲ型骨折需闭合复位并放置内固定针，如无法复位时则可行切开复位。Ⅱ型骨折的治疗方法不断变化，手术治疗越来越多地被使用。侧位X线片上，肱骨前缘皮质线过肱骨小头骨化中心，可认为骨折的复位满意。肘内翻是这些骨折最常见的长期并发症，少数需要行骨切除术治疗。肱骨髁上骨折也可伴发神经和血管的损伤，因此复位前后对神经血管的评估很重要。

肱骨髁T型或Y型骨折是较为少见的肱骨髁上骨折的变异型骨折，发病于年龄较大组人群中。有一种横向的肱骨髁上骨折并伴有纵向的关节内骨折，损伤的机制与肱骨髁上骨折类似，但是高能量损伤。有人将尺骨鹰嘴设想成一个楔子，将肱骨滑车分裂开。

2. 肱骨外侧髁骨折

肱骨外侧髁骨折占儿童肘关节骨折的10%～15%，这些骨折最常见于3～8岁的儿童。当骨折的移位程度小时，这些骨折很难诊断。移位的肱骨外侧髁骨折常误诊为肱骨髁上骨折。这常常是一种Salter-Harris Ⅳ型损伤。骨折线累及干骺端的一小部分并延伸入大部分尚未骨化的骨骺内。这些骨折多为关节内骨折；同肱骨髁上骨折相比较，神经血管束的损伤风险更低。损伤机制大部分为外翻应力作用于伸直的肘关节。这些骨折的稳定性取决于骨折线是否累及骨骺（图3-4）和骨折有无移位。A型肱骨外侧髁骨折无或轻度移位并且没累及关节面；B型肱骨外侧髁骨折与A型相似，但骨折累及了关节面；C型肱骨外侧髁骨折是完全性骨折，骨折裂隙内外侧等宽。干骺端骨碎片的大小各异，尤其在年轻患者，骨碎片可以非常小。斜位X线片有助于识别骨碎片的干骺端成分，并且在评估骨折裂隙和稳定性方面更精确。肱骨髁骨碎片可能有重度的移位和旋转。

骨碎片移位小于2mm者，可行保守治疗和夹板固定并且密切随访。然而，许多外科医师选择经皮铁骨钢丝固定，因为约10%行保守治疗者于晚期出现骨碎片移位。B型和C型肱骨外侧髁骨折有可能不稳定并需要内固定治疗。若内固定不充分或就诊较晚者会出现骨折不愈合，可能会引起疼痛，尤其是在优势手。有人提倡无须治疗或骺板闭合后再治疗。另外，有人建议行骨移植并内固定治疗。

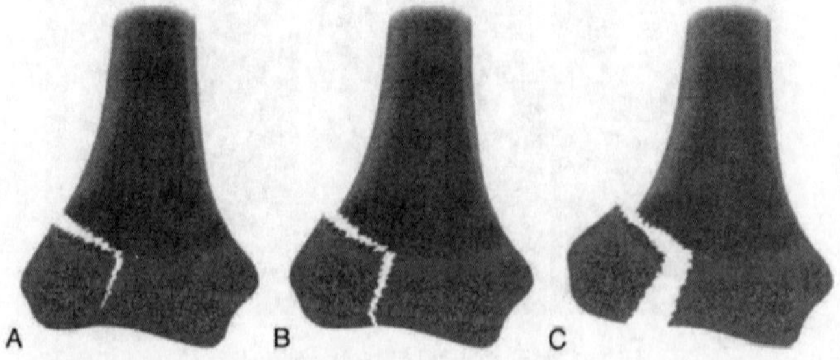

图 3-4 肱骨外侧髁骨折的分型

注：A.A 型外侧髁骨折的骨折线累及肱骨远端骨骺板软骨，但并未累及关节面；B.B 型外侧髁骨折的骨折线累及关节面，但骨碎片无移位；C.C 型外侧髁骨折的骨折线累及关节面，并且骨碎片移位

3. 肱骨内上髁骨折

10%的儿童肘关节骨折会累及内上髁，这些骨折中高达 50%伴有肱关节脱位。这些损伤常发生于年龄较大的儿童，发病高峰年龄为 9 ～ 14 岁。肱骨内上髁不是一个真正的骨骺，它不会使肱骨长度的增加，从这点来说称其为骨突更为确切。虽然该部位的损伤可能来自直接的创伤，但以肘关节外翻应力时引起的撕脱性骨折为更常见的损伤机制。在常规 X 线平片上，这些损伤表现为 Salter-Harris Ⅰ型骨折，然而，由于内上髁是肱骨远端骨骺的完整部分，故而这些骨折实际上是 Salter-Harris Ⅲ型或Ⅳ型损伤。撕脱性内上髁骨碎片可有不同程度的移位（图 3-5），并可脱落至因外翻应力而增大的关节间隙内。当应力消除后，内上髁骨碎片可陷于关节间隙内。需要注意的是，不要将陷于关节腔内的内上髁骨碎片误认为滑车的骨化中心，在骨上髁中心的前方应该看不到滑车的骨化中心。临床上，在肘关节内侧可表现出肿胀和触痛。从事使肘关节承受外翻应力的体育运动儿童，诸如体操运动员和投掷运动员，处于内上髁骨折的风险。无移位或轻度移位的骨上髁骨折可行夹板外固定治疗。手术治疗的唯一适应证是陷于关节腔内无法复位的骨碎片或者开放性骨折。目前，对于多大程度移位的骨折须行手术治疗尚无统一意见，推荐移位达 2 ～ 15mm 者行手术治疗。肘关节须承受外翻应力的运动员，诸如体操运动员和投掷运动员常行内固定治疗。

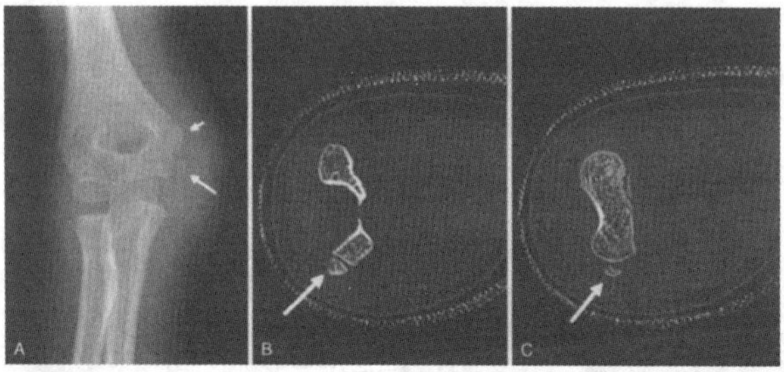

图 3-5 肱骨内上髁骨折并骨碎片移位

注：A.X 线片显示肘内侧部软组织肿胀，部分内上髁位于正常位置（短箭），被撕脱的骨碎片向下移位（长箭）；B. 轴位 CT 片示正常位置的内上髁部分位于较后的位置（箭）；C. 被撕脱的骨碎片向下移位并旋转

4. 肱骨远端经骺板分离型骨折

肱骨远段分离型骨折罕见于儿童，最好发于 2 ~ 3 岁。虽然骨折线可能局限于骨骺内，但常常是一种肱骨远段的 Salter-Harris Ⅱ型骨折。这些损伤可能最初表现为肘关节脱位，然而脱位发生于该年龄者非常罕见。与肘关节真性脱位对比，肱骨小头与桡骨小头关节对位关系是正常的。肱骨远端骨碎片常向后内侧移位，而肘关节却常常向外侧脱位。如果在一个非常年轻的患者发现有肘关节脱位，那么就应该仔细评估是否有肱骨的经骺板分离骨折。约 50%的病例为非意外创伤所致，其他损伤机制包括生产损伤或摔倒时以伸直的手撑地。如果肱骨小头尚未骨化的话则很难做出诊断。针对这些病例，可使用 B 超、磁共振或关节造影，治疗多为复位后行内固定针固定。

5. 桡骨近段骨折

桡骨近段骨折占肘关节损伤的 4% ~ 5%，平均发病年龄为 9 ~ 10 岁，高达 50%的患者合并有其他损伤。这些损伤与发生于成人者有所不同，常累及桡骨颈和骺板而不是累及桡骨头，损伤机制为摔倒时以伸直的手撑地并伴有外翻应力，导致桡骨头撞击在肱骨小头上。这种损伤可能也会伴发其他损伤，诸如肱骨内上髁骨折、尺骨鹰嘴骨折、尺骨近段骨折、外侧髁骨折或内侧副韧带撕裂。这些损伤常可导致桡骨头相对桡骨干成角。桡骨近段骨折的成角和移位程度很难用 X 线平片评估，因为这些测量很大程度上取决于手臂的体位和所采用的测量方法。在肘关节后脱位时也可能会发生桡骨近段的骨折。这些骨折常穿过骨骺，并且可能发生于脱位时或发生于复位中，桡骨小头骨骺可能向前或向后移位。

骨科文献中有关骨折后复位的可接受程度尚存有争议。如果骨骼尚有很大的生长潜能的话，15° 成角可被大家所接受。若在行闭合或经皮复位后骨折端成角仍大于 45° ~ 60° 时，则普遍推荐开放复位。Ruf 及其同事推荐 X 线片应该在手臂旋后位拍摄，骨折成角程度的测量由平行桡骨小头关节面的线与桡骨干长轴之间的夹角所确定。

6. 尺骨鹰嘴骨折

尺骨鹰嘴骨折占儿童肘关节骨折的4% ~ 6%。发病机制各种各样，包括过伸、过屈、对屈曲肘关节的直接冲击或剪切暴力。尺骨近段周围有一层非常厚的骨膜围绕，骨折多发移位程度非常小的青枝骨折。可能会伴有肘关节的其他损伤，如桡骨颈骨折、肱骨内上髁骨折、尺骨冠突骨折和骨软骨损伤。骨折也可横向穿过尺骨鹰。然而，也可发生纵向骨折。干骺端和骨突分离不应该被误认为是骨折。若骨折的移位小于 3mm 则可行保守治疗，关节内骨折需要行开放复位和内固定治疗。

7. 桡骨头半脱位

桡骨头半脱位是幼儿和学龄前儿童常见的损伤，发病高峰年龄为 2 ~ 5 岁。它被称为牵拉肘或保姆肘。该损伤发生于在肘关节被动伸直并旋前时突然牵拉手或前臂所致，卵圆形的桡骨头滑脱至环状韧带下方。牵拉力量释放后，环状韧带卡压于桡骨头与肱骨头之间。儿童常表现为拒绝移动患肢，常举着部分屈曲并旋前的患肢紧贴于身体的一侧。临床上常可做出诊断，然而需要拍摄 X 线片以排除其他损伤。这种半脱位可通过过度旋前或旋后屈曲而复位，由于环状韧带会随年龄进行性增厚，故这种损伤罕见发生于 5 岁以后。

8. 肘关节脱位

尽管不常见，肘关节是儿童发生脱位最频繁的部位。发病高峰年龄为 10 ~ 20 岁。后脱位最为常见，并且高达 64%的病例可能伴有骨折，最常见为肱骨内上髁、尺骨冠突或桡骨颈，桡骨近段与尺骨由环状韧带和骨间韧带相连，常常共同发生脱位。肘关节脱位后出现复发性脱位和慢性不稳较为罕见。同韧带损伤相比，高发病率的伴发骨折会使骨软骨损伤。

儿童发生单一桡骨头脱位非常罕见。常与孟泰加骨折—脱位有关。先天性脱位通过肱桡关节发育不良可与外伤脱位鉴别。左肘关节先天性脱位时，桡骨小头常常是圆顶形的而无中央凹陷。

9. 肘关节周围的运动损伤

肘关节损伤比肩关节损伤更常见于青少年运动员。投掷运动和体操运动常伴发肘关节损伤。涉及暴力多为肘关节内侧分离和外侧压缩性。在骺板尚未闭合的儿童中，由于骺板是最薄弱的地方，同时也是常见的损伤部位，其损伤的模式与年龄大的运动员有所不同。

肱骨内上髁的撕脱性骨折可能由急性外翻应力作用于肘关节所致。骺板闭合之前的年轻运动员更多见肱骨内上髁骺板的慢性疾病，包括生长过度、分离和碎裂，被称为小联盟肘。这些损伤采用保守治疗，即使在没有临床症状下也可能在 X 线片上观察到。在骺板闭合后，内上髁附丽病和尺侧副韧带损伤更为常见。它们可在磁共振上得以鉴别，然而这些病变可能会合并存在。内上髁骈丽病是一种屈肌总腱在肱骨内上髁止点处的撕脱性损伤。屈肌总腱位于尺侧副韧带的表面，在 MRI 上可表现为韧带增厚、T1 及 T2 信号增高，并且周围有水肿。尺侧副韧带的损伤常常累及前束。在 MRI 上表现为韧带边界模糊或者增厚，并伴有异常增高的 T1 及 T2 信号。在骺板闭合之前，尺侧副韧带可能会有更高的 T1 及 T2 信号，不要误认为是异常。X 线片平片偶尔可显示肘关节内侧的钙化。

肘关节外侧压迫可能会导致肱骨小头的骨软骨损伤，进行性发展的病例常被称为剥脱性骨软骨炎。这种疾病应该同青年畸形性跖趾骨骨软骨炎（潘纳尔病）鉴别，后者是一种肱骨小头的自限性骨软骨病。潘纳尔病好发于 4 ~ 8 岁，并且常常没有明确的外伤史，几乎所有的病例者自发性消失并无遗留影像上或功能上的异常。肱骨小头的剥脱性骨软骨炎，被认为是由反复的外翻压迫所导致的骨软骨骨折。这种损伤最常发生于 10 ~ 15 岁的男孩，常发生于优势侧手臂。外上髁骈丽病比内上髁附丽病更为常见，但更常见于成年人。该病与伸肌肌腱和外上髁骨突的反复创伤有关，常常发生于球拍类运动员中。剥脱性骨软骨炎也可发生于滑车，并且在影像上有特征性的切迹样表现。

尺骨鹰嘴同样是一个发生压缩性损伤或牵拉性骈丽病的潜在部位，主要与肘关节的重复滥用有关。虽然本病可见于棒球投手，但更与高强度体操运动有关。X 线平片表现不明了，类似于骺板增宽的内上髁。尽管儿童正常的尺骨鹰嘴骺板可能达 5mm 宽，但到 12 岁时骺板宽度应该变窄并适合关节面。

10. X 线平片

肘关节真正的 X 线前后位片和侧位片应该用小焦点拍摄。真正的肘关节侧位片可通过肱骨远端的泪滴形态而确认，泪滴是由尺骨鹰嘴与冠突窝构成。

额外的斜位片可有助于进一步确定损伤的性质和范围，斜位片在诊断细微的、无移位的外侧髁骨折中尤为有用。如果在鉴别病变与生长变异有困难时，则可拍摄对侧肢体片以作为对照，但这不是必须的，经验丰富的医师的意见有可能就可以解决这一问题。常规拍摄对侧肢体片被许多国际影像指南所禁止。

本书前部分有大量文字来讲述有关节肘关节的 X 线片解剖内容。肱骨前线是由沿着肱骨前部骨皮质而画的一条线。在肘关节真正的侧位片上，该线正常应该穿过肱骨小头骨化中心的中 1/3，在年龄较小的儿童该线正常通过肱骨小头骨化中心的前 1/3。若该线穿过肱骨小头前方，则提示肱骨远段向后成角，常见于肱骨髁上骨折。桡骨肱骨小头线沿着桡骨长轴划定，在任何位片上都应该穿过肱骨小头（图 3-6）。若该线没有经过肱骨小头，很可能就有桡骨头脱位。Baumann 角是在肘关节前后位片上由平行肱骨小头骺板的线与肱骨长轴的垂直线相交所成的角。该角反映内翻成角的程度，用于评估肱骨髁上骨折后复位是否充分。Baumann 角正常为 70° ~ 75° 。在骨折的肘关节中，Baumann 角跟对侧相差不应该超过以保持提携角的改变小于 5° 。

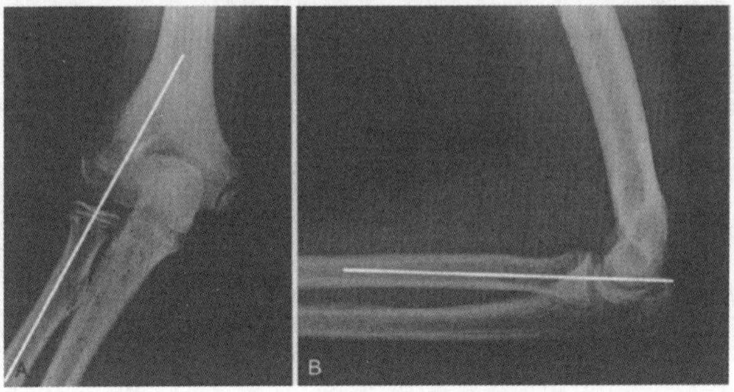

图 3-6 肱桡线

注：肘关节 X 线正位片（A）和侧位片（B），在各种体位投照时沿桡骨长轴的线应该穿过肱骨小头的骨化中心，正如在本病例中显示的那样。若没有穿过，则表明有桡骨头半脱位或脱位

肘关节邻近脂肪垫的观察有助于确定是否有关节积液，前后脂肪垫都是滑膜外关节囊内的结构。在正常的肘关节侧位 X 线片上，前脂肪垫表现为一条薄的黑线平行于肱骨前方，后脂肪垫位于深面的尺骨鹰嘴窝内在侧位 X 线片上正常情况下不显示。在肘关节存在积液时，后脂肪垫移位并且可显示，虽然肘关节积

液对骨折来说不具有特异性，但它存在时要仔细寻找是否有骨折。有研究使用磁共振去评估肘关节积液的患者，发现无移位骨折具有很高的发病率。这些骨折在X线平片随访时，可能不会表现出骨膜反应，而后者常被认为是骨折存在的金标准。在年幼的儿童，应该考虑到隐匿的肱骨髁上骨折，无移位的肱骨外侧髁骨折。桡骨颈的隐匿骨折也可能发生于年长儿童。尺骨鹰嘴近段及桡骨颈的骨折可能不会导致肘关节积液。超声检查是探测肘关节积液的一种简便而有效的方法。

肘关节解剖变异可能被误认为病变。骨化中心的碎裂或不规则形表现尤其常见于肱骨小头和滑车。肱骨外上髁骨化中心常常有线状或片状的表现，这些不应该被误认为撕脱性骨折。在旋转侧位X线片上，位于偏后方的肱骨内上髁也不应该被误认为移位的骨折。

11. 磁共振

磁共振成像是儿童肘关节检查的强有力的工具，因为它具有清晰显示许多X线透亮结构的能力。T1加权序列可用于评估解剖结构，质子密度加权、T2加权快速自旋回波和三维梯度回波序列可显示疾病和软骨结构。MRI有助于解释许多常规X线平片无法诊断明确的疾病。不是所有的影像学表现都能对患者治疗决策有影响，但对某些患者而言，MRI可提供额外的信息可能会对患者的治疗有影响。

在肘关节持续性疾病的患者中，MRI可用于发现X线片无法显示的骨软骨病变。若骨软骨病变的诊断已确立，MRI可提供以下重要信息：

1）病变的大小。

2）表面软骨的完整性。

3）稳定性。

4）是否伴发游离体。

Chapman及其同事曾经描述过尚未骨化时骨化中心的正常MRI表现。组织学上，这代表矿化前的软骨细胞肥大期。他们描述这些表现为形态呈分叶状并且T2加权序列上信号增高。这些不应该同创伤、感染或者缺血性病变相混淆。

四、前臂、腕关节和腕骨的损伤

前臂骨折是儿童期常见的损伤，大部分发生于5岁以后。发病高峰年龄，男孩为12 ~ 14岁，女孩为10 ~ 12岁；75% ~ 84%的这类骨折发生于前臂远段，

15% ~ 18%发生于前臂中 1/3 处，1% ~ 7%发生于前臂的近段。这些骨折的发病率逐渐增高，可能是由于活动的差异。前臂骨折的类型包括变形、皱褶、青枝骨折，完全性骨折及骺板骨折。

前臂骨折可能伴发同侧肘关节骨折，即所谓的浮动肘。儿童的大部分前臂骨折通过闭合复位即可治疗成功，因为儿童骨骼的可塑性潜能大。然而，当下有逐渐采用手术治疗的趋势。

1. 桡骨与尺骨骨干损伤

年幼儿童的前臂损伤多为青枝形骨折，在年长儿童则常为完全性骨折。除非是对前臂的直接暴力冲击，否则不会出现桡骨和尺骨的同时骨折。一根骨的急性弯曲畸形可能会伴发另一根骨的青枝骨折或完全性骨折（图 3-7），前臂完全性骨折有可能会发生移位和成角，骨折端重叠。一般来说，如果前臂骨干成角畸形在 15° ~ 20° 及以下，发生于 8 岁以下儿童，在生长板闭合之前通过骨的塑形将足以维持前臂的功能。在骨骼临近成熟的患者，需要校正成角畸形及旋转畸形，以维持前臂的旋转功能，髓内固定适用于不稳定的前臂骨干横向骨折。

2.Monteggia 骨折—脱位

Monteggia 骨折—脱位最初定义为尺骨近 1/3 骨折伴桡骨近端骨骺的脱位，Bado 重新定义这种损伤为一组具有肱桡关节脱位及尺骨不同高度骨折共同特征的创伤性疾病。在儿童患者，尺骨损伤可能表现为不完全性骨折或变形畸形。在任何一种孤立性尺骨骨折的情况下都应该拍摄肘关节 X 线片以除外存在 Momeggia 损伤。这种损伤常常行闭合复位治疗，然而当不能复位或诊断、治疗延迟时，就需要开放复位。这种损伤的潜在并发症，包括桡神经或正中神经麻痹和骨筋膜室综合征。

3. 前臂远段和腕关节骨折

前臂远段骨折是儿童期非常普遍的损伤。骨折远段的移位取决于损伤当时腕关节的体位，但以背侧多见。皱褶骨折发生于骨干与干骺端交界区，常为低能创伤所致，即使不经特殊的治疗也可愈合良好。完全性骨折涉及高能损伤并且最常为 Salter-Harris Ⅱ型骨折，但Ⅰ型骨折也可以见到。桡骨远段骨折常伴发尺骨远段骨折，最常累及尺骨茎突。它们无须特殊治疗并常发生无症状愈合，尺骨远段骺板罕见受累。

Galeazzi 骨折—脱位是一种桡骨的骨折，常发生于桡骨的中远 1/3 交界处，常伴发下尺桡关节脱位。这是一种罕见的儿童损伤，发病高峰年龄为 9 ～ 12 岁，在孤立性桡骨骨折中应该警惕发生这种损伤的可能性。这种病变由于三角纤维软骨复合体的撕裂而属于一种不稳定性损伤，发生于儿童的一种桡骨远段骨折伴发尺骨远段骺板分离的损伤也被称为盖氏骨折。

腕关节的运动相关损伤，常见于从事反复轴向负荷及背屈运动的体操运动员。X 线平片可能表现正常，或出现桡骨远端骺板增宽、骨碎片、干骺板硬化、干骺扩大。桡骨远端受累较尺骨更为多见。这些人群的尺骨阳性变异发生率高的原因，被推测为与桡骨生长板的病变有关。Shih 及其同事描述了病变相应的 MRI 表现，他们注意到带状的骺板软骨信号延伸入干骺端，并与生长板平行或垂直。这些患者常常行保守治疗。

骺板提前闭合是导致上肢不健全的重要原因之一，然而这种病变可发生于骺板的任何位置。它们常常是创伤病因的结果，急性的或者滥用性的（正如在高强度的体操运动员中）。虽然，桡骨远端骺板骨折的发病率较高，但该部位罕见有骨桥形成。当骨桥出现时，成角畸形和关节力学的改变可导致关节的功能受损。

4. 腕骨骨折

由于年幼儿童的腕骨大部分是软骨，所以腕骨的骨折罕见。在生长过程中，腕骨骨化中心周围环绕着一层厚的软骨防护层。随着骨化的进行，腕骨越来越易损伤，并且到青少年期，腕骨的骨折模式与成年人类似。

舟骨是骨折最常见的腕骨，在年幼儿童，舟骨的远端最容易损伤。这很可能与骨化模式从远端向近端进行有关。临床表现类似于成年人，然而可能是由于这些损伤发生于儿童期的频率下降，导致误诊率更高。首次 X 线平片可能不会发现舟骨的骨折，在儿童腕骨完全骨化之前，X 线平片很难诊断。当前针对所有怀疑有舟骨骨折的患者标准的治疗护理措施是进行固定，若于两周后复查 X 线平片发现有骨折存的证据，则继续进行更长时间的固定。MRI 和 CT 作为补充的检查方法，可用于发现隐匿的骨折。有学者提倡早期应用 MRI，以帮助骨折的精确诊断并排除无骨折患者的随访复查。一组研究发现，损伤后 2 日 MRI 表现为阴性者的阴性预测值为 100%，舟骨骨折不愈合可能是由于延迟诊断或漏诊所致，或虽然经过适当的治疗也可发生不愈合。

头状骨是儿童第二常见骨折的腕骨，很少单独发生损伤。它常伴随着其他腕骨骨折，尤其是舟骨。舟骨头骨综合征可发生于儿童，也可发生于成人。这种损伤由舟骨腰部的骨折和头骨颈部的骨折组成，并伴有头骨头部的 90° ~ 180° 旋转，损伤常常是由高处坠落所致。由于儿童的腕骨骨化不完全，这种损伤很难在 X 线片上诊断。若骨折存在移位、延迟复位，可能会导致舟骨和头骨的缺血性坏死，因为这些骨由单一的动脉分支供血。

5.X 线平片

诊断前臂骨折时，至少需要拍摄两个相互垂直位线片。腕关节和肘关节 X 线片也应该拍摄，特别是前臂只有一根骨骨折时。青枝骨折可能只在某个投照方位显示。前臂远段的皱褶骨折由于主要累及背侧骨皮质，可能只有在真正的侧位 X 线片上才可显示。侧位 X 线片在显示桡骨远段移位的骨折时很重要，这种骨折在正位 X 线片上很隐匿并且很难辨识。

前臂远段周围的软组织可能会提供线索来诊断桡骨远段无移位的骨折。旋前方肌附着于桡骨及尺骨的远端。在一张正常的腕关节侧位 X 线片上，位于旋前方肌与指深屈肌之间的脂肪垫，表现为位于桡骨及尺骨远段前方软组织内的一条薄的透亮线并轻度凸向掌侧。该脂肪垫离桡骨远段的距离，女性不超过 7mm，男性不超过 10mm。在其深面的骨损伤的时候，该脂肪平面可能会表现出弯曲或模糊。

舟月关节分离脱位的诊断在 X 线平片上很难做出，因为腕骨的正常发育形态不同。舟月关节间隙随年龄与性别不同，不应该把这种发育改变误认为是韧带损伤。

6. 磁共振

X 线平片通常就可以清晰显示腕关节的骨折，并对其进行充分评估。桡骨远段骨折可能伴有三角纤维软骨的损伤或舟月韧带的损伤，但这些损伤罕见于儿童。MRI 或 MRI 关节造影能够提供 X 线平片无法获得的软组织信息。

MRI 比常规 X 线平片对发现腕关窄的慢性骺板损伤更为敏感。然而，常规 X 线平片通常就可以满足临床评估了。对怀疑有骺板提前闭合而造成生长畸形者，MRI 是首选的评估方法。这些病变可能很难在 X 线平片上观察到（图 3-7）。在持续性腕部疼痛时，MRI 可用于发现三角纤维软骨或韧带的病变。

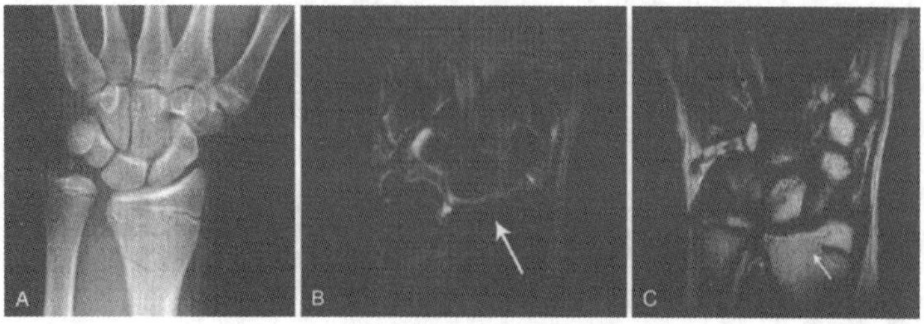

图 3-7 陈旧性桡骨远段后部骨折

注：A.X 线平片显示陈旧性的尺骨茎突骨折及未闭合的桡骨远端骺板。梯度回波（B）和 T 加权 MR 图像（图 C）显示一条骨桥，在 X 线片中显示不清（箭头）。同时可以发现有尺骨阳性变异和月骨的水肿，可能与尺骨撞击有关

7. 多层螺旋 CT

多层螺旋 CT（MDCT）并不常规应用于腕关节或前臂创伤中。然而，MDCT 能够显示复杂的骨折关系。这可能有助于外科治疗计划的制订。

五、掌骨和指骨骨折

1. 掌骨与指骨损伤

掌骨颈骨折是常见的儿童期损伤。第 5 掌骨颈骨折占儿童中所有掌骨骨折的 41%，这些损伤常常是由轴向负轴所致。在年幼儿童，这些骨折可能由于掌侧骨皮质皱褶曲没有移位。然而，骨折通常有向掌侧明显成角，可用常规 X 线平片进行评估。在年幼儿童，尺侧两根掌骨较大的成角是可以接受的。大部分骨折可行闭合复位治疗。掌骨干骨折不多见于儿童，但当其发生时通常为螺旋形骨折。这种骨折比掌骨颈或掌骨底骨折愈合更慢。

指骨骨折常见于青少年，这种损伤的第二发病高峰为儿童学步期，大部分与撞击损伤有关。近节指骨是最常见的骨折部位，小指是最常受累的手指。只要没有明显的旋转，大部分这些损伤都可以行闭合复位。

近节指骨的骨折通常是指骨底的 Salter-Harris Ⅱ型骨折。在拇指的近节指骨，强烈的内收暴力，可导致指骨底尺侧的 Salter-Harris Ⅲ型撕脱性骨折，该处为尺侧副韧带的附着处。这种损伤由于内收肌腱具有嵌入骨碎片中的风险而常常需要手术复位。这种损伤一直被称为儿童的 Stener 病变。

2. 磁共振

常规 X 线平片通常足以对掌骨和指骨的创伤进行评估。在某些病例，MRI

可提供额外有用的信息来评估是否存有肌腱和韧带的撕裂以及损伤的程度，并用以制订合适的手术方案。拇指的尺侧副韧带损伤和滑车系统的损伤尤其适合用MRI进行评估。

3. 多层螺旋CT

正如其他部位一样，MDCT有助于显示复杂骨折中骨碎片的关系，但不是评估掌骨和指骨创伤中必须的。

4 超声

手及手指的创伤并怀疑有尺侧副韧带损伤或指屈肌腱滑车损伤时，超声检查可提供有价值的信息。

第二节　儿童下肢损伤

一、骺板骨折

生长板或骺板损伤是儿童特有的常见的急性损伤。它们根据 Salter Harris 系统分类（表 3-1）。骺板损伤可以导致骨骺提前闭合和随后的局部生长停滞。Salter-Harris 分类常用于评估骨折导致生长障碍的可能性。Ⅰ型损伤对生长只有很小影响，或者没有影响，而Ⅴ型骨折是绝大多数生长障碍的原因。通常，下肢损伤的预后比上肢损伤差。踝关节是下肢骺板骨折最常见的部位。骺板损伤常发生于青少年，可能是由于对高能量创伤的暴露增加和青春期生长板暂时弱化。虽然 Salter Harris 骨折通常继发于急性损伤，但股骨近端骺板半脱位或 SCFE，是相对常见的独立且发生于非刺激性事件的多因素疾病。

表 3–1 Salter–Harris 分型

分型	损伤部位
Ⅰ型	骨折通过骺板，不累及干骺端和骨骺。唯一的影像学表现是骨骺不规则或者移位
Ⅱ型	骨折通过骺板和干骺端，干骺端碎片仍与骺板连接
Ⅲ型	骨折累及骨骺和骺板
Ⅳ型	骨折累及骨骺、骨骺和干骺端
Ⅴ型	骺板粉碎，无骨骺或干骺端骨折。股骨远端和胫骨骺骨化中心最常被累及，常伴股骨干或胫骨和腓骨骨折

大多数 Salter-Harris 骨折在 X 线片上较明显，它可以表现为骨骺移位，骺板增宽，骨骺和干骺端相对面的模糊。Salter Harris Ⅰ型骨折，仅累及 X 线可透过的骺板，发现软组织肿胀有助于诊断（图 3-8）。Salter Harris Ⅱ型骨折，累及干骺端（图 3-9）；Ⅲ型骨折，累及骨骺（图 3-10）；Ⅳ型，累及干骺端和骨骺（图 3-11）。Salter Harris Ⅴ型损伤，也是仅局限于骺板（图 3-12）。经常未能明确诊断直到出现继发于骺板损伤的骨缩短和关节畸形，无移位的 Salter Harris 骨折的诊断是困难的，对比对侧 X 线图像可能有帮助。然而，根据对典型的骨折表现的认识，

常规正常侧检查是不必要的。CT 对于进一步描述 Salter-Harris 骨折特征和制订治疗计划有帮助。磁共振成像可用于诊断隐匿性骨折（图 3-9），也可用于疑为 Salter-Harris Ⅴ型损伤的患者。需要镇静是儿童进行 MRI 检查的一大障碍。一个孩子跛行的原因无法定位时，骨显像和（或）全下肢 X 线片将有助于诊断。

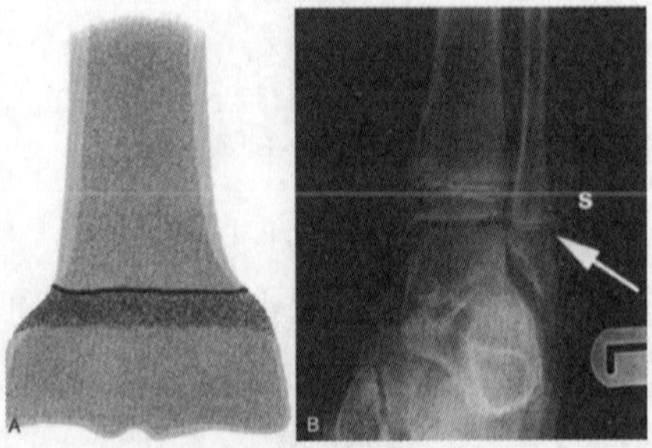

图 3-8 Saltei-Harris Ⅰ型骨折

注：A. 骨折线仅通过生长板。B. 腓骨远端 Salter-Harris I 型骨折，伴外侧生长板增宽（箭头）和上方软组织肿胀

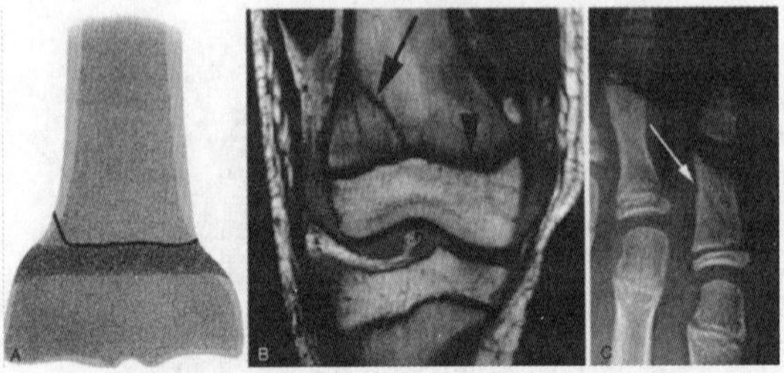

图 3-9 Salter harris Ⅱ型骨折

注：A. 骨折线穿过生长板并延伸到相邻的干骺端。B.T1 加权冠状位 MRI 成像显示股骨远端 Salter harris Ⅱ型骨折。斜向骨折线（箭头）穿过股骨外侧干骺端和股骨远端骺板（箭头）。有内侧骨膜下血肿及大关节积液。C. 近节趾骨 Salter harris Ⅱ型骨折

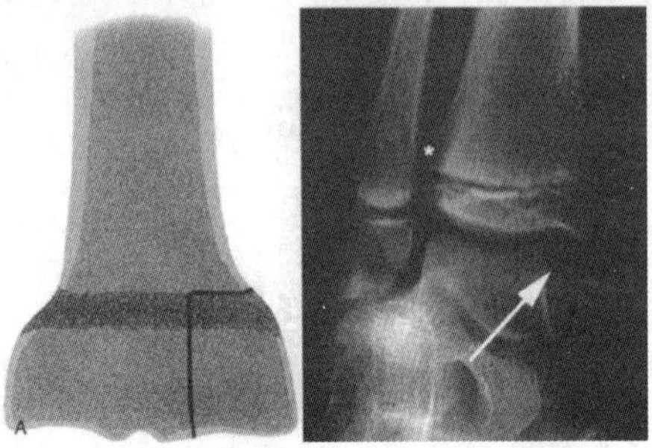

图 3-10 Salter-harris Ⅲ型骨折

注：A. 骨折线穿过生长板并延伸到相邻的骨骺。B. 踝关节前后位片显示内踝 Salter-harris Ⅲ型骨折（箭头）。* 胫腓间隙清晰显示

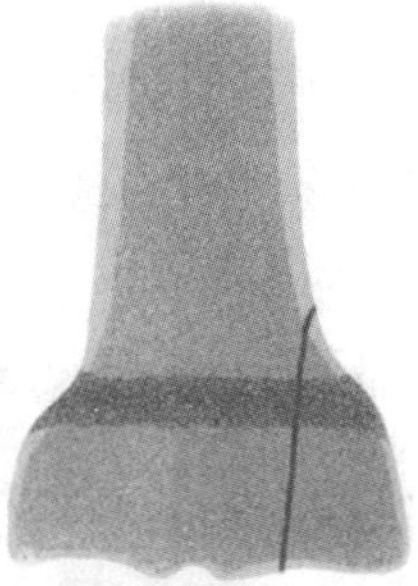

图 3-11 Salter-harris Ⅳ型骨折

注：骨折线穿过生长板并延伸到相邻的干骺端和骨骺。

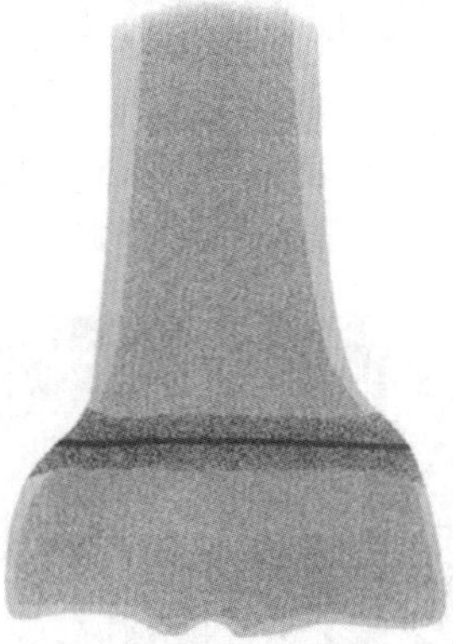

图 3-12 Salter Harris Ⅴ型骨折

注：骨折线穿过生长板，不延伸到相邻骨。这不同于 Salter Harris Ⅰ型损伤，它是一种压缩性损伤而不是剪切性损伤。轴向负荷导致生长板破坏，并导致比Ⅰ型损伤更大的生长障碍

两种独特形式的骺板骨折发生在胫骨远端，因为骨骺闭合是从内到外、从后向前的。当骨骺部分闭合时，生长板前侧和外侧可能闭合失败，Tillaux 骨折是胫骨前外侧骺板的水平骨折和累及关节的骨骺垂直骨折。在 Salter Harris Ⅲ型骨折，骨骺的前外侧角是由强有力的胫腓前侧韧带撕裂的。三平面骨折是 Salter Harris Ⅳ型损伤伴随三个平面的骨折，骨骺的垂直骨折、骺板内的水平骨折和干骺端斜向骨折。干骺端骨折将它和 Tillaux 骨折区分开来。

通常，典型的 Salter Harris Ⅰ型和Ⅱ型骨折采用非手术治疗，典型Ⅲ和Ⅳ型骨折需要固定，而典型Ⅴ型骨折随后被发现生长停滞。所有的 Salter Harris 骨折或高强度轴位损伤高度疑为Ⅴ型骨折的患者，应随访 1 年以排除生长停滞，CT 和 MRI 有助于生长停滞病例中骺板骨桥的特征描述。

二、急性骨突损伤

骨突损伤在年轻运动员中相对常见。通过肌肉强有力收缩引起，骨突分离以它们的位置和形态为特征。其更常见于需要突然用力加速或改变方向的运动，如橄榄球、足球、舞蹈或体操。在骨盆周围，从临床上很难区分肌肉拉伤和骨突撕脱。骨突损伤最常发生在骨盆，包括坐骨结节（腘绳肌）、髂前上棘（ASIS，缝匠肌和阔筋膜张肌）、髂前下棘（AIS，股直肌）、髂嵴（腹斜肌和背阔肌）、小转子（髂腰肌）、大转子（髋外旋肌）和耻骨联合（内收肌）。在膝关节，胫骨粗隆（髌腱）、胫骨前嵴前交叉韧带（ACL）或胫骨后嵴（后交叉韧带），也可发生撕脱。

急性撕脱性损伤在 X 线平片上可以看到新月形骨片及下方的不规则骨。前交叉韧带撕裂在 X 线是很难显示的，需要额外的通道视图和斜方位成像。如果骨突骨化中心尚未形成，X 线片可能没有帮助，B 超或 MRI 可显示损伤。Lazovic 和他的同事们描述利用超声检查 243 例疑似骨突撕脱骨折的患者，发现它比 X 线更敏感。超声检查的一个优点是，它可对骨突不稳进行动态检查。随访，X 线片和 MRI 都可以显示撕脱部位愈合伴产生的骨痂，不应误认为肿瘤。

三、皱褶骨折和弯曲骨折

未成熟骨的生物力学特性导致的不完全骨折是儿童特有的。儿童未成熟的骨比成人的骨有更多的孔和较低的密度，这是由于血管沟的增加和较低的矿物质含量。未成熟骨有更高的可塑性和弹性，意味着它更容易弯曲或形成皱褶而不是折断。这就导致青枝骨折、皱褶骨折和弯曲骨折，骨膜较厚，更具弹性，且与骨骼连接不太牢固，所以通常在骨折上方保持完整。因此，愈合和重构比成人更加可以预测，不愈合是罕见的。

经典的青枝骨折是由弯曲力产生张力侧骨皮质的复杂性断裂，和对侧骨皮质边缘的塑性变形引起的。不完全的横向骨折在凸面骨皮质产生，且可以延伸中段骨干，累及骨周长的一半。然后骨折线可纵向延伸。凹面骨皮质弯曲，但完整。这些骨折在上肢更为常见，但也可见于下肢。隆凸或皱褶骨折是通过压缩力导致骨皮质皱褶而产生。可见于在长骨的干骺端出现，同样，更多见于上肢。

弯曲骨折主要是由一定成角的压缩力导致，产生了穿过整个骨长度的平缓曲线，且无可见皮质破坏。这些骨折在 X 线上可能难以诊断，骨扫描通过展示骨的纵向活动度增加而有助于帮助。在下肢，腓骨是最常受累的骨，且常合并胫骨骨折。弯曲骨折也可见于有骨强度下降疾病的患者，如佝偻病、成骨不全和骨硬化病。

儿童轻度皱褶或弯曲骨折可很快修复重构，治疗需要下肢无负荷以进行重构。如果不注意的话，下肢弯曲骨折可呈现渐进性成角和重构不良。

四、高能量骨折

高能量损伤时，如高处坠落或车祸，骨盆骨折、髋关节脱位、股骨近端骨折或股骨干骨折可发生于儿童，这些伤害是相对少见的。

解剖环在肌肉骨骼放射学是非常重要的原则。胫骨和腓骨，近端形成胫腓关节和远端形成踝关节，形成腿部的环。它们几乎总是在两端损伤，单环骨折通常继发于快速、局部、大的力量，比如弹道伤。

非意外创伤是幼儿所有骨折的主要鉴别对象。报告的损伤机制与骨折类型和患者年龄的相关性是必要的。X 线骨骼检查和全身显像可被用来评估其他未报告骨折的部位。

五、幼儿骨折

1 ~ 3 岁的幼儿通常表现为无明确特殊损伤病史的急性跛行。鉴别包括非创伤性病因，如滑膜炎、骨髓炎、肿瘤，典型的损伤是胫骨远端无移位的斜向骨折，被称为幼儿骨折。幼儿骨折在放射学图像通常难以诊断，常仅可见于一个视图。通常进行全下肢 X 线成像。当儿童跛行的原因无法通过病史或临床检查定位时，虽然有显著辐射剂量，骨显像对于损伤定位极有帮助。然而，骨髓炎、肿瘤在骨显像也显示高摄取。在幼儿骨折中，骨显像通常表现为骨骼全长的弥漫性摄取增加，即使 X 线片仅显示干骺端的骨折。用高分辨率技术，可以看到一条局限的斜形高摄取带，累及骨干和干骺端。骨显像高摄取的区域随后可以通过 X 线平片、CT 或 MRI 进一步评估。尽管实践困难，为了避免辐射暴露，MRI 可能是这些患者的首选影像学检查方法。

六、病理性骨折

骨骼病灶的病理性骨折可以发生于轻微或没有外伤的儿童，并最常由非成骨性纤维瘤和孤立性骨囊肿引起。非成骨性纤维瘤是常见的良性病变，有特征性 X 线表现。该病变存在于皮质，有一个窄的硬化过渡带。儿童出现症状不需要活检，与这些病变相关的骨折常自然愈合。

孤立性骨囊肿也是儿童相对常见的良性骨病变。典型病变位于肱骨或股骨的干骺端中心。跟骨是下肢另一个常见发生部位。可见膨胀性边界清楚的溶解性病灶，没有任何基质钙化的狭窄硬化过渡带。通过这些病变的骨折最常发生，可通过骨片陷落征诊断，因为它仅可发生在纯液体病变中。

七、股骨头骨骺滑脱

股骨近端骨骺滑脱（SCFE），尽管是多因素导致的，多继发于股骨近端生长板的慢性反复剪切性损伤。它好发于 11 ~ 16 岁的青少年（男女比例为 2 ∶ 1），且无外伤或轻微受力。年龄和儿童期肥胖是主要致病因素，也与内分泌和遗传因素有关。骨骺滑脱症状的出现是渐进的，有时移位由轻微创伤完成。然而，数周到数月的诊断延迟是常见的，双侧受累达 20%。

SCFE 在 X 线图像上的改变可能是微小的，因为骨骺的移位很小。在早期情况下，生长板受累侧和另一侧相比不对称性加宽、不规则，或边界不清可能是唯一的发现。骨骺移位几乎总是后侧和内侧。沿股骨颈外侧皮质，通过正常髋关节股骨骨骺的一小部分划线可鉴别。由于后侧和内侧移位，患侧骨骺在这条线内侧。髋关节蛙式位比标准的前后位可更好地显示移位。在进展的骨骺滑脱中，存在特征性的股骨颈外侧驼峰畸形，称为 Herndon 驼峰。

当临床怀疑骨骺滑脱，在 X 线上没有发现生长板改变或移位的患者，磁共振成像是有价值的。典型的 MRI 特征，表现为生长板的增宽和生长板和周围骨髓 T2 加权扫描高信号。进行 MRI 检查时，应进行双髋检查，因为对侧的治疗也需要考虑。

诊断为急性无移位 SCFE 的患者应立即固定。通过溶解的股骨骨骺植入螺钉行固定。外科医师可选择对对侧骺板进行预防性固定，因为双侧受累的频率较高。SCFE 移位或处理过度的主要问题是缺血性坏死和过早发生退行性关节炎。

八、股骨头骨骺骨软骨病

这里介绍的股骨头骨骺骨软骨病（Legg-Caive-Perthes 病）与 SCFE 形成对

比。Perthes 病是最显著的骨软骨病。虽然它被普遍认为骨坏死，明确的发病年龄为 4 ~ 8 岁，男性好发（男女比例为 5 ： 1），罕见于非洲人种，与缺血性坏死的其他原因无关，表明该疾病是多因素致病的。局灶性机械性或亚临床创伤性因素，以及先天性和发育性因素可能参与。像其他的骨软骨病，发病年龄以及骨骺碎片和塌陷的 X 线表现是特征性的。疾病的严重程度根据 Catterall 系统分级，发病年龄越小预后越好，而且受累骨骺可能在病情较轻的情况下，重构为完全正常的外观。Perthes 病的影像学特点在第 23 章有更充分的讨论。值得注意的是，骨显像显示最初摄取降低和重构时摄取增加，类似于骨坏死的其他区域。治疗需要限制活动和负重。在病情更严重的情况下，截骨是一种选择。

九、膝关节损伤

在下肢的其余部分，儿童出现膝关节疼痛的鉴别根据外伤史和起病的缓急。髌腱撕脱性损伤可以是急性的，就像髌骨袖套状骨折，或者潜伏病程，就像 Osgood-Schlatter 和 Snding-Larsen-Johansson 病。青少年髌股关节排列不齐可表现为急性髌骨脱位或慢性髌股关节疼痛综合征（PFPS）。膝关节剥脱性骨软骨炎见于青少年，继发于发育中的次级骨化中心的独特特性，应与骨软骨骨折或缺血性坏死鉴别。

成人较为典型的损伤，包括前交叉韧带撕裂、肌腱炎、应力性骨折和肌肉撕裂，也在儿童运动和训练中变得越来越常见。

十、髌骨袖套状骨折

髌骨袖套状骨折是髌骨的骨软骨撕脱性骨折，最常见于髌腱附着的下极。典型的骨折累及骨骼的一小部分，但可以涉及大量的髌下软骨、韧带、骨膜。所有的髌骨骨折在儿童中是罕见的，但袖套状骨折是 16 岁以下患者中最常见的髌骨骨折类型。患儿的典型临床表现是关节积脂血症和腿无法伸直。

X 线检查发现，髌腱断裂（高位髌骨）与髌骨下骨软骨碎片。如果骨折延伸到髌骨下极的透明软骨，则为关节内骨折，在这种情况下，关节积脂血症明显。然而，从髌骨下极撕脱的碎片如果太小，则可能在 X 线片上无法显示。软骨损伤可以是大范围的且远远超过 X 线片上看到的撕脱性骨折的范围。髌骨上极也可以是股四头肌腱撕脱的部位。

由于骨和软组织损伤程度的差异和作用于髌骨和髌腱的强大张力，髌骨袖套状损伤的诊疗是复杂的。撕脱的软组织随着时间的推移可出现骨化，且会引起显著的永久性畸形。由于这些原因，磁共振成像是评估软组织（以及骨）损伤程度的首选方法，特别是对于髌骨关节面。磁共振成像检查时，沿髌骨轴的矢状面可以更好地观察骨折。骨折表现为穿过软骨、骨或骨膜的 T2 高信号线，碎片的分离可以是轻微的。超声检查可显示损伤，但不能很好显示膝关节上面累及的范围。

髌骨袖套状骨折在超声检查中，可以看到软骨袖伴或不伴脱离的骨片和肌腱。动态超声检查，可评估骨片分离情况。高分辨率的超声检查，可以更敏感地显示双骨皮质征，它由骨皮质最表层隆起或被积液与骨分离的波浪状增厚的骨膜线导致。

根据起病较急，髌骨袖套状骨折需要与髌腱炎（跳跃膝）和 Sindin-Larsen-Johansson 病鉴别。髌骨袖套状骨折周围软组织水肿程度更大，并需要寻找皮质骨、骨膜或软骨的骨折迹象。髌骨袖套状骨折治疗，是基于早期识别和膝关节伸肌结构的分离。经常需要手术，尤其是当骨折移位大于 2mm 时。

十一、胫骨结节骨骺炎

髌腱胫骨结节附若点的急性撕脱性损伤不像髌骨袖套状骨折那样常见。相反，发育中的胫骨结节损伤往往是慢性的，被称为胫骨结节骨骺炎（Osgood-Schlatter）。由于典型的发病年龄和骨突碎片状表现，这可能是属于骨软骨病的范畴。在这种情况下，急性或慢性牵引力作用于发育中的骨突引起远端髌腱附着点骨化软骨的破坏。

Osgood 和 Schlatter 在 1903 年报道了这种疾病，作为创伤表现，它好发于 12 ~ 15 岁的男性或 8 ~ 12 岁的女性，尤其是那些参加需要跳、蹲和踢的运动的人们，男孩更易患病，且双侧发病的 Osgood-Schlatter 病患者达到 50%。

X 线片显示胫骨结节碎裂。然而，这也可能是正常的骨化中心的表现，所以需要寻找额外的影像学特征，包括肌腱脂肪垫界面不规则、髌下脂肪垫下角消失和周围软组织增厚，Osgood-Schlatter 病患者也增加了胫骨粗隆急性完全性撕脱的风险。

Osgood-Schlatter 病在 MRI 上最常见的是髌下韧带的增厚、水肿，伴随不规则的骨化。其他特征还包括胫骨粗隆前方的软组织肿胀，髌下脂肪垫和周围软组织的水肿信号，以及髌下滑囊炎。可见胫骨粗隆和胫骨骨骺的水肿样信号，延伸至受累的胫骨近端骺板以及胫骨粗隆和胫骨近端之间区域的异常信号也可见到。Osgood-Schlatter 病后期，MRI 显示肌腱周围水肿减少，最终胫骨粗隆的骨化中心与胫骨骨骺融合。

超声检查对于 Osgood-Schlatter 病的确诊和随访也有帮助。超声检查显示，远端髌腱增厚、回声增强，胫骨粗隆前方骨突周围可见软组织肿胀的低回声区，可见胫骨粗隆碎片和肌腱内钙化的回声。

大多数患者采取保守治疗，如休息和镇痛，并可以几周内恢复活动。当患者骨成熟时，Osgood-Schlatter 病通常完全愈合。肌腱切除术、清创术和肌腱固定术可用于持续性难治性病例。

十二、髌骨骨软骨病

虽然髌骨下极无骨突，髌骨骨软骨病（Sinding-Larsen-Johansson 病）也认为是和 Osgood-Schlatter 病类似的骨软骨病。本病好发于 10 ~ 14 岁的儿童，表现为在髌骨下极局限性的压痛。这是由附着于髌骨下极附着的髌上腱反复微小创伤引起的，表现为髌骨下极的碎裂。当肌腱髌骨连接完全成熟时，界面处不再看到碎片，患者却发展为髌腱近侧的肌腱炎，这就是所谓的跳跃膝。除了不规则骨化，X 线上还表现为髌骨轮廓增厚和邻近的脂肪面模糊，可由此明确诊断。髌骨袖套状损伤和 Sinding-Larsen-Johansson 病通常是通过临床直接鉴别的。在 X 线上，急性髌骨袖套状骨折的骨化部分有猫爪样的新月形外观，而 Sinding-Larsen-Johansson 病的肌腱内钙化呈小叶状。

在 MRI 上，Sinding-Larsen-Johansson 病和 Osgooch Schlatter 病在不同的部位有相似的表现。可见髌腱近端增厚伴高信号，周围脂肪以及髌腱表浅和深部异常信号。异常信号常延伸到髌骨下极，但无骨折线。最初可能无钙化，随着时间的推移出现。慢性地、中等信号的纤维组织信号取代了高 T2 信号。

超声也易显示髌腱近端增厚、回声减低，髌骨周围脂肪浸润及积液，也可见髌骨下极小的钙化碎片和骨轮廓不规则。在急性期，多普勒图像显示局部血流增加。

Sinding-Larsen-Johansson 病的初步治疗，包括冰敷减轻疼痛，伸展和强化练习和活动限制。具体来说，要避免受累膝盖的跪、跳、蹲、爬楼梯和跑。

十三、髌腱炎

由于发育中骺板的相对易感性，肌腱炎很少发生于儿童，但在青少年中日益增加，且随有组织的运动训练而发病率增加。髌腱是青少年最常受累的部位，而跟腱炎和撕裂通常发生于成年人。髌腱炎或跳跃膝通常发生于青少年篮球、足球、排球运动员且伴有局部疼痛，它是由好发于近端肌腱和髌腱起止点的反复微小创伤引起的。急性髌腱炎的 X 线改变不明显，但 X 线片有助于鉴别 Osgood-Schlatter 病和 Sinding-Larsen-Johansson 病，或者髌骨袖套状骨折。在慢性病例中，可以看到类似于 Sinding-Larsen-Johansson 病的髌骨下方伸出的骨性突起。

MRI 显示，髌腱内和邻近部分的高 T2 信号和肌腱增厚，通常累及近端肌腱。出现 T1 加权高信号被认为是胶原变性。水肿样 T2 信号可以延伸到 Hoffa 脂肪垫，但不像髌骨袖套状骨折那样明显。在髌骨下方起止点可见骨水肿信号。在常规膝关节磁共振中，评估髌腱是非常重要的，因为这是一个相对盲区。

超声是特别适合髌腱炎评估，因为可以很好显示髌骨的正常内部纤维结构并做动态评估。低回声区和肌腱增厚表明存在肌腱损伤，高回声区代表存在钙化。伴随的肌腱周围炎可见肌腱周围低回声晕环，肌腱因缺乏腱鞘而呈斑块状。新生血管形成是经常可见于肌腱结构变化的区域，并与症状相关。超声检查中，必须牢记各向异性并通过定向探头与肌腱呈消除。与肌腱炎形成对比的是，各向异性与肌腱增厚无关。声束边缘伪影也可能产生肌腱周围的低回声，类似于肌腱周围炎。髌腱断裂评估首选动态超声，可以鉴别部分撕裂与全层撕裂。

大多数肌腱病患者恢复需要 3 ～ 6 个月的保守治疗。然而，保守治疗难治愈的运动员，可通过超声引导下肌腱内注射自体血或肌腱干针疗法治疗。一项外上髁炎患者超声引导下注射自体血和干针疗法的研究表明，注射 6 个月后疼痛和肌腱病减缓，新生血管形成。

髌腱断裂是髌腱炎的终末阶段，由反复微小创伤的累积效应导致，可见于糖皮质激素注射后。完全撕裂表现为纤维完全性断裂和水肿、血肿及高位髌骨。部分撕裂表现为肌腱增厚、水肿、血肿、肌腱边缘模糊，但有未受损纤维，手术治疗对于全层髌腱撕裂是必要的。

十四、短暂性髌骨外侧脱位

短暂性髌骨外侧脱位在骨科是很常见的，主要见于青少年和年轻的成年人，并且长期后遗症的发生率高。一系列研究指出，这些损伤的 70%发生在 10 ~ 19 岁的患者，更常见于运动活跃的患者。典型的损伤机制是扭曲损伤或直接打击伴股骨内旋和髌骨受侧向力。体格检查时往往存在明显的急性关节积血。在伴有关节积血的膝关节急性扭伤，需要和短暂性髌骨外侧脱位鉴别的疾病主要是前交叉韧带撕裂。髌骨脱位的危险因素，包括股四头肌和髌骨之间角度的加大（Q 角），导致对髌骨外侧紧张、高位髌骨、股骨滑车发育不良、韧带松弛、外侧髌骨倾斜或成角。

X 线片可显示关节积血和内侧软组织肿胀。放射科医师应该仔细观察小的骨软骨碎片和髌骨错位的存在，包括外侧半脱位和高位髌骨（图 3-13）。Insall-Salvati 比（髌腱高度比髌骨高度）大于 1.2 时，可以被认为是高位髌骨的证据，而 1.5 是更具特征性的阈值。

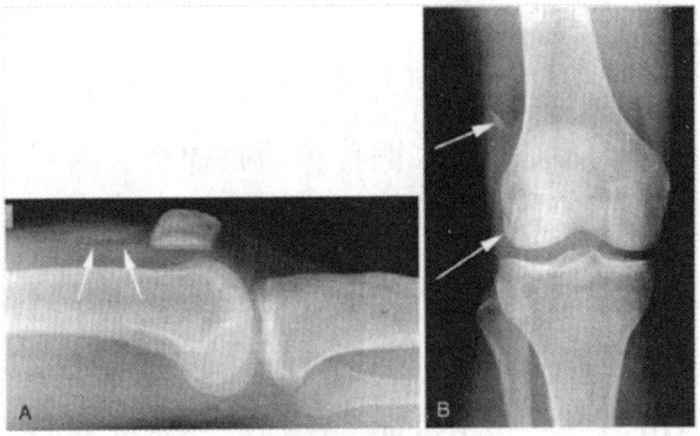

图 3-13 髌骨后脱位

注：A. 患者的水平线侧位 X 线片显示关节积脂血症（箭头）；B. 同一患者的前后片显示股骨远端外侧的两个骨皮质碎片（箭头）和典型的骨软骨碎片表现

短暂性髌骨外侧脱位的 MRI 表现，为特征性的股骨外侧髁和髌骨内下侧的接触性挫伤。除了反复脱位史，确定手术治疗的最重要因素是骨软骨骨折碎片和内侧髌股韧带（MPFL）断裂。骨软骨骨折可能发生在髌骨的中嵴、内侧髌面下方、滑车沟，或负重的股骨外侧髁。MPFL 在 MRI 可见，在股内斜肌（VMO）深面，膝关节线上方，起始于内收肌结节。MPFL 撕裂最常发生在股骨起点或韧带本体。MPFL 撕裂的 MRI 表现，包括直接看到的纤维断裂，相邻 VMO 高信号，以及矢状面上 VMO 近端从内收肌结节上移。

初次髌骨脱位的患者，一般都是采用关节制动或使用 2 ~ 3 周的髌骨轨迹支架，随后进行康复和股四头肌强化。如果患者反复脱位或初次非手术治疗失败，有髌骨不对称性半脱位，有复 VMO-MPFL 复合体撕裂或骨软骨碎片，则进行手术。除了修复骨软骨碎片，手术治疗包括修复或重建 MPFL、外侧支持带的松解、胫骨结节置换和股骨远端滑车成形术。

十五、髌股关节疼痛综合征

慢性膝前区疼痛在青少年中很常见，在一项调查的人群中高达 30%。在缺乏外伤史的情况下，这通常被称为髌骨疼痛综合征（PFPS）或髌骨外侧挤压综合征（ELPPS）。由于这种疾病在青少年的患病率，以及解剖和临床表现与髌骨脱位和伸肌结构损伤相似，因此将在这里讨论。对于该讨论的目的，PFPS 和 ELPPS 是同义词。类似的术语还有髌腱股骨外侧髁摩擦综合征和 Hoffa 脂肪垫撞击综合征。如第 28 章讨论过的，根据 Hoffa 脂肪垫的水肿样信号来鉴别，前者集中在髌下脂肪的上外侧部分，后者弥漫于整个脂肪垫。

虽然有症状和无症状的患者髌股形态有很大程度的相似，许多表明髌骨外侧轨迹异常的影像特征被用来评估 PEPS，在 X 线图像上，髌腱长度的 Insall-Salvati 比、股骨远端滑车沟角、髌股外侧角和髌骨外侧移位都可以测量。CT 或 MRI 可用于滑车倾斜角、滑车不对称比、滑车深度和胫骨结节滑车沟距离的测量，所有的测量都是基于膝关节轻度屈曲约 30° 进行的，动态成像将在别处讨论。

十六、儿童前交叉韧带撕裂

为了和骺损伤或骨突软骨连接损伤的主题保持一致，经典的儿童 ACL 损伤指的是胫骨嵴前部的撕脱，这比 ACL 本体撕裂更常见，而之前人们认为它少见。然而，一系列年龄在 7 ~ 17 岁的患者病例显示，韧带本体撕裂大约占 50%，撕脱占 25%。ACL 撕裂在小于 11 岁的患者是相对罕见的，且年龄越小，撕脱损伤越多。ACL 撕裂的发病率，随运动参与和训练的增加以及对这些损伤的认识增加而增加。损伤机制通常是在膝关节外翻扭曲，类似于成人 ACL 损伤和短暂性髌骨外侧脱位的机制。

在 X 线图像，可见到关节积血，但损伤继发性改变是不常见的。MRI 已被证明，是可以非常精确显示小儿 ACL 损伤。相比成人 ACL 撕裂，更加强调相对于 Blumen-saat 线的不平行，而不是是否看到肌腱中断。虽然股骨外侧髁沟和胫骨平台后侧典型的“接触性”挫伤在成年人基本可以预测 ACL 撕裂，但在儿童中不是这样的，它可能继发于较大程度的韧带松弛。Prince 和他的同事指出，与成人相比，儿童 ACL 撕裂较少出现急性半月板损伤，但半月板撕裂仍然常见。

两种相对常见的半月板形态及信号的变异类似撕裂且值得讨论。对于儿童和青少年半月板线形高信号（Ⅱ级信号）常见，尤其在后角的外周部分。这被认为是继发于小儿半月板血管增加。在成人中，只有信号接触关节面才被描述为撕裂。盘状外侧半月板是指半月板异常厚和延长，根据在中心冠状面宽度为 14mm 做出诊断。这一现象存在于 2% 的儿童，外侧比内侧常见 10 倍，盘状半月板内信号的发生率更高。然而，只有信号接触关节面才被描述为撕裂。

由于担心通过骺板的 ACL 重建术会导致生长停滞，提倡进行非手术治疗。然而，有越来越多的证据表明，非手术治疗导致并发症的发生率较高，且手术治疗目前是骨骼未成熟患者 ACL 撕裂的标准治疗。最近的一项系统回顾研究显示，所有年龄的儿童患者通过骺板的 ACL 重建术的并发症风险没有增加。

十七、骨软骨缺损和剥脱性骨软骨炎

剥脱性骨软骨炎（OCD）是一种主要影响儿童和青少年的疾病，特点是关节软骨和骨的碎片自发性分离。膝关节是最常发病的部位，距骨顶在稍年长患者中常受累。剥脱性骨软骨炎和骨软骨缺损的区别主要是命名和患者的年龄，后者发生在青春期后期和成年早期。OCD 对二者均使用可导致混淆；OCD 在这里作为剥脱性骨软骨炎的缩写。最重要的区别是在年龄越小的 OCD 患者重构潜力越大，导致更好的治疗结果和更保守的治疗方案。将剥脱性骨软骨炎与其他形式的骨软骨表面异常区分开是重要的，特别是骨软骨骨折、骨坏死、软骨下不全骨折、骨化的正常变异和骨软骨病。在许多情况下，在解剖和表现有微小的差别。

OCD 和非外伤性骨软骨缺损，被认为是继发于慢性低度剪切损伤。类似于以本名命名的骨软骨病，OCD 的原因可能是多方面的，与损伤、血管因素、压力的变化、发育差异和遗传有关。类似于骨软骨病，发病的年龄和确切部位常常是有特征性的。膝关节 OCD 最常见的部位是股骨内侧髁的外侧面（75%）；股骨髁负重面、髌骨和胫骨内侧平台也可以累及；在踝关节，OCD 最常发生在距骨顶的后中侧或者前外侧。胫骨顶则较少累及。偶尔，距骨顶和胫骨顶发生镜像 OCD，提示创伤为病变的原因。跗舟骨 OCD 局限于近端关节面，且需要进一步的影像学检查来鉴别应力性骨折。

部位和没有其他损伤发现，如没有接触的关节面挫伤或韧带损伤，有助于和创伤性骨软骨骨折鉴别。儿童最典型的骨软骨骨折是股骨外侧髁骨折和短暂性髌骨外侧脱位后的髌骨骨折。年龄、血管危险因素和缺乏反应性骨边缘可用于鉴别 OCD 骨坏死。软骨下不全骨折与脱钙有关，表现为骨软骨表面扁平或平行，但通常和骨软骨板不连续的软骨下线性骨折线区分。区分股骨髁正常变异性骨化和 OCD 是极其困难的。临床症状的性质可能有所帮助，并且年龄超过 14 岁更倾向于诊断为 OCD。影像学上，正常骨化变异可能位于中心股骨髁更后侧的部位，典型表现为骨化部位的较不规则，不表现软骨表面的破裂，无下方骨髓水肿。其他关节骨软骨病，如 Legg-Calve-Perthes 病、Blount 病、Freiberg 不全骨折，都有不同的典型部位。

OCD 在 X 线图像上通常是明晰的。它可表现为关节面皮质的轻度不规则，骨化碎片周围新月形透亮区，或局灶性骨缺损和受累骨软骨部位的关节内移位。如果分离的碎片仅包含少量软骨下骨，它可能并不明显。

磁共振成像对于骨软骨损伤的准确定位和描绘特征是必须的。先前详细的特征有助于将 OCD 与骨软骨骨折、骨坏死和骨化正常变异鉴别。如 Kijowksi 和其同事所描述的，青少年 OCD 的不稳定性在 MRI 的表现与成人不同。青少年 OCD 周围的高 T2 信号可与液体的高信号相同，或将伴随低 T2 信号的更外周的边缘，表示不稳定。

此外，骨软骨连接板的断裂和周围多个囊肿或囊肿大于 5mm，表示青少年病灶不稳定。总体而言，青少年的病灶往往比成人 OCD 更稳定，有较好的预后，因为青少年发育中的软骨重构的潜力更大。虽然有些争议，大多数研究者认为，评估膝关节 OCD 不需要进行关节造影。关节积液的存在可以有助于诊断。对于距骨 OCD，MR 关节造影可能更有助于诊断。

CT 检查也可以用来显示 OCD 周围的透亮区或骨片移位后的局部缺损。当不能进行 MRI 的时候，如果软骨表面有缺口，CT 关节造影可以显示骨软骨碎片周围对比剂的扩散。超声检查已被用于诊断 OCD，可显示软骨不规则或骨缺损。然而，这项技术不能检测到关节表面的区域。骨显像显示 OCD 部位不同程度的摄取。骨显像的表现可能是由于 OCD 病灶缓慢修复的过程，只累及病灶周围的骨而不是 OCD 本身造成的结果。

OCD 治疗，主要包括停止有害运动，关节保护性制动和服用非甾体类抗炎药。

保守治疗患者需进行磁共振随访。如果有难治性症状或者不稳定的表现，手术的选择包括钻孔、清创、骨片固定和骨软骨移植。年龄稍大的患者中，骨软骨缺损常需要手术治疗来预防移位和继发性退变性关节炎。

十八、Blount 病和其他软骨病

骨软骨病是一组 X 线图像上表现为特定年龄阶段的特定骨骺或骺样部位碎片和组织破坏的若干疾病。放射科医师、儿科医师和骨科医师通过疾病的名称和累及部位了解这些疾病：股骨近端的 Legg-Calve-Perthes 病、胫骨近端的 Blount 病、胫骨结节的 Osgood-Schlatter 病、髌骨的 Sinding-Larsen-Johansson 病、跟骨的 Sever 病、跗舟骨的 Kohler 病、跖骨头的 Freiberg 病、骨小头的 Panner 病、月骨的 Kienbock 病和脊椎的 Scheuermann 病。发育中的骨轻度反复创伤、血管闭塞，以及遗传和发育因素都有不同程度的涉及。Legg-Calv-Perthes 病被认为几乎仅继发于骨坏死。Freiberg 病和 Kohler 病涉及坏死和机械性因素。Osgood-Schlatter 病、Sinding-Larsen-Johansson 病、Blount 病和 Sever 病主要继发于发育中骺板的反复微小创伤。因为它们是儿童独有的和至少部分由损伤导致，这些疾病都列在这里，主要重点是 Blount 病。读者可以参考本章讨论 Legg-Calve-Perthes 病（也见于第 23 章）、Osgood-Schlatter 病和 Sinding-Larsen-Johansson 病的其他部分。

1937 年，Walter Putnam Blount 将 Blount 病描述为胫骨畸形性骨软骨病，“主要取决于患者的年龄，继发于一系列因素”，包括遗传、负重、损伤和血管因素。与早期行走和体重增加有明显的相关。描述了婴儿和青少年的形态。组织学可看到骨骺近端的无序的软骨细胞，并伴随骺板与干骺端的异常。影像显示，在内侧骺和骺板不规则，内侧干骺端断裂，内侧干骺端和骨干连接处角度增大（图 3-14A）。Drennan 角，是干骺端内线和垂直于胫骨骨干外侧骨皮质的线之间的夹角（图 3-14B）。当 Drennan 角大于 11°，就可诊断为 Blount 病，角度越来越大则需要手术纠正。鉴别诊断是膝内翻，因为内翻畸形以胫股关节线为中心和胫骨弯曲，弯曲以胫骨干为中心，与胫骨外侧的凸度相关。佝偻病和感染一般可以根据缺乏干骺端的透亮线和临床特点排除。

Blount 病的严重程度使用 Langenskiold 分类进行影像学分级，基于干骺端的凹陷和赘疣程度，以及异常内侧生长板的骨成熟度。CT 和磁共振成像可用于手术计划的制订。除了显示骨骺与干骺端内侧下斜，CT 或 MRI 显示需要矫正的胫

骨近端背侧倾斜度。MRI 被用来显示增厚的未骨化的内侧胫骨骨骺，以及 Blount 病患者内侧半月板扩大和异常信号（图 3-14C）。当需要时，手术纠正可包括临时外侧骺骨干固定术和外翻截骨术并抬高内侧和后侧胫骨近端。

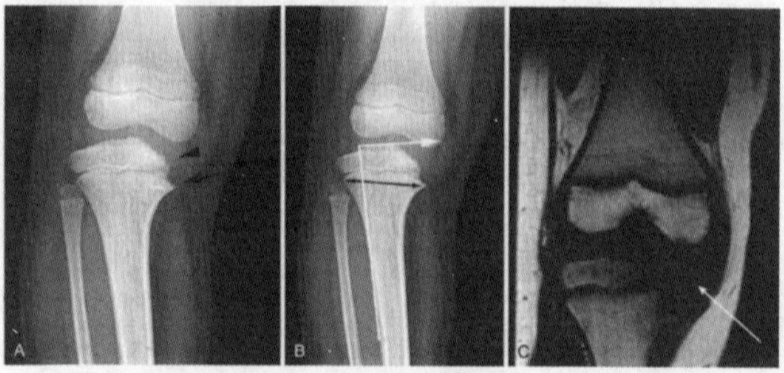

图 3-14 8 岁儿童的膝关节前后位 X 线片

注：A. 显示了胫骨近端干骺端的凹陷、内侧下斜和断裂（箭头）。骨骺内侧可见钙化下降和轻微骨碎裂（箭头）；B.Drennan 角通过在近侧干骺端角之间画一条线进行测量（双箭头）。然后沿胫骨干外侧面画一条直线，作它的垂线（白色箭头）。该病例中测得的 Drennan 角为 11°（白色箭和双箭之间）；C. 同一患者冠状面 T1MRI 图像显示，从胫骨近端骨骺穿过骺板到达内侧干骺端的肥大软骨（箭头）

Kohler 病是 5 ~ 9 岁儿童的短暂性跗舟骨坏死，患者通常是有背侧足中段疼痛，X 线片显示硬化、扁平和舟骨碎裂，与对侧相比，MRI 或骨扫描可以明确诊断，Kohler 病在骨像上显示为活动度急剧下降和重构时活动度增加。由于保留有发育中的周围软骨，疾病一般采取保守治疗，治疗包括肢体的休息或使用短腿石膏 6 周。

Freiberg 不全骨折是跖骨头坏死、塌陷和碎裂，它常见于青少年和年轻成年女性，表现为疼痛，第 2 跖骨最常受累。Freiberg 不全骨折常由穿高跟鞋导致，X 线检查可以诊断，治疗是非负重的保守治疗。然而，如果跖骨头畸形不治愈，可进行植骨、截骨术和关节成形术。

Sever 病是跟骨后部的骨突炎，且发生于 8 ~ 15 岁，可能由负重跟腱和足底筋膜的跟骨骨突的慢性 Salter-Harris Ⅰ型损伤导致。影像学诊断是很困难的，因为硬化和跟骨骨突碎裂被看作正常变异。X 线检查对排除骨折或跟骨后滑囊炎的病理状态有所帮助。即使在 MRI，伴骨突生长板高 T2 信号的骨突碎片也可见于正常足。骨显像可用来显示跟骨背侧的不对称性活动增加且可以确诊。根据经典表现和非特异性的影像学表现，常可通过临床做出诊断。

十九、应力性骨折

应力性骨折是由超过骨修复能力的循环负荷导致的。通常发生在青春期后期或成年期，骺板作为一个潜在的损伤部位从动力学链中移除。然而，儿童应力性骨折的发病率随着竞技运动参与的增加而增加。大多数应力性骨折发生在下肢，尤其是胫骨、跖骨、跟骨、股骨颈或腓骨远端，常见的原因是跑步和体操。应力反应是产生实际骨折的骨和骨膜的病理反应，它们可被认为是最低级的应力性骨折，本质上和发生在胫前的外胫夹一样。

X 线平片是疑似应力损伤的首选影像学检查方法。诊断需要高度怀疑，因为表现是微小的或不存在的。连续的影像有助于诊断，出现症状 3 ～ 4 周后的影像可出现局部的骨膜及骨内膜增厚，骨痂形成，或透射的皮质线。值得注意的是，应力性骨折中皮质增厚和不规则，可类似于骨样骨瘤或骨髓炎。在临床不能明确的病例中，X 线随访、CT 或磁共振成像可以帮助诊断。

虽然 MRI 是早期诊断和分期的首选，但骨显像对发现应力性骨折的敏感度高，虽然无特异性。骨显像上摄取增加通常是沿骨干的线状影，但可以是局部的。出现症状后 24 ～ 36 小时可以看到摄取，并持续几个月。三相骨显像在患者的灌注相或血池相可能不显示摄取增加，将应力反应与更严重形式的应力性骨折鉴别开来。

Fredrickson 分类系统用于压力反应的严重程度的分级，把应力反应与应力性骨折鉴别开来，并指导治疗及预后。1 级损伤显示，骨膜骨 T_2 高信号而骨没有异常；2 级损伤显示，骨髓 T_2 高信号而没有骨皮质或 T_1 信号异常；3 级损伤示，骨髓骨异常的 T_1 信号；Fredrickson4 级损伤显示，皮质信号异常，可呈骨折线样的线性（4b）或非线性（4a 级）。最近的研究证据表明，Fredrickson1 级或 4b 级损伤的预后是不同的，但中间级（2、3、4a 级）损伤的预后无明显差异。

超声一般不用于应力性损伤的评估，但它已被用于诊断早期跗骨骨折。

应力反应的早期诊断，对减少并发症，纠正训练错误，让运动员尽快恢复比赛是必要的。通常，休息时疼痛缓解，恢复运动时复发，虽然严重的损伤休息时可出现疼痛。休息和停止剧烈运动是最初的治疗，随后逐渐恢复无痛性运动。如果休息不能愈合，则进展为完全性骨折。一些应力性骨折有进展或不愈合的风险。它们是股骨颈应力性骨折、胫前中 1/3 段骨折和第 5 跖骨底应力性骨折，这些骨折的治疗是强制制动。应严密监测并发症，因为出现并发症可能需要手术治疗。

二十、肌肉拉伤和撕裂

肌肉和肌腱损伤在未成熟的骨骼中不常见的，因为肌肉—肌腱—骨链最薄弱的环节是生长板。然而，年轻的运动员可能会产生拉伤和撕裂，尤其在肌肉肌腱连接处。完全性断裂不常见。肌肉损伤随着足球、篮球、橄榄球或田径运动中加速或减速时的快速离心性收缩发生。股四头肌、腘绳肌、内侧腓肠肌尤其好发，因为这些肌肉延伸跨越两个关节，且呈偏心性的梭形形态。肌肉挫伤也可继发于钝性创伤。

X 线片有助于识别肌肉撕脱及肌肉损伤后而不伴急性肌肉撕裂的异位性骨化（有特异性的外周钙化）。MRI 是用来将肌肉损伤区分为拉伤、部分撕裂和全层撕裂。1 级拉伤显示，羽毛状 T2 高信号伴肌肉结构正常的肌肉水肿；2 级肌肉损伤显示，T2 高信号和部分肌纤维断裂和局部出血；3 级撕裂显示，肌纤维完全性中断与肌肉回缩伴缺损处血肿。血肿的 MRI 表现随着血肿形成时间的不同而不同，但常有高铁血红蛋白特有的 T1 加权序列高信号。血肿通常于 6 ~ 8 周吸收，但可能留下剩余的血浆集合物，称作假瘤。肌肉损伤后的慢性异位骨化可以有复杂的 MRI 表现，包括增强后强化。X 线检查或 CT 对这些病例很有帮助。

超声评估肌肉损伤的优点，包括空间分辨率高以及鉴别部分和全层撕裂的动态评估。任何肌肉肌腱连接的结构性断裂都可以在超声中清楚看到，但羽毛状的肌肉内水肿通常是隐匿的。因此，超声检查对 1 级撕裂的敏感度低；2 级损伤特征性的小的肌纤维断裂的区域可以在超声上更好地看到，在愈合的 2 级撕裂中，可以看到血管增多和肉芽组织回声；在 3 级肌肉撕裂，可以看到肌腱缺损、回缩。在急性期，可见血肿回声，难以和正常肌肉区分。随着血肿的演化，血肿有更复杂的超声表现和由于血块凝缩形成的内部间隔，慢性血肿具无回声液体的超声表现。

肌肉挫伤的 MRI 和超声表现通常不集中在肌肉肌腱连接处，可能跨越肌肉和筋膜边界。

腘绳肌损伤的治疗，包括休息和固定与活动和拉伸的逐渐恢复，未能达到完全康复的运动员容易反复损伤。对腘绳肌损伤的最好的治疗是预防，其中应包括训练的维持和（或）提高力量、灵活性、耐力，协调性和敏捷性。全层撕裂的竞技运动员可能需要手术修复。

二十一、副骨

副骨是正常的变异，可以在青少年和年轻成年人中产生症状，它们通过纤维组织连接到正常骨，频繁剧烈运动时可损伤。

距骨后的三角骨常被报告是疼痛的来源，特别是在年轻的体操运动员和舞蹈者。这被认为是跖屈时三角骨与跟骨和胫骨后部反复撞击造成的。三角骨甚至可能是撞击产生的结果，伴距骨后突分离，因为它是距骨最后骨化的部分。青少年患者中，其他常见的有症状的副骨是胫骨后肌在舟骨和二分髌骨上附着部位处的外胫骨，这些软骨结合可以断裂和产生症状。

X 线片可显示副骨的存在，但没有症状的表现。超声检查可以根据患者疼痛的确切位置定位软骨结合，但无特异性。磁共振成像在表现副骨和软骨结合两侧的骨水肿信号是最有用的。和骨软骨病类似，骨显像显示与无症状侧相比，副骨摄取增加，但对于病因不是特异性的。

第三节　儿童非意外损伤的骨骼表现

一、病因、流行病学和基本定义

非意外伤害（NAI，又称为虐待儿童）是儿科医师特别关注的一种普遍性社会问题。它存在于世界各地，在不同文化中具有不同的表现，西方社会对此问题的认识程度较高。非意外伤害的表现各种各样，包括忽视、热伤害、性虐待，挫伤到身体、颅脑和骨骼损伤。真正的发病率是很难获取的，因为非意外伤害通常发生于紧闭的“门”后，是观察不到的，而自我“招供”是罕见的。当怀疑有虐待发生时，父母权利和家庭保护的法律问题可能会干扰诊断。在美国，虐待儿童导致每年约 1500 名儿童死亡。男孩和女孩受到相同程度的影响。大多数案例发生在 6 岁之前，在会活动之前的婴儿中尤其多。意外伤害在 1 岁以下儿童中很少见，只是偶尔发生。危险因素包括早产、低出生体重、身体残疾和低社会经济水平。最常见的犯罪者是家庭成员。

1946 年，Caffey 首先描述了婴儿中不明原因的硬膜下血肿和长骨骨折之间的关联。1953 年，Silverman 认识到骨骼损伤是重复性非意外创伤的结果。1962 年，Kempe 及其同事陈述了受虐儿童的影像学骨骼表现，并介绍了术语——受虐儿童综合征，现称为非意外伤害。NAI 是指不能用符合孩子照顾者解释的自然发生的意外事件来解释的损伤。这并不意味着照顾者故意实施非意外伤害，非意外伤害通常是因为照顾者被婴儿的需求搞得沮丧而发生的一种不可接受的暴力反应。有时这种暴力导致了致命性后果，特别是在引起相应头部或腹部损伤的情况下。骨骼损伤的早期检测，可以防止因头部损伤或永久性神经功能障碍等进一步事件累积而导致的死亡。

二、影像学

放射影像学检查提供躯体受虐待的客观证据。既定的检查方案，包括常规骨骼检查、眼科影像学检查和颅脑影像学检查。

放射科医师、儿科医师和病理学家需要合作来优化服务。

NAI 影像学检查的目标如下：①在临床环境中识别和诊断（未知的）NAI。②提供客观的法医证据支持或反驳 NAI。③排除真正的意外创伤、易患医学病症或类似 NAI 的正常变异。

在 NAI 中见到的骨折通常是高度特异性的。本章重点叙述骨损伤的影像学表现，但颅脑和腹部损伤可能是相关的特征。本章讨论了儿童虐待中最重要的骨骼检查发现，鉴别诊断考虑因素和影像学检查策略。

三、骨折类型

当损伤病史不能解释发现的损伤时，儿科医师通常提出 NAI。放射科医师可以在因其他原因进行的影像学检查中识别出典型骨折（在为排除脓毒症进行检查的 X 线胸片上发现肋骨骨折）。影像学检查的重要作用是防止可能最终致命或致残的升级性损伤。

NAI 的不正确诊断可能为儿童和家庭带来重大的后果。在每个个体病例中，必须陈述与易患病症相关的病史，包括早产、骨骼发育不良和变应性疾病，以鉴别 NAI 和其他诊断。

NAI 中骨折的特征性分布已经很明确。在婴儿期，颅骨骨折、肋骨骨折和干骺端损伤占主要部分。在会活动的儿童中，如果病史不符合损伤，对怀疑长骨骨干骨折，可以根据 NAI 怀疑指数和儿童年龄对特定的骨骼损伤进行分类。

存在与典型干骺端病变（CML）和后肋骨骨折相关的高度怀疑。较大儿童中锁骨骨折和婴儿中骨膜下新骨形成，是常见的特异性较低的特征。如果排除了骨疾病，有不一致病史的不同年龄段多发性骨折高度提示 NAI（表 3-2）。

表 3–2 学会活动前儿童发生非意外损伤影像学特征的特异性

高度特异性
典型干骺端病变（CML）
不同年龄或不同机制的骨折，螺旋形骨干骨折
多发或双侧骨折、肋骨骨折，尤其是后部骨折
中度特异性
骨骺分离，椎体损伤，手、足骨折
颅骨骨折（特别是复杂骨折）
常见但低特异性
骨膜下新骨形成
大龄儿童锁骨、肘部或长骨骨干骨折

四、病理

（一）影像学评估

在所有年龄小于 2 岁疑似 NAI 儿童病例中，骨骼检查是强制性的。Babygram（一张 X 线照片或整个婴儿的几张照片）是不能令人满意的。初始检查（表 3-3）包括颅骨和脊柱前后位和侧位视图以及手和足等四肢前后位视图。胸部斜视图增加肋骨骨折的筛选敏感性，必须获得任何疑似异常的额外视图。

最低限度进行随访胸部 X 线片检查（参见后面关于肋骨骨折的讨论）。放射科医师选择一些部位的特殊随访视图，可能有助于确定骨折时间或消除正常变异。2 周后进行的全面重复骨骼检查，在平衡辐射积存量取证过程时提供了进一步的信息。

数字成像系统正在取代影视技术，尽管一些系统不提供高细节放射线摄影。Kleinman 及其同事得出结论，对数字成像特有技术要素的关注较少，这影响了图像质量，需要通过质量控制措施以维持成像标准数字算法。

核素骨扫描在特定情况下使用。必须用可比姿势成像对肢体进行高分辨率对准和精细对称定位来进行骨骼闪烁扫描，下肢应该与躯干分开进行成像。特别是如果膀胱充满放射性核素。其在检测肋骨和骨干骨折时敏感，但在检测颅骨骨折和干骺端骨折时灵敏度低。干骺端骨折可能被生长板上正常高摄取量掩盖。

表 3–3 骨骼检查建议方案（非 Babygram）

部位	影像检查项目
颅骨	前后及侧位视图（汤氏位摄片） 即使已经进行了标准头部 CT 检查，也应拍摄颅骨 X 线片
身体	正面胸部（包括锁骨）、整个胸部、肋骨左右斜视图，包括骨盆和臀部的腹部前后位视图
脊柱	侧位全脊柱 - 颈椎和胸腰段（胸部或腹部前后位）
四肢	肱骨和前臂的前后位视图，股骨、胫骨腓骨的前后位视图，双手和双足专用视图 如果拍摄以肢体关节为中心的前后位视图，确保重叠没有中段骨干遗漏
补充视图	任何疑似骨干骨折的侧位视图 肘、手腕、膝盖、踝的侧位锥形视图可以比整个四肢前后位视图更详细地显示干骺端损伤

闪烁扫描可以提供如下帮助：①在 X 线片上确定可疑的骨折或变异。②在 X 线检查看得见之前检测额外的肋骨骨折。③在常规影像学检查发现单个骨折的儿童中证实额外损伤。

（二）确定骨折时间

精确确定骨折时间是不可能的，仅可以定义损伤的一个可能时间范围。如果有最近的骨折，则时间范围最窄；如果有后期损伤重塑，则时间范围最宽。

愈合的速度取决于孩子年龄，在新生儿中最快。

精确确定骨折时间，最好由经验丰富的放射科医师来完成，放射科医师能在骨折临床检查中，针对不同年龄儿童系列 X 线片或肋骨骨折系列 X 线片上审查愈合。真实的临床病史可以缩小影像学年龄范围。

五、影像学特征

（一）肢体骨折

1. 典型干骺端病变或骨折

在不同报道中，NAI 婴儿中典型干骺端病变或骨折（CML）的发病率为 11% ~ 28%（图 3-15）。这些骨折常常是多发的，在愈合的各个阶段被发现。CML 在下肢比在上肢中更常见，并且在近端关节处比在远端关节处更少发生，它们通常是双侧和对称的，但也可能是孤立的。

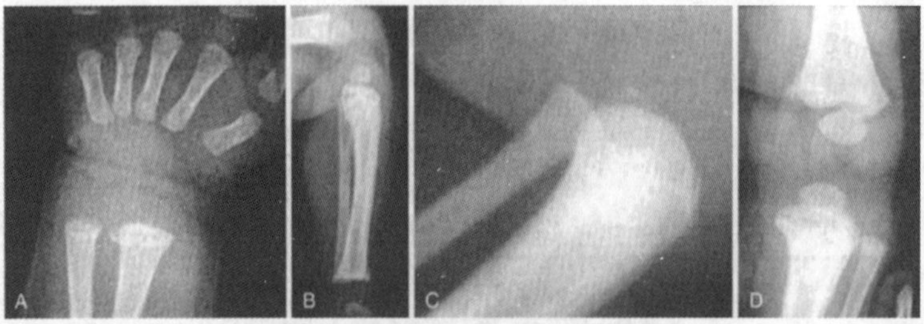

图 3-15 非意外伤害中干骺端骨折

注：A. 桡骨远端角部骨折；B.1 年或 2 年近端胫骨愈合桶柄样骨折和未愈合远端角部骨折。随访影像学检查，未显示低典型干骺端病变中骨膜反应，因此很难确定骨折时间；C. 胫骨近端微小角部骨折仅见于膝部三个视图中的一个视图；D. 股骨远端角部骨折，胫骨近端愈合桶柄样骨折

1974 年，Caffey 首先用影像学检查结果描述了 CML。CML 被称为角或桶柄样骨折，而且是 NAI 的显著特征。Kleinman 及其同事在 1986 年使用组织病理学和影像学研究方法重新评估了这一点，证实它代表了经过未成熟初级骨松质的穿透性干骺端破坏。角骨折和桶柄样骨折有相同的病理学，但是根据 X 线束的方向和撕脱碎片的大小可以有不同的外观。CML 可以仅在关节许多视图中的一个视图上识别。关节的局部视图比单个整体肢体视图呈现出一个更好的影像。

愈合 CML 中的骨膜反应是可变的，取决于骨膜下出血的程度。CML 愈合时，可伴有或不伴有骨膜反应，这使确定骨折时间变得困难。

NAI 中干骺端病变必须与正常变异如干骺端喙和骨刺区分开。同样，远端尺骨或内侧近端胫骨皮质的正常不规则可能引起混淆。

2. 骨干骨折

会活动儿童 NAI 中，骨干骨折比 CML 常见 4 倍，会活动前婴儿中最常见受伤长骨是股骨、肱骨和胫骨。

婴儿可能存在松弛性疼痛肢体而没有明显的骨折，非移位发丝状骨折可以仅在随访影像学检查中检测到（图 3-16A）。

处于愈合状态的骨干骨折（图 3-16A、B）引起更多怀疑，意味着未能寻求适当的医疗救助或没有充足的临床病史。骨折类型方面没有具体的结论可以得出，因为在真正的意外创伤和 NAI 中都可发生横向、斜向和螺旋形骨干骨折。

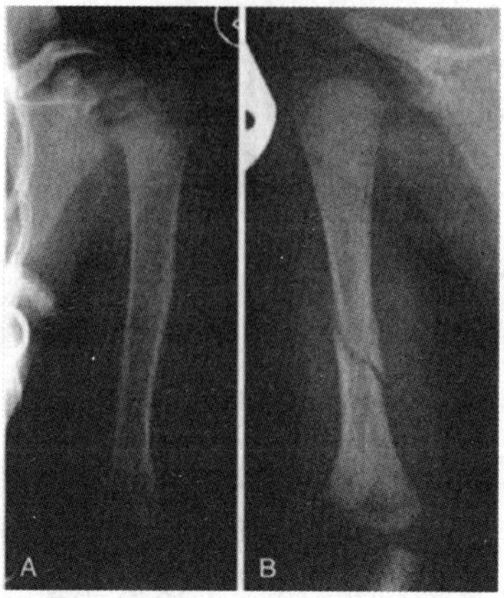

图 3-16 非意外伤害中骨干骨折

注：A. 愈合性无移位肱骨螺旋骨折和近期锁骨骨折；B. 近期斜向肱骨骨折伴有早期脂肪肌肉边界丧失

一些作者回顾了骨折模式。年龄小于 1 岁的婴儿股骨骨折通常继发于 NAI。只要病史是一致的，2 岁以上儿童长骨骨折更可能是意外创伤的结果。

骨干骨折常见于学会活动前的婴儿 NAI 中，但是偶然的意外事件可能发生，这可能不会在一开始就被发现。学会活动前的婴儿中，螺旋形骨折已被认为是 NAI 的同义词，因为它提示了一种快速扭矩力。这可能是抓住或猛拉或使用肢体作为手摇曲柄的结果。

学步时期幼儿骨折需要鉴别。孩子在学习走路跌倒时发生骨折，如果足部楔入沙发下面，则体重会扭转固定的足部，产生扭矩力引起胫骨非移位丝状骨折。通常出现即刻疼痛和拒绝负重。初始 X 线片可能显示正常，10 日后发生骨膜反应。照顾者可能不会立即将婴儿送到医院，因为他们可能没有直接目睹事故。在学会活动前，儿童中发生的胫骨螺旋形骨折提示 NAI。

骨膜下新骨形成可能是与骨折或骨膜创伤性分离相关的骨膜下血肿引发的，继发于强力粗暴抓握、扭转损伤引起的过度扭转应力。沿着 NAI 中骨干可以发现骨膜下新骨形成。在急性期，闪烁扫描是最敏感的诊断方式，如果 X 线片正常，显示出在骨膜下出血部位放射性核素摄取增加。

由于环形骨干生长，生理性骨膜炎有时被认为是 6 周至 6 个月的婴儿的正常变异，骨膜新生骨薄而光滑，平行于皮层，局限于骨干，并且通常是双侧的并处于中段骨干上。NAI 中，病理性骨膜反应是不规则的且延伸至干骺端。骨膜下新骨形成也可反映感染或全身性疾病。

3. 骨骺损伤

Salter Harris 型骨折在 NAI 中相对罕见，但在大龄儿童意外创伤中常见。临床上骨骺分离（图 3-17）与婴儿 NAI 密切相关，骨折通过有骨骺位移的骨骺板延伸。影像学检查结果可能相当精细，特别是骨化中心前肘关节周围明显。对侧肢体的比较视图、超声检查和 MRI 有助于诊断骨骺分离。在新生儿中，它们可以伴随出生创伤发生（图 3-17C）。

4. 肢体骨折（手和足）

肢体骨折是罕见的，但与爬行儿童中的 NAI 有很强的关联。指（趾）骨、掌骨或跖骨骨折是由于强力挤压、踩踏手或足，或手指（足趾）强迫过伸引起的。骨骼检查时，在特定视图中应仔细关注这些领域，掌骨或跖骨的隆起骨折最好在斜片上或在确认骨膜反应的随访检查中观察。

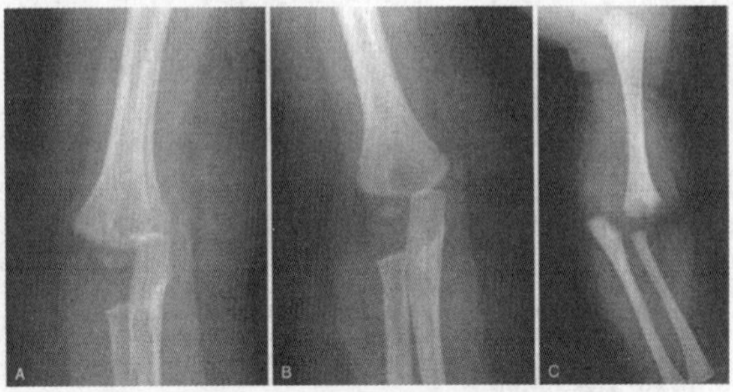

图 3-17 非意外伤害中骨骺骨折分离

注：A. 急性 X 线诊断困难。患者呈现右肘部肿胀，无创伤史。存在肱骨远端愈合性骨折，伴有肱骨小头内侧位移。骨折是通过向内侧移位的骨骺；B. 左臂的比较 X 线片（横向倒置）显示对侧肱骨小头的正常位置；C. 在新生儿中诊断困难。有肘部畸形（剖宫产术中创伤）

（二）胸部创伤

1. 肋骨骨折

肋骨骨折（图 3-18A ～ C）最常见于 1 岁以下的儿童，如 CML。在不同报道中，NAI 中肋骨骨折发生率为 5% ~ 27%。即使在严重的道路交通事故中，其很少被视为总外伤害。Feldman 和 Brewer 指出，即使在心肺复苏术中使用的力，也很少导致儿童肋骨骨折。婴儿胸片上肋骨骨折引起 NAI 怀疑。肋骨骨折发生于所有部位，最常见于腋窝部分、后肋骨干和肋骨颈。通常涉及相邻肋弓的相似点，通常是多个水平和双侧的。当婴儿被用力地握持和挤压时，胸部环形损伤引起肋骨骨折。相同的动作也可能导致摇晃损伤，并且指示进行常规颅脑影像学检查。

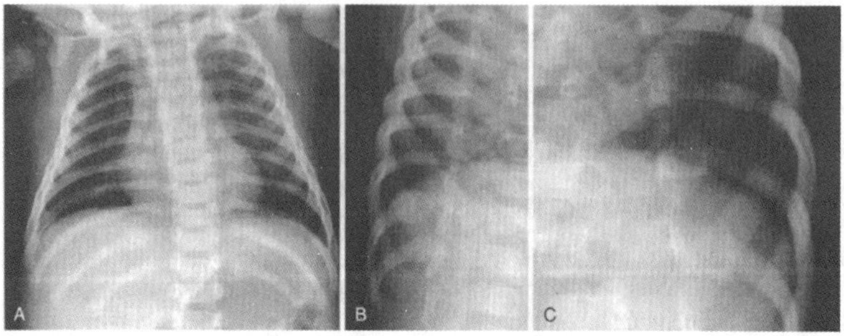

图 3-18 挤压致非意外伤害中的肋骨骨折

注：A. 前后位X线胸片显示微小愈合性后部骨折（右 11、12 肋骨，左 12 肋骨）。这些或许在腹部视图上更清楚；B 和 C. 左和右斜视图（剪裁）显示这些更清楚，加上直视图中不可见的左侧第 11 肋骨最新骨折。右后第 8 和第 7 肋骨扩张，骨骼检查包括两种全胸斜视图

Kleinman 确定在握紧过程中，施加的压力将肋骨撬压在脊椎横突支点上，导致头部或颈部的骨折。根据力的方向和大小，在侧肋和前肋中也发生骨折。

相对于 X 线束，由于骨折的倾斜和重叠结构，X 线片检查难以检测到急性肋骨骨折。急性肋骨骨折可能在初始 X 线片上检测不到，而两周后仅可在随访胸部 X 线片上检测出来，这归因于丰富的愈伤组织或骨膜下新骨形成，许多医院常规进行延迟 X 线胸片检查。

2. 肩胛骨、胸骨和骨盆骨折

NAI 中肩带周围骨折通常包括肩胛钟、锁骨、肱骨近端和上肋骨的损伤，第 1 肋骨骨折相对不常见，但与婴儿 NAI 有很强的关联。

中至远侧锁骨骨折是非特异性的，在出生创伤和大龄儿童意外伤害中可见。特别是发生在内侧锁骨的骨折，可能是婴儿受虐待导致的。肩胛骨，特别是肩峰的骨折，由于臂上的强力牵引，而特异于 NAI。在肩峰骨化过程中，正常解剖变异可类似骨折，随访影像学检查有助于区分。

胸骨骨折虽然罕见，但提示幼童中发生 NAI，意味着巨大的力量作用于胸部，需要特别注意侧位胸片上这个区域。

3. 脊柱骨折

与肢体和肋骨骨折相比，脊柱骨折在 NAI 中很少见。该机制被认为是与轴向载荷和转动相关的过度伸展或过度弯曲，包括椎体压缩变形，通常具有终板缺

陷和棘突撕裂性骨折。椎体挤压伤通常位于胸腰连接部附近，多种椎体压缩性骨折也见于潜在骨骼疾病。

曾经在 NAI 中描述过更严重的骨折脱位脊柱损伤，伴有椎间盘脱垂或分离。当存在神经症状时，MR 有助于评估椎管，可能有相关的腹部脏器损伤。

脊柱 MR 成像现在被纳入头部成像的一部分，以检测脊髓外出血。MR 可能遗漏椎体压伤骨折，除非有相关的骨髓信号变化，侧向胸腰椎视图现在被纳入骨骼检查的一部分。

4. 颅骨骨折

颅骨骨折（图 3-19）在婴儿的意外创伤中很少发生。未成熟颅骨可能表现为弯曲及变形，而那不是骨折。如果发生意外的颅骨损伤，其通常导致线性、非脱离性顶骨骨折，但这也是 NAI 中最常见的颅骨骨折。脱离性双侧多发性颅骨骨折或枕骨骨折，以及穿过缝线的骨折与 NAI 有更大的关联，可能与增加的力量相关。

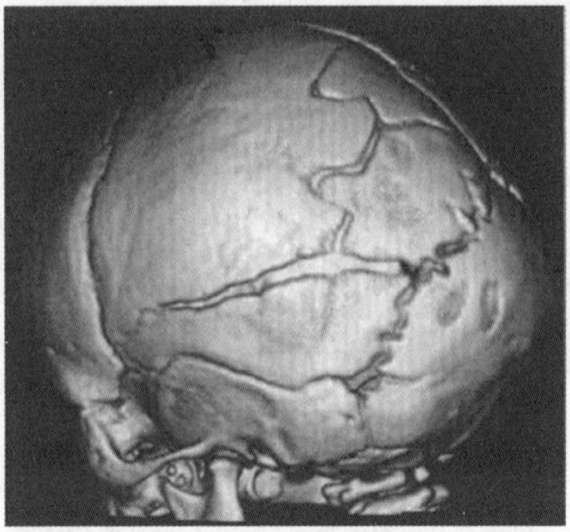

图 3-19 颅骨骨折

注：简单对比复杂。根据临床病史，发丝状简单线性顶骨骨折可能是偶然的或不是偶然的。复杂骨折与较高能量的撞击相关，而不是与低能级的家中跌倒相关。3D 呈现的 CT 图像显示了穿过矢状缝进入右顶骨的复杂脱离性分支骨折

意外创伤与 NAI 时所见的损伤史应进行比较，孤立性顶叶颅骨骨折可能是隐藏的意外事件而不是 NAI 导致的。

六、鉴别诊断

放射科医师必须熟悉类似于非意外创伤的各种情况。未能识别这些疾病、正常变异或真实意外伤害，将导致儿童保护机构进行不必要的调查和不必要的影像

学检查。而如果涉及法律制度可能伴随着相当大的社会问题。

另一方面，虐待漏诊可能会产生严重后果，使儿童反复受到攻击和升级暴力。照顾者可能给儿童制造一个预兆损伤使得其哭泣求援，如果被忽视可能导致进一步的创伤或致命性头部损伤（表 3-4）。

表 3–4 鉴别诊断

创伤
真正的意外创伤（显示的或隐藏的），出生创伤发育不良
成骨不全症
干骺端及脊椎
干骺端发育不良
骨化和成熟变异
肩峰突
干骺端（特别是尺骨远端），附属的颅骨缝
生理性骨膜新生骨
神经病理性
脊柱裂
先天性无痛症
代谢性
早产儿骨病
缺铜症、门克斯综合征、佝偻病
坏血病
混杂的
骨髓炎
肿瘤的：转移性（神经母细胞瘤或病）
先天性梅毒

（一）类似疾病的非意外伤害

多种疾病显示出可能与遭受伤害相混淆的影像学检查结果。大多数这些疾病实体可以容易地通过临床表现和适当的影像学评估，以及适当的实验室检查来排除。

1. 意外创伤

类似 NAI 的意外伤害范围不断扩大。当识别长骨孤立性骨折时，在考虑儿童年龄和记录的损伤机制的情况下，评估检查结果是至关重要的。对意外创伤模式的了解对于区分真实意外伤害和遭受伤害至关重要，来医院的照料者可能不知道发生了什么或可能隐瞒一种完整的叙述。

2. 产科创伤

产科创伤是一种公认的骨损伤原因，但在新生儿期可能不被识别。臀位牵引术或困难的剖宫产术与骨骼损伤有关，包括肱骨和股骨骨折。锁骨骨折是最常见的产科损伤（肩难产偶尔会发生上肋骨骨折）出生骨折的特征通常为在生命的最初几周内有良好的愈合组织形成。11 日龄时，没有愈合组织应该高度怀疑 NAI。

3. 佝偻病

在 NAI 和佝偻病（维生素 D 缺乏）中都出现干骺端不规则和骨膜下新骨形成。

在未治疗佝偻病中，骨矿化减少，骺增宽伴临时钙化区域不清楚，骨软化导致磨损和倾斜。在大龄儿童中，这可能是代谢、肝脏或肾脏疾病或营养不良造成的。这种病可能因长期母乳喂养而不补充维生素等因素混合引起的。

早产儿骨病是类似的疾病，但发生在过早出生的婴儿中，32 周前出生及出生体重小于 1500g。低营养摄入相关的代谢紊乱，往往导致婴儿的骨折风险增加。这可能与长期胃肠外营养、慢性肺部疾病、长期利尿或皮质激素治疗和行动不便有关。骨折通常涉及肋骨和长骨。其可以与 NAI 中观察到的那些表现相同，但通常与明显的影像学改变或骨病和生化改变相关。早产是导致虐待的一个独立危险因素，其往往也与糟糕的社会关系有关。

将高危婴儿中 NAI 与早产儿骨病骨折区分有一定的挑战性，需要结合多学科方法、营养史和综合生化评估来进行。

4. 成骨不全症

成骨不全症（OI）是相对罕见的疾病（20000 个出生婴儿中发现 1 个）。OI 病例可因微小暴力即导致骨折，易被误诊为 NAI（图 3-20）。结合临床特征、家族史和胶原蛋白分析证实的影像学表现而确立 OI 诊断。

OI 被分类为至少 4 种不同类型，在所有 OI 中的组成不足 5%，但是由于缺失蓝色巩膜而造成困难。在大多数情况下临床表现、家族史和影像学特征可有助于鉴别诊断。婴儿有萌出的牙齿，牙齿异常发育可能出现在一些类型 OI 中。

OI 中大多数骨折发生在骨干中，并且表现为骨质疏松、过度管形化和弓状，在颅骨 X 线片上有过量缝间骨。

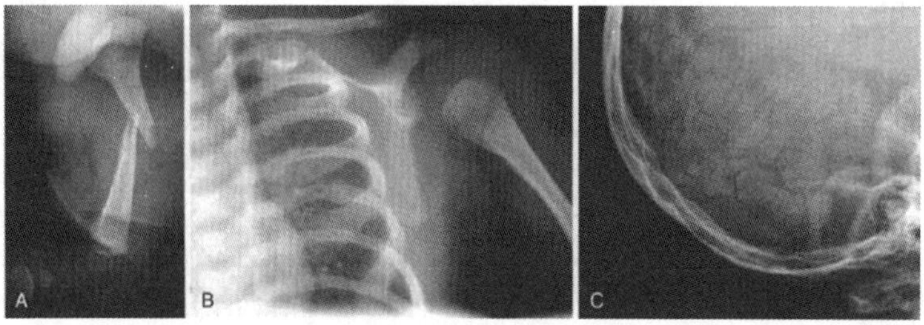

图 3-20 成骨不全症

注：A. 在换尿布时婴儿出现腿痛。存在中段骨干的过度管形化和密度的微量减少；B 胸部影像显示，多处愈合性肋骨骨折和一条细肱骨干；C. 多个缝间骨。这些在新生儿期并不总是明显的；如果在优先于 CT 的骨骼检查中省略颅骨图像，则其可能被漏诊

5. 骨髓炎

骨髓炎倾向于涉及儿童骨干骺端。偶尔，与干骺端破坏相关的碎片化可能类似于 CML。在愈合阶段，败血症和骨折显示愈合性骨形成。通过影像检查和临床表现（例如，发热、升高的白细胞计数和炎症标志物）进行败血症的诊断。

6. 其他疾病

梅毒可能类似儿童虐待。当由先天性梅毒引起的广泛干骺端破坏性病变被认为与骨折相关时，可能无法区分自发性病理性骨折与故意造成的损伤，血清学检查能帮助区分。

Caffey 病（婴儿性骨皮质增生症）是种罕见的病症（图 3-21），其特征是广泛骨膜下密集新骨形成。因骨密度正常，没有创伤史，可能最初就怀疑 NAI。

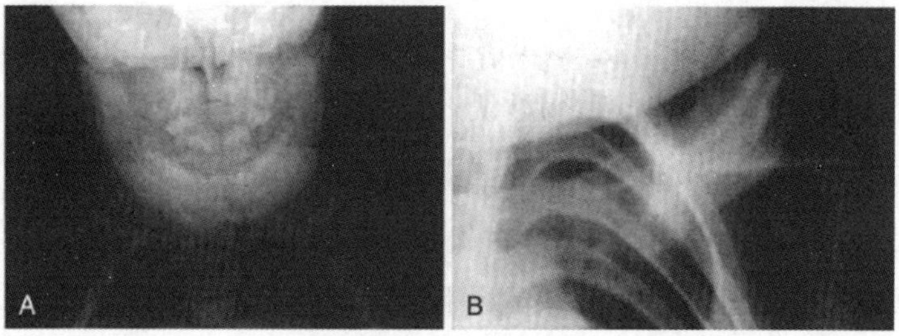

图 3-21 Caffey 病

注：A. 下颌骨显示弥漫性对称骨膜反应；B 左锁骨显示类似愈合性骨折的弥漫性骨膜反应

坏血病（维生素 C 缺乏症）在临床实践中很少见。影像学检查显示显著的骨质疏松、干骺端变化、骨膜下出血伴骨膜反应，偶尔有骨折。

在镰状细胞病中，沿着与梗死相关的长骨可以看到骨膜下新骨形成，其可类

似于非意外创伤，特别是在手和足中。

某些骨发育异常，包括脊椎干骺端发育不良和干骺端软骨发育异常，可能导致干骺端碎片化，这与 NAI 中的 CML 无法区分，但这些通常影响所有的骨骼而不仅仅是偶然的肢体。

恶性肿痛可以表现为疼痛、瘀血，X 线片上骨渗透，或偶尔有骨膜反应或病理性骨折。神经母细胞瘤和白血病，可以存在多灶性骨牵涉和骨膜反应。原发性骨肿瘤在婴儿中很少见。

一些作者提出，暂时性脆性骨病的存在作为无创伤压裂的自限性解释。似乎这不是作为一个独特的实体存在，但它提醒我们在诊断 NAI 时考虑潜在的骨骼疾病。

7. 正常变异

正常解剖变异可能与 NAI 混淆。正常干骺端变体，包括骨刺、喙和阶梯状结构，已经被描述过。涉及长骨骨干的骨膜下新骨形成，特别是在下肢，可以是 1 ~ 6 个月龄婴儿的生理性特征，但很少厚于 2mm。在长骨干和远端尺骨骺中可以看到异常轮廓畸形或小梁不规则。在肩峰骨折病例中，肩峰突发育变异是一种重要的鉴别诊断考虑，NAI 的一种特有高度特异性损伤。

第四节　骨先天性畸形

四肢骨畸形

一、发育性骶关节发育不良

（一）病理生理与临床表现

发育性髋关节发育不良（DDH）又称先天性髋关节脱位（CHD），为髓臼与股骨头失去正常对位关系，导致两者及周围软组织发育不良。主要病理改变为髋臼发育不良，髋臼窝内充填脂肪纤维组织，肱骨头韧带肥大，关节囊松弛，股骨前倾角增大，股骨头骨骺小等。女性发病率高（女：男＝5 ：1），多单侧发病，左侧多见，双侧髋关节发育不良者多有家族史。

临床表现为新生儿期即可发现腹股沟皮肤皱纹不对称，患侧臀纹升高或较多，双侧肢体不等长。开始行走后，单侧脱位出现跛行，双侧脱位患儿腰部生理前突加大，步态摇摆呈鸭步。患肢短缩，臀纹加深，会阴部加宽，股骨头凸出，髋外展受限，Tren-delenberg 征阳性，牵拉推送患肢，股骨头可如“打气筒”样上下移动。

根据股骨头和髋臼的关系，Dunn 将本病分为三级。1 级，又称先天性髋关节发育不良，仅显示股骨头骨骺略向外移和髋臼变浅；2 级，又称先天性髋关节半脱位，指股骨头向外上移位，但仍与髋臼外上缘形成关节，Shenton 线不连续，髋臼浅；3 级，髋关节完全脱位，关节囊被嵌于头臼之间，股骨头与髂骨翼形成假关节。

二、影像学表现

1. X 线

常规摄取双髋正位片和双髋关节外展位片髋臼形态。

轻者仅髋臼角稍大（正常新生儿髋臼角 30° ~ 33° ，1 岁小儿 23° ，2 ~ 3 岁 20° ）。较严重患儿髋臼角可增至 50° ~ 60° ，致髋臼顶发育不良呈斜坡状，髋臼窝平浅宽大。完全性脱臼者，股骨与髋臼顶之外上方髂骨出现假关节。

（1）股骨近端股骨头骨化之前：主要根据股骨近端位置来判断，两下肢外展 45° 并外旋双髋摄片，观察股骨中轴延长线两侧是否对称，如超过髋臼外上角在骶髂关节平面以上与脊柱相交应考虑髋关节脱位。正位投照时则可利用 Higenreiner 方法，测量髋臼角，分别比较两侧股骨近端至 Y 形软骨、Higenreiner 线之距离。

（2）股骨近端股骨头骨化之后：常用 Perkin 四方格；正常股骨头位于内下象限；早期脱臼股骨头外移至外下象限；完全性脱臼时，股骨头常在外上象限内。Shenton 线和外侧线的连续性、C-E 角的大小也可作为判断脱位的标志（图 3-22）。

（3）股骨颈前倾角：正常新生儿前倾角为 30° ~ 50° ，以后逐渐变小，至 6 ~ 12 岁时约 20° 。先天性髋脱位时前倾角增大，甚至达 90° 。前倾角增大常为手法复位失败原因之一。

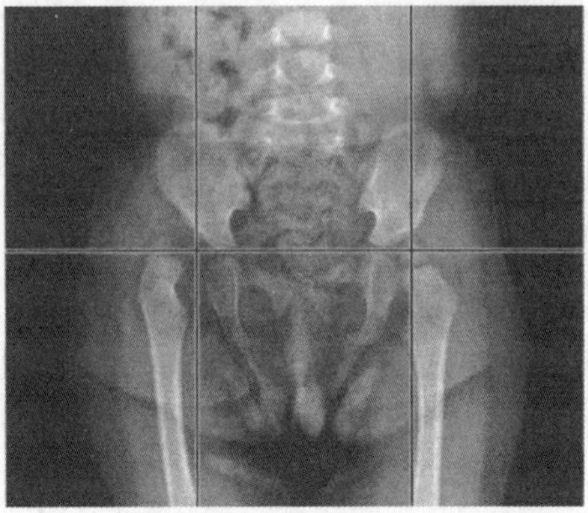

图 3-22 发育性髋关节发育不良 X 线表现

注：女，4 岁。双髋关节正位 X 线片，示右侧股骨头位于 Perkin 四方格的外上象限，股骨头骨骺较小，髋臼角增大，股骨近端至 Y 形软骨、Higenreiner 线之间距离增大，外侧线及 Shenton 线不连续

2. CT

在显示髋关节发育情况和软组织改变等方面较普通 X 线敏感。多层螺旋 CT 三维后处理技术，可以对髋关节进行轴面、冠状面、矢状面及任意角度观察，以评价髋臼发育情况，显示髋臼前倾角增大，髋臼深度和宽度变小，头臼球面关系

失常。CT 可精确测量股骨前倾角，还可观察到髂腰肌肌腱及关节囊挛缩、圆韧带增厚、纤维脂肪垫肥厚等。

三维重组图像显示髋臼的发育不良程度，更加精确的了解头臼关系，对术者选择适当的治疗方案及手术入路，纠正股骨前倾角及髋臼指数具有指导作用。

3. MRI

具有多平面成像及良好软组织对比的特点，是本病理想的影像检查方法。可清晰显示股骨头骨骺软骨及二次骨化中心发育情况，股骨头软骨部分呈中等信号，二次骨化中心呈短 T1、长 T2 信号。先天性髋关节脱位时，股骨头向外上移位，可与髂骨形成假关节，股骨头软骨部分及骨骺发育均较小，外形可不规则。正常髋臼盂缘纤维软骨，在 T1WI 和 T2WI 表现为覆盖于髋臼边缘的三角形低信号区，与髋臼高信号关节软骨分界清晰。关节脱位时，髋臼小而浅，关节盂缘增生肥大并嵌于股骨头和髋臼之间。股骨头圆韧带肥大，连于股骨头凹和髋臼窝之间轴面，可见类圆形髂腰肌肌腱嵌顿于髋臼和脱位的股骨头之间。髋关节周围肌肉萎缩，股骨发育细小，坐骨、耻骨及髂骨翼亦小于健侧。MRI 可早期显示 DDH 的并发症，如股骨头缺血性坏死或关节积液等。

（三）诊断要点

腹股沟皮肤褶皱和（或）臀纹不对称、步态摇摆；髋臼角增大；股骨近端至 Y 形软骨、Higenrdner 线之距离两侧不对称；Shenton 线和外侧线连续性中断；股骨头不位于 Perkin 四方格内下象限；前倾角增大；肱骨头韧带肥厚、关节囊松弛等。股骨头骨骺出现之前本病主要依靠超声检查，6 个月以内婴儿超声检查可较好的评价髋关节发育情况，直接显示软骨形态，并且可动态显示手法加压时髋关节的变化。超声评价髋臼发育情况的测量指标，主要有 α 角、β 角和股骨头骨性髋臼覆盖率。超声检查为婴儿早期筛查主要手段，股骨头骨骺出现后 X 线检查更为方便可靠。

（四）鉴别诊断

本病主要与婴幼儿化脓性关节炎鉴别，后者可于关节骨质破坏之前出现髋关节脱位，但两侧髋臼形态对称，髋关节软组织肿胀，关节积脓是其主要不同之处。

产伤及其他外伤所致的髋关节脱位，多伴有髋关节周围软组织的水肿，典型影像学表现结合临床病史一般可鉴别。由脑瘫或截瘫引起髋脱位者，髋臼小但形态正常，髋臼角正常。

（五）回顾与展望

目前，X 线平片仍为诊断 DDH 的主要方法，对观察髋臼发育不良、髋关节脱位及术后的复位和修复情况具有很高的敏感性。DDH 患者需手术治疗时，应纠正股骨前倾角，术前 CT 可较精确的测量股骨前倾角，对复杂脱位或术后评价有帮助。

MRI 的应用研究是目前对 DDH 研究热点，MRI 可显示髋臼软骨。有研究表明，测量软骨性髋臼指数和髋臼覆盖率，可真实反映髋臼与股骨头的包容关系，准确评价髋臼的发育情况。髋臼盂缘纤维软骨在 T1WI 和 T2WI 表现为覆盖于髋臼边缘的三角形低信号区，与髋臼高信号关节软骨分界清晰。盂唇角为盂唇与髋臼的夹角，DDH 患者盂唇角会增大，在内收或外展时，患侧的盂唇角动度明显大于健侧，其盂唇角度的变化可以反映受损盂唇的弹性。研究认为，盂唇角度对于同心圆复位成功与否有重要作用。

MRI 仍可对石膏固定患者进行检查，患者被置于特制的“十”字形检查床上，以适应“十”字石膏固定，在开放性 MRI 设备旁，手术者可直接接触患者，方便对患者进行复位和固定操作。利用快速成像序列，如快速梯度回波（FGR）和平面回波序列（EPI），可进行适时动态成像采集，采用薄层横断面扫描，还可重建冠状位和矢状位影像，对复位过程进行指导。DDH 闭合复位术后，对显示阻碍复位的软组织异常 MRI 优于 CT。对成功复位的主要内部障碍，是股骨头和髋臼的形态、盂唇倒置、圆韧带和横韧带肥厚；主要外部障碍，为髂腰肌内陷、璇外肌和内收肌短，关节囊与髂骨粘连。MRI 可显示股骨头复位情况及软组织结构信号异常。增强检查可显示复位后股骨头血运情况，评估缺血坏死的风险。

二、先天性马蹄内翻足

（一）病理生理与临床表现

先天性马蹄内翻足为最常见的足部畸形。多数患儿生后即有畸形，开始走路之后愈加明显，表现为前足下垂、内收内翻，足内侧凹处皮肤褶皱深，跟骨上提并内翻，踝关节后面形成深沟，距骨头的足背外侧缘明显突出。患儿用足尖或足外缘甚至足背行走，步态不稳。

（二）影像学表现

1. X 线

1）正位示距骨纵轴线远离第 1 跖骨，跟骨纵轴线与距骨纵轴线交角变小（婴幼儿 30° ～ 50° ，大于 5 岁者约 30° ），严重内翻时两线重叠并指向第 4、5 跖骨外侧。

2）跟骨短宽，内翻并向上后方移位与胫骨后缘接近。

3）侧位片示距骨长轴线与跟骨长轴线交角减小（正常 25° ～ 50° ）。

4）足舟骨短宽或骨化延迟，足舟骨及骰骨内移。

5）跖骨近端相互靠拢重叠，第 1 跖骨短小，第 5 跖骨肥大。

（三）诊断要点

前足下垂、内收内翻，跟骨上提并内翻；患儿用足尖或足外缘甚至足背行走；正位片示跟骨纵轴线与距骨纵轴线交角变小，侧位片示距骨长轴线与跟骨长轴线交角减小；跖骨近端靠拢重叠，第 1 跖骨短小，第 5 跖骨肥大。

三、扁平足

（一）病理生理与临床表现

扁平足指先天性或姿态性导致足弓低平，足部软组织松弛，跟骨外翻等畸形，又称外翻足。先天性致病因素有足副舟骨、足舟骨结节过大，胫后肌附着处软弱；第 1 跖骨较短；足跗骨间软骨性或纤维性联合等。后天性因素有双足长期负重站立；长期卧床；穿鞋不当，鞋跟过高；足部骨病；脊髓灰质炎后遗扁平足等。早期症状为踝关节前内侧疼痛，长时站立或步行加重，休息后缓解。白粉染纸及足印检查示足底纵弓空缺部分消失。

（二）影像学表现

X 线

跟骨外翻、前部下降，跟骨上部与胫骨下端接近；距骨头下降、指向足底；足舟骨、楔骨及骰骨均下降；负重侧位片示距骨长轴线与跟骨长轴线交角增大（正常 25° ～ 50° ），12 岁以后距跟骨桥形成，距骨长轴线与第 1 跖骨长轴线不一致；负重侧位片示足内弓（正常 130° 以下）和足外弓（正常 150° 以下）角度增大（图 3-23）。

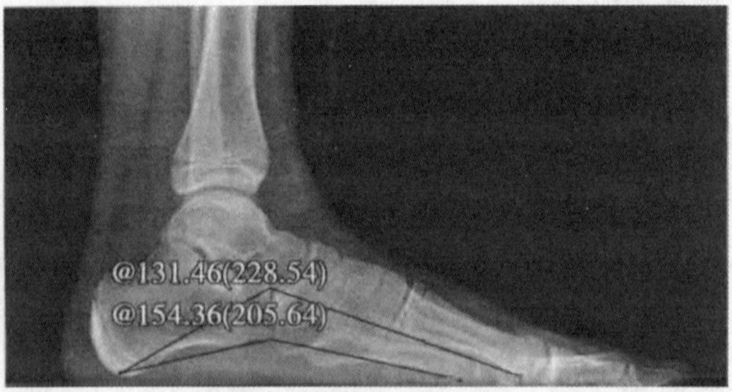

图 3-23 扁平足 X 线表现

注：左足负重侧位 X 线片，左足内弓（131° ）和足外弓（正常 154° ）角度增大

3. 诊断要点

长时站立或步行加重，休息后缓解；负重侧位片示距骨长轴线与跟骨长轴线交角增大、足内弓和足外弓角度增大。

四、先天性高肩胛症

（一）病理生理与临床表现

先天性高肩胛症为胚胎时期肩胛骨自颈部下降障碍导致的畸形，又称 Sprengd 畸形。单侧多见，双侧约占 10%，临床表现为患侧上肢活动受限。

（二）影像学表现

X 线：肩胛骨位置较高，上界超过第 7 颈椎水平。肩胛骨短小，下角内旋，肩胛骨内侧可借骨、软骨或纤维组织与颈椎相连。多数病例合并颈胸椎畸形及肋骨畸形。本病亦常见于 Klippel-Feil 综合征。

（三）诊断要点

患侧上肢活动受限；肩胛骨上界超过第 7 颈椎水平；肩胛骨短小、内侧与颈椎相连。

五、先天性桡骨头脱位

（一）病理生理与临床表现

先天性桡骨头脱位较罕见，脱位方向可向后、向前或向外。本病主要表现为双侧肘部不对称，伸或屈肘关节略受限并可出现弹响，可有前臂外旋困难。

（二）影像学表现

X线：桡骨头较小，呈圆顶状，可伴肱骨小头发育不全；侧位片示桡骨纵轴线与肱骨小头不交叉，桡骨颈可与肱骨小头形成关节、接触部位可出现压迹。

（三）诊断要点

双侧肘部不对称；桡骨头较小，呈圆顶状；侧位片示桡骨纵轴线与肱骨小头不交叉。

（四）鉴别诊断

本病主要与外伤性桡骨头脱位鉴别，后者桡骨头及肱骨小头发育正常。

六、先天性尺桡骨融合

（一）病理生理与临床表现

先天性尺桡骨融合是一种罕见的先天性骨发育畸形，常表现为桡骨和尺骨近端融合，远端融合极为罕见双侧多于单侧，男女发病率无差别该病具有家族遗传性，目前认为是常染色体显性遗传。其病因主要是胚胎发育过程中，起源于同一中胚层组织的尺桡骨软骨块纵向分离障碍。本病可分为两种类型：Ⅰ型为骨性融合，两骨间髓腔相通，桡骨较尺骨长，桡骨干前凸；Ⅱ型为软骨性或纤维性连接，桡骨形态相对正常，常伴桡骨头前脱位或后脱位，患儿常表现为前臂旋转功能障碍。

（二）影像学表现

X线：多数表现为尺桡骨近端骨性融合，髓腔相通，桡骨较尺骨长，桡骨干前凸，桡骨头发育不良，可伴桡骨头脱位；少数呈软骨性或纤维性连接，桡骨形态相对正常，常伴桡骨头前脱位或后脱位。

（三）诊断要点

前臂旋转功能障碍；尺桡骨近端骨性融合，髓腔相通；少数呈软骨性或纤维性连接，桡骨形态相对正常。

七、盘状半月板

（一）病理生理与临床表现

盘状半月板指半月板呈薄饼状改变，是一种先天性发育异常。为年长儿童膝关节疼痛、关节弹响、关节绞锁原因之一，多见于外侧半月板，可双侧发病。

（二）影像学表现

（1）X 线：膝关节一侧关节间隙增宽，对应股骨髁较小，部分病例可无阳性发现。

（2）MRI：半月板正中冠状面左右径大于 13mm（正常 5 ~ 13mm），半月板前后角在 4 ~ 5mm 层厚的矢状面上连续 3 层相连，完全性盘状半月板呈薄饼状，常伴发半月板撕裂，可伴半月板囊肿。

（三）诊断要点

膝关节一侧关节间隙增宽；半月板正中冠状面左右径大于 13mm；半月板前后角在 4 ~ 5mm 层厚的矢状面上连续 3 层相连。MRI 冠状位和矢状位观察膝关节盘状半月板、半月板损伤的效果明显优于膝关节造影，目前已取代膝关节造影成为主要的检查方法。

八、先天性胫骨假关节

（一）病理生理与临床表现

先天性胫骨假关节是一种罕见的纤维—骨性病变，其特征为胫骨节段性发育异常伴前弓畸形、病理性骨折和骨不连接。本病好发于胫骨中下 1/3 交界处，常 3 岁以前发病，单侧多见。临床常表现为小腿中下 1/3 处前弓畸形，患肢缩短。部分患者合并神经纤维瘤病。

（二）影像学表现

1. X 线

初期胫骨中下段局部结构异常、密度减低，略前凸，凹面骨皮质增厚，骨髓腔可变窄；继发骨折后断端不连续，无明显骨痂形成；此后断端之间骨质吸收，断端变尖、髓腔变窄甚至消失，部分形成杵 - 臼状假关节，常向前成角腓骨可正常或出现类似胫骨的改变。

2. MRI

在假关节形态和软组织毗邻方面能提供更多信息，有助于术前切除边界的精确规划。MRI 可发现深部软组织神经纤维瘤。

（三）诊断要点

胫骨中下 1/3 交界处前弓，凹面骨皮质增厚，骨髓腔狭窄；胫骨中下 1/3 交界处骨折后不愈合，断端之间骨髓腔消失，X 线检查即可做出诊断。MRI 检查有助于术前切除边界的规划及深部软组织神经纤维瘤的发现，可作为一种补充。

九、指（趾）骨畸形

（一）病理生理与临床表现

并指（趾）畸形为遗传性疾病，是手足部最常见的畸形，表现为两个或两个以上手指（足趾）融合在一起，常发生于第 3、4 指（趾）之间，拇指很少受累。

多指（趾）畸形较常见，为遗传性疾病，常伴并指（趾）、短指（趾）及其他畸形。

（二）影像学表现

（1）并指（趾）畸形 X 线表现：软组织型表现为单纯软组织融合，又称蹼样指（趾）；骨性融合型除软组织融合外尚有指（趾）骨部分或完全性融合。

（2）多指（趾）畸形 X 线表现：软组织型表现为单纯的赘生软组织，多生指（趾）型最多见，表现为多生指（趾）内有指（趾）骨，节数不等，并与掌（跖）骨形成关节，相应掌（跖）骨呈分叉状或角状畸形，多指（趾）型表现为正常掌（跖）骨或指（趾）骨上长出两指（趾）。

十、先天性垂直距骨

（一）病理生理与临床表现

先天性垂直距骨是一种少见的先天性畸形，又称畸形性距舟关节脱位、先天性凸形外翻足、先天性摇椅足等。主要畸形为原发性距舟关节脱位，舟骨移向距骨颈背侧，将距骨锁在接近垂直的位置，形成摇椅足畸形。患儿出生时即可发现足的内侧圆形隆起、足弓消失或足底凸起，前足及足跟均呈背屈、外翻改变，故称摇椅状畸形。步态笨拙，年长儿可有小腿肌肉萎缩。

（二）影像学表现

X 线

侧位片示足底纵弓角度增大，甚至形成反向之角度；前足及足跟均呈背屈改变，跟骰关节脱位，足最低点为下移的骰骨，足底软组织隆起；距骨长轴延长线与第 1 跖骨中轴线的连续性中断，距骨长轴几乎垂直足底而与胫骨的长轴几乎平行（图 3-24），距舟关节脱位（由于舟骨在 3 岁以前骨化性中心尚未出现，需用内侧楔骨中轴线来估计舟骨的位置，如该线向后延长在距骨头背侧，则表明舟骨向背侧脱位，当舟骨出现骨化后，可显示其移位至距骨颈的背侧）；正位片示前足外展，距舟关节及跟骰关节均脱位。

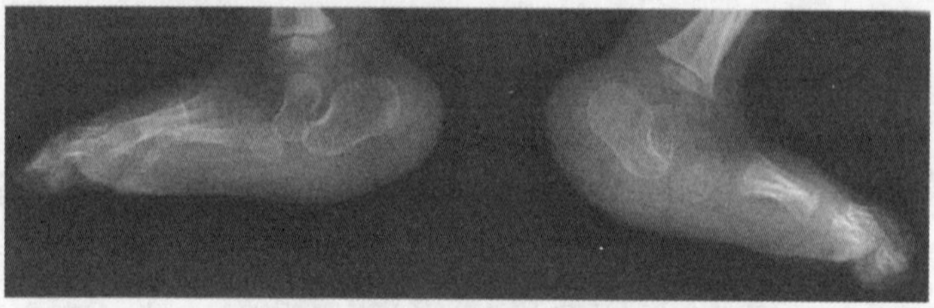

图 3-24 先天性垂直距骨 X 线表现

注：男，2 岁。双足侧位 X 线片，双足底凸起，前足及足跟背屈改变（摇椅状），距骨长轴几乎垂直足底而与胫骨的长轴几乎平行，舟距关节及跟骰关节均脱位

（三）诊断要点

前足及足跟均呈背屈改变，足底纵弓角度增大，甚至形成反向之角度（摇椅样）；距骨长轴几乎垂直足底，舟距关节脱位。由于舟骨在 3 岁以前尚未骨化，在 X 线片上多不能显示。故近来有学者提出，可以通过超声检查获得满意结果。

脊柱畸形

一、椎体畸形

（一）病理生理与临床表现

（1）半椎体及裂椎：椎体起源于一对左右排列的软骨中心，以后形成各自的骨化中心，然后各自经由脊索的残余分隔成前后两部分。若成对的软骨中心中有一个不发育则形成侧向半椎体；若成对的软骨中心联合异常，则椎体左右部之间形成矢状裂，椎体则称为矢状裂椎。若椎体腹侧或背侧骨化中心不发育，则分别形成后半椎体、前半椎体；若椎体腹侧与背侧骨化中心融合异常，则椎体前后部之间形成冠状裂，椎体则称为冠状裂椎半椎体常伴脊椎侧弯、后凸及胸廓畸形。

（2）椎体融合又称阻滞椎：是发育过程中体节分节不良所致，表现为两个或两个以上椎体部分性或完全性融合，常见于腰椎和颈椎。颈椎先天性融合常见于 Klippel-Feil 综合征。

（二）影像学表现

1. X 线

半椎体一般较小，新生儿和婴幼儿时期呈圆形或椭圆形，偏于一侧，随年龄增长变为楔形小骨块，尖端指向不发育侧。侧向半椎体常引起不同程度的脊椎侧弯，发生于胸椎时常伴肋骨和胸廓畸形，后半椎体较前半椎体多见，常引起脊椎后凸。矢状裂椎呈两尖端相对的楔形小骨块，在正位 X 线片上形似蝴蝶的两翼，故称“蝴蝶椎”。冠状裂椎在 X 线侧位片上呈不甚清晰之裂隙，多位于椎体中后 1/3 交界区，一般生后 1 周至数周消失。融合椎上下径略增大，前后径略减小，椎体之间可存留椎间盘痕迹。

2. CT

螺旋CT三维重组技术，能够清晰显示脊柱的各种畸形，并且可以多角度观察，测量脊柱侧弯、后凸角度，对于临床矫正畸形有帮助。

3. MRI

对脊柱畸形的诊断帮助不大，但对于合并椎管内畸形的病例，包括脊髓和脊膜的先天畸形，MRI 检查有重大价值。

（三）诊断要点

脊柱畸形一般在 X 线平片上即可明确诊断。如果诊断不清，可采用螺旋 CT 三维重组技术，能够清晰显示脊柱的各种畸形。MRI 可显示合并脊髓、脊膜的先天性畸形。

（四）鉴别诊断

先天性融合椎畸形要注意与脊柱结核鉴别。脊柱结核造成的脊柱融合，一般有骨质破坏，其高度会明显小于正常，有助于与先天性融合畸形鉴别。

二、脊柱闭合不全

（一）病理生理与临床表现

脊柱闭合不全（SD）好发于腰骶部，常分为两个亚型，即开放性脊椎闭合不全（OSD）和闭合性脊椎闭合不全（CSD）。OSD 指神经组织或神经组织和脊膜经先天性骨缺损暴露于环境中，其特征性表现为患者腰背部无皮肤覆盖的肿块。OSD 主要包括脊髓膨出和脊髓脊膜膨出等，脊髓膨出仅为神经组织突出，脊髓脊膜膨出则同时伴有脊膜和脑脊液突出。CSD 指神经组织和（或）脑脊膜经先天性骨缺损处膨出，表面有皮肤覆盖。CSD 依据有无包块分为两类，即皮下包块类和无皮下包块类，前者主要包括脂肪脊髓膨出 / 脂肪脊髓脊膜膨出、脊膜膨出、脊髓囊状膨出等，后者主要包括脊髓栓系综合征、终丝脂肪瘤、皮窦、永存终室等。

（二）影像学表现

X 线和 CT 检查，可显示脊柱椎板闭合不全及骨骼系统其他畸形；脊髓造影检查可显示脊膜囊及神经组织的形态及走行。相对于 X 线和 CT，MRI 是上述畸形最好的检查方法。

（1）脊髓膨出 / 脊髓脊膜膨出：MRI 显示脊髓低位，远端向背侧突出，腹侧为扩大的蛛网膜下腔，横断面可显示骨质缺损及脊髓膨出情况。

（2）脂肪脊髓膨出 / 脂肪脊髓脊膜膨出：MRI 示脂肪瘤位于背侧并与神经基板接触，脂肪瘤与皮下脂肪相延续，神经根向前穿过宽大的蛛网膜下腔进入椎间孔。

（3）脊膜膨出：MRI 可清晰显示膨出部位及内容物，

（4）脊髓囊状膨出：末端脊髓囊状膨出多见，MRI 检查表现为脊髓末端囊样扩张，经脊柱末端椎板裂突出于椎管外。

（5）脊髓栓系综合征：MRI 既可显示低位的脊髓圆锥（出生时位于 L3 以下水平或生后 4 个月后仍低于 L2 下缘），又可显示导致脊髓低位的原因。

（6）终丝脂肪瘤：MRI 示终丝内或背侧脂肪过度沉积。

（7）皮窦：MRI 表现为皮下脂肪层内条状长 T1 低信号，向外达皮肤表面，向内与中枢神经系统或脊膜相连。

（8）永存终室：位于脊髓圆锥内、内衬室管膜的腔隙，达到一定大小时

MRI 才可显示。

三、脊柱侧弯畸形

（一）病理生理与临床表现

脊柱侧弯畸形是指脊柱的一个或数个节段向侧方弯曲伴有椎体旋转的三维脊柱畸形。国际脊柱侧弯研究学会（SRS），应用 Cobb 法测量站立正位 X 线片，脊柱侧方弯曲角度大于 10°，定义为脊柱侧弯。

脊柱侧弯畸形按病因分为以下几类：

（1）特发性脊柱侧弯：最常见，病因不明，青少年女性好发，多发生在下胸段或胸腰段，常呈“S”形弯曲，无椎体畸形，凹侧椎体可变扁呈楔形。

（2）先天性脊柱侧弯：由脊柱的各种先天性畸形导致，常见为非对称性分布的多个半椎体畸形并融合。常伴脊髓栓系、脊髓纵裂和脊髓空洞症等神经系统异常。

（3）神经肌肉性脊柱侧弯：由神经源性或肌肉源性疾病引起的脊柱侧弯。如脑瘫、小儿麻痹后遗症、脊髓空洞、脊髓纵裂等。

（4）间充质病变引起脊柱侧弯：如马方综合征等。

（5）其他原因：如类风湿、感染或创伤等导致脊柱侧弯。

（二）影像学表现

1. X 线

常规拍摄直立前后位及侧位片，范围包括脊柱全长，投照中心通过侧弯的顶点。特发性脊柱侧弯多发生在胸椎上部，其次为胸腰段，多凸向右侧。脊柱侧弯一般呈“S”形，中间的一个为原发侧弯，上下两个为代偿侧弯。原发侧弯部位椎间隙左右不等宽，凸侧宽、凹侧窄，椎体向凹侧倾斜，凸侧椎体相对较厚，而凹侧椎体变扁呈楔形变。脊柱侧弯角度测量有两种方法：

（1）Cobb 法：分别自原发侧弯上下端椎体的上下缘做一平行线，两线的交角即为侧弯角度。一般＜ 40° 为轻度侧弯，40° ~ 70° 为中度侧弯，＞ 70° 为重度侧弯。

（2）Fer-goson 法：原发侧弯两端的椎体中心和侧弯顶点的椎体中心连线的交角。

2. CT

由于脊柱侧弯常伴椎体旋转、重叠，侧弯明显者 X 线观察不满意。CT 曲面重建或 CR 重建可清晰显示椎体侧弯形态，从不同角度显示椎体及椎弓根，为制订手术方案提供帮助。

3. MRI

能明确显示侧弯节段椎管内脊髓形态改变。

（三）诊断要点

一般 X 线片即可明确诊断。脊柱扭转明显者，需行 CT 观察椎体、椎弓根形态，对内固定术前评估有很大价值。MRI 可明确脊髓形态。

（四）回顾与展望

骨先天性畸形多形成于胚胎发育过程中，既往多数是在出生后发现并确诊的，随着产前筛查技术和意识的提高，部分畸形产前通过超声及 MRI 检查早期可以发现。部分胎儿期表现不典型的畸形，产前影像学诊断仍较困难。

第五节　骨软骨发育障碍、营养障碍及代谢性骨病

一、软骨发育不全

（一）病理生理与临床表现

软骨发育不全是最常见的遗传性矮身材疾病，主要表现为四肢短小、躯干骨近于正常的不成比例的矮小畸形，80% ~ 90%为散发病例。本病为常染色体显性遗传，第四条染色体上（4p16.3）的成纤维细胞生长因子受体基因380位密码子错译突变，由精氨酸替代了甘氨酸。主要病理特征为软骨性化骨障碍及骨骺过早闭合，致长骨及颅底骨生长障碍，但膜性化骨不受影响。典型临床表现为头颅相对较大，肢体短缩，上肢下垂时手不过髋，呈现特有的肢体短缩型侏儒，智力一般正常。

（二）影像学表现

X线：颅底骨短小，颅盖骨相对较大。长骨短粗，干骺端宽大，呈“V”形分开，骨骺可嵌入其中。双手掌指骨粗短，近中节指骨为著，中指与环指不能并拢，称三叉手，有确诊意义。椎体发育较小，有时呈楔形，椎体后缘可见凹陷；腰1 ~ 5椎弓根间距离逐渐变小为本病的特点。骨盆狭小，髋臼扁平，坐骨大切迹变小，常见髋内翻。

（三）诊断要点

短肢型侏儒，四肢长骨短粗，干骺端宽大，三叉手畸形，头大、额突，腰1 ~ 5椎弓根间距逐渐变小。

（四）鉴别诊断

1. 黏多糖贮积症

其中Ⅰ型和Ⅳ型有时与本病鉴别困难，前者有智力障碍，腰5椎弓根间距离正常，椎体前缘变尖，呈子弹头样改变，腰1 ~ 2椎体后突。

2. 成骨不全

表现为明显的骨质疏松，骨皮质变薄，伴多发病理骨折。

3. 软骨－外胚层发育不良

以短肢体侏儒，多指畸形及胸廓异常为特征，肢体短缩情况由近向远逐渐加重，与软骨发育不全相反，病变可随发育逐渐趋于正常。

4. 假性软骨发育不全

头正常，手足相对更短，椎体后缘不凹，无椎管变窄等。

二、干骺端发育不良

（一）病理生理与临床表现

干骺端发育不良是一种长骨干骺端软骨发育障碍，可导致短肢型侏儒，但骨骺无明显异常。临床主要以双侧性、对称性肢体变短，以及继发的关节畸形为主要表现，病理主要为干骺端软骨细胞不规则增生和基质内不规则钙化，导致干骺端不规则增大、增宽。可分为 Schmid 型、Jansen 型和 Mckusick 型。

（二）影像学表现

1.Schmid 型

最常见类型，X 线表现为脊柱正常，四肢粗短并弯曲，以下肢为著，长骨干骺端呈杯口样张开，临时钙化带界限不清，密度不均匀，相对的骨骺嵌入其中（图 3-25），髋内翻及膝内翻为本型主要征象。

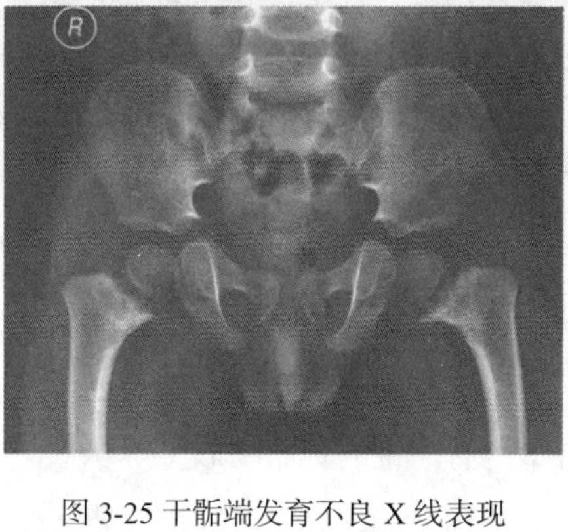

图 3-25 干骺端发育不良 X 线表现

注：男，4 岁。骨盆 X 线片，双股骨近端干骺端不光整、密度不均匀，双髋关节内翻畸形，双股骨头骨骺光整

2.Janse Ⅱ型

最严重且罕见的一型，X 线表现为全身骨质疏松，长管状骨明显短缩，双侧可不等长，并可有弯曲畸形。长骨、手及足骨的干骺端明显增宽、碎裂，骺线增宽，骨骺线闭合后干骺端永存透亮区。

3.Mckusick 型

X 线表现为侏儒、毛发短少及干骺端发育不良等。长骨干骺端不规则呈锅底状凹陷，因为病变较均匀的累及干骺端，所以关节内翻不显著。

（三）诊断要点

对称性长骨干骺端不规则增宽、凹陷，呈杯口样，临时钙化带密度不均匀，骨骺无明显异常

（四）鉴别诊断

1 软骨发育不全

表现为三叉手畸形、干骺端宽大呈“V”形，骨骺发育小，腰 1 ~ 5 椎弓根间距离逐渐变小可资鉴别。

2. 佝偻病

干骺端改变可与本病类似，须结合临床及实验室检查综合分析。

三、黏多糖贮积症

（一）病理生理与临床表现

黏多糖贮积症（MPS），是一种遗传性黏多糖代谢障碍性疾病。由于黏多糖水解酶缺乏，导致黏多糖过多地沉积于组织细胞中，造成多器官发育障碍。依据其临床表现、酶的缺乏和遗传表现，尿液测定和血液生化检查结果，以及皮肤成纤维细胞培养等办法，将黏多糖病分为六型。以Ⅰ型多见，临床表现最为典型；Ⅱ型和Ⅳ型较为常见。除Ⅱ型是 X 连锁遗传外，其余均为常染色体隐性遗传。各型有很多类似的症状，如慢性进行性病程、多器官累及、器官增大、多发性骨发育障碍、颜面畸形，视力、听力、气管、心血管也可能受影响。本病除Ⅲ型骨骼畸形较轻外，其余各型均有严重的骨骼畸形。

黏多糖贮积症Ⅰ型，又称 Hurler 综合征，多在婴儿或儿童期显示病态，表现为身材矮小、面部丑陋、腹部膨隆、肝脾大、关节僵硬、爪形手、角膜浑浊、智

力障碍，10 岁左右死亡。

黏多糖贮积症Ⅱ型，又称 Hunter 综合征，为 X 连锁隐性遗传，仅男性发病，与 Hurler 综合征相似，但临床表现较轻。身材矮小、面容丑陋、关节僵直、爪形手，智力低下，但不如 Hunter 综合征严重。无腰椎后凸，常有进行性耳聋。

黏多糖贮积症Ⅳ型，又称 Morquio 综合征，呈短躯干型侏儒伴下背部驼背，颈短，鸡胸。智力多正常，少数轻度智力障碍。

（二）影像学表现

X 线

（1）Ⅰ型：头颅增大呈舟状，蝶鞍增大变浅呈“J”形；脊柱胸腰段明显后突、成角，椎体呈椭圆形，腰 1 ~ 2 椎体变小、后移，椎体前下缘呈“鸟嘴样”突出，椎体这些改变是黏多糖贮积症 1 型的特征性表现；肋骨变宽、脊柱端变细，呈船桨状；髂骨基底部变窄，髂骨翼过度张开，坐骨切迹变小呈鱼嘴样改变；长管状骨短粗，两端变尖，尤以尺桡骨远端及掌骨近端为著，变尖的尺桡骨远端关节面相对倾斜呈“V”形；短管状骨粗短，远端增宽，近端变尖，掌骨明显，呈“弹头”样改变，远节指骨呈“爪”状。

（2）Ⅱ型：本症的骨骼病变类似Ⅰ型，但相对较轻，发病较晚。颅骨相对增大，颅缝可增宽，蝶窦、乳突气化差。肋骨增宽，呈“飘带状”，胸腰段脊柱轻度后突，椎体前后径稍短、上下缘凸出似卵圆形。髂骨翼外展，基底部缩窄，髋臼内陷（四肢管状骨轻微异常，掌骨近端变尖）。

（3）Ⅳ型：椎体普遍变扁，椎体前缘上、下角常有缺损，椎体呈楔形变或伸舌状前突，常见于胸腰段椎体，椎间隙变宽为本症特征性改变；腰 1、2 椎体常变小、后移；肋骨变宽、脊柱端变细，呈船桨状；骨盆呈特征性“猿型”改变，坐骨切迹小，髋臼发育不良，年长患儿可出现扁平髋；股骨颈粗短；管状骨粗短，两端变尖。蝶鞍一般无异常，有时可见颅盖骨增大，颅面比例不协调。

（三）诊断要点

颜面部丑陋及短躯干型侏儒，全身普遍的骨质疏松并多发椎体变形，肋骨呈船桨状改变，掌骨呈“弹头”样改变。根据本病的临床表现、骨骼 X 线表现特点，以及尿中排出增多的、不同的黏多糖代谢产物可明确诊断。

（四）鉴别诊断

软骨发育不全：为短肢型侏儒，智力一般正常。管状骨粗短为著，干骺端增宽呈喇叭样，而非马蹄样倾斜，三叉手畸形，腰 1 ～ 5 椎弓根间距离逐渐变小。

四、颅锁骨发育不全

（一）病理生理与临床表现

颅锁骨发育不全是一种罕见的多骨发育障碍性疾病，为常染色体显性遗传，以颅缝闭合延迟和锁骨发育障碍为主要特征，临床主要表现为头大面小、肩下沉、狭胸，牙齿小或缺如等。

（二）影像学表现

X 线：颅盖骨骨质疏松、骨化不均，囟门增大，闭合延迟，颅缝增宽，缝间骨增多，上颌骨发育不良，鼻窦气化不良，牙齿小而不整齐，发育迟缓。锁骨一侧或双侧、部分或全部缺如，锁骨肩峰端及锁骨体部缺如最常见；锁骨体部缺如可伴假关节形成，单侧受累常见于右侧，双侧者也以右侧为著，即右侧选择性也是本病的特征（图 3-26）。胸廓狭小，胸骨或部分肋骨缺如。四肢骨发育迟缓，常见长管状骨发育不全或缺如，骨干变细，干骺端变窄。

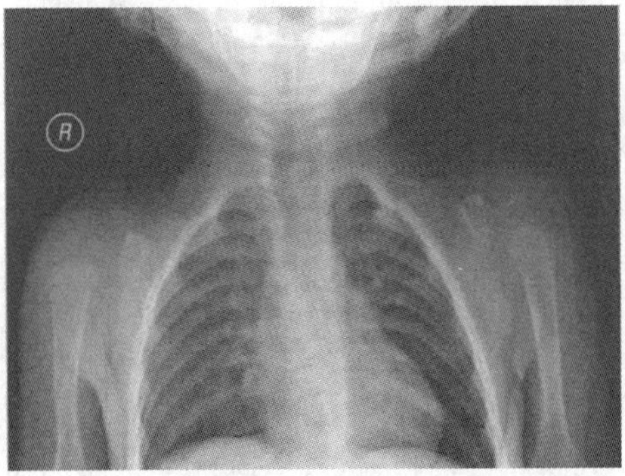

图 3-26 颅锁骨发育不全 X 线表现

注：胸部 X 线片，右侧锁骨缺如，左侧锁骨近段呈短条样，远段缺如

（三）诊断要点

单侧或双侧锁骨部分或全部缺如；囟门及颅缝增宽、闭合延迟，缝间骨增多。

（四）鉴别诊断

本病表现典型，一般不需要鉴别诊断。锁骨发育异常 X 线即可做出明确诊断，如合并颅底骨发育不良及枕大孔畸形时，CT 和 MRI 能够更好显示颅底及颅内的结构异常。

五、多发性骨骺发育异常

（一）病理生理与临床表现

多发性骨骺发育异常（MED），系罕见的常染色体显性遗传性疾病，约半数以上有家族性。多于儿童期发病，主要为四肢骨骺软骨的发育异常，致使二次骨化迟延，骨骺变小、变扁或不规则，进而导致肢体生长受限，关节畸形，功能障碍和过早地发生退变。男女均可发病，一般在 3 ~ 4 岁以后出现症状，至 11 ~ 12 岁症状最明显。表现为关节疼痛，行走不稳或呈鸭步，运动障碍。青春期后随年龄增长，症状可改善，身材矮小，四肢与躯干基本匀称，手足宽而短、扁平足。所有病例智力均正常。

（二）影像学表现

在儿童时期最明显，主要侵犯骨骺，呈对称性，而干骺端轻度受累、骨干不受累；二次骨化中心出现延迟；骨骺形态发育小且变扁，可呈分节或斑点状，边缘不规则，但无硬化；干骺端硬化、增宽或稍向外张开，与扁、小的骨骺不相称。

下肢改变较上肢显著，胫骨远端骨骺受累时，呈内（前）宽、外（后）窄的三角形或楔形，距骨关节面呈前（内）低、后（外）高的斜坡状，踝关节倾斜，为典型表现。多见股骨颈的颈干角变小，致髋内翻畸形，甚至关节脱位。

髌骨骨化中心不融合可形成“双髌骨”表现。手腕骨骨龄延迟，手、足短管状骨粗短。部分患者脊柱受累，表现为胸椎中段轻度扁平椎，椎体前部终板形态欠规则。随年龄增长，骨骺的分节及斑点状改变可逐渐消失，遗留有干骺端变小、扁平及关节畸形，较早出现退行性骨关节病。

（三）诊断要点

骨骺发育扁、小，且边缘不规则，可呈分节状或斑点状，楔形骨骺致踝关节倾斜。

（四）鉴别诊断

本病需与股骨头（骺）缺血坏死、克汀病、黏多糖贮积症Ⅳ型、脊柱骨骺发育不良鉴别。股骨头（骺）缺血坏死常仅限于股骨头骨骺，早期多起始于股骨头骺的外上方，不伴有髋臼的发育异常，而 MED 则累及整个骨骺。克汀病亦可有骨发育落后和不规则骨化，但肢体长度比例匀称，无关节畸形，同时尚有骨质疏松和缝间骨。患儿智力低下黏多糖贮积症Ⅳ型与 MED 颇为相似，但前者常累及所有软骨。有广泛的椎体变扁畸形，椎间隙增宽，为短躯干型侏儒。脊柱骨骺发育不良表现为椎体普遍性变扁、椎间隙狭窄。

六、成骨不全

（一）病理生理与临床表现

成骨不全亦称脆骨病，常累及骨骼、巩膜、内耳、皮肤、韧带、肌腱和筋膜等组织器官。本病多数为常染色体显性遗传，少数为常染色体隐性遗传，主要由于结缔组织发育缺陷，导致骨膜下和软骨内成骨障碍。发病率约为 1/10000，一般分为早发型和晚发型成骨不全。早发型如发病于宫内，病情严重，常为死胎或出生后不久死亡；如在婴幼儿期发病，大多数有蓝色巩膜，约 50% 有耳聋，长管状骨反复多发骨折，可引起肢体短小弯曲畸形。晚发型发病于较大儿童，多见于 8 ~ 14 岁，常因轻伤而骨折，典型的症状为突发性骨痛，可伴有出血倾向，牙齿发育不良，蓝色巩膜，角膜周边的巩膜可呈白色圆环状，称 Saturn 环。

（二）影像学表现

X 线：本病依据 X 线表现分为三型。

（1）厚骨型：多见于新生儿，骨骼变形较为严重。四肢长骨增宽、短缩，弯曲变形，骨皮质变薄，可见皱褶，呈“手风琴”样征象。近端骨改变较远端骨骼明显。有明显的骨质疏松，可见多发性骨折，骨折处可见骨痂形成，因反复骨折，骨干可弯曲变形，如果骨折端硬化，可形成假关节。

（2）薄骨型：相当于迟发型成骨不全，骨骼改变轻重不等。轻者发病较迟，骨结构基本类似正常或轻度骨质疏松，但轻微外伤即可发生骨折。重者可于新生儿期开始发病，管状骨细、短而弯曲，两端膨大呈杵状，皮质菲薄，骨髓腔狭窄；骨质疏松，骨小梁结构模糊。骨折好发于四肢长骨及肋骨，骨折端骨痂生长丰富，可以呈类似“骨肿瘤样”改变，反复骨折或骨折不愈合可形成假关节。腕骨骨化延迟，骨龄落后，掌指骨骨折不多见。颅骨可见短头畸形，颅缝增宽，常见缝间骨。椎体密度减低，呈双凹变形，肋骨变细，皮质菲薄。部分病例因骨质软化引起髋臼及股骨头向骨盆内凹陷。

（3）囊肿型：表现为进行性骨内出现多数囊肿样透亮区，多见于下肢。长骨较细，弯曲畸形，骨皮质薄、骨密度减低，亦可发生骨折。

（三）诊断要点

弥漫性骨质疏松、骨皮质变薄，多发骨折及畸形，伴蓝色巩膜及角膜 Saturn 环，传导性耳聋为本病特点。

（四）鉴别诊断

本病有时需要与佝偻病和虐待伤鉴别。佝偻病可见干骺端先期钙化带消失，呈“杯口”状、“毛刷”状改变，骨密度减低及长骨弯曲畸形不及成骨不全明显，无多发骨折及蓝色巩膜。虐待伤，干骺端角部骨折多见，无骨质密度减低和弯曲畸形、蓝色巩膜、听力障碍等症状。

七、进行性骨干发育不良

（一）病理生理与临床表现

进行性骨干发育不良是一种罕见的常染色体显性遗传性疾病，是累及长骨骨干的硬化性发育异常，两干骺端及骨骺不受影响。病程缓慢进行，但有自限性，青春期后可停止。多在 6 岁左右发病，以步态蹒跚、肢体不明显的疼痛及肌肉萎缩、体重不增为临床特点。有部分患者表现为骨性狮面，易被早期发现。病理主要表现为骨皮质内外膜增生，成骨细胞及破骨细胞活动性均增加。

（二）影像学表现

X 线：四肢长管状骨和颅骨最常受累。长管状骨表现为两侧对称性骨干骨皮质增生，呈梭形，骨髓腔狭窄，骨干表面不规则，以骨干中段为主。干骺和骺端通常不受累，少数亦可出现增生硬化。颅骨表现为增厚、板障消失，以额枕骨明显，颅底骨骨质密度明显增高。少数病例肋骨皮质可增厚，坐骨有不规则硬化斑。

（三）诊断要点

对称性骨干骨皮质增生、硬化，干骺和骺端通常不受累，颅骨增厚、密度增高。

（四）鉴别诊断

本病需与骨纤维异常增殖症、婴儿骨皮质增生症和慢性骨髓炎鉴别。骨纤维异常增殖症，表现为不对称性，无合并骨折时，无骨膜新骨形成；婴儿骨皮质增生症，发病年龄小（多小于 1 岁），受累部位软组织疼痛、肿胀，X 线平片见大量层状骨膜反应，病变局限于骨干而不累及骨骺及干骺端；慢性骨髓炎一般单骨发病，且有急性骨髓炎病史

八、石骨症

（一）病理生理与临床表现

石骨症是一种少见的家族遗传性疾病，表现为全身广泛性骨硬化的发育异常，其中，轻型为常染色体显性遗传，重型为常染色体隐性遗传。病理表现为全身骨骼呈弥漫性骨硬化，以颅骨、肋骨、长骨为主，脊椎等次之。由于正常破骨活动减弱，钙化的软骨基质和骨样组织因吸收缓慢而蓄积，导致骨髓腔缩小、闭塞、皮质增厚，骨质密度增加，骨质变脆。因骨内钙质不能被运送到骨骺的生长部位，可并发佝偻病骨髓以外的造血器官，如肝、脾以及淋巴结肿大，出现骨髓无功能性贫血。

重型患儿发病早，表现为进行性贫血、肝脾大、自发性骨折和佝偻病，生长发育迟缓、智力低下，常因严重贫血和反复感染而夭折；轻型常见于青少年和成年人，症状轻，主要为骨折和轻度贫血表现。

（二）影像学表现

X 线：弥漫性骨质硬化，皮髓质界限消失。“骨中骨”为特征性表现，即均匀性骨硬化包绕残存的正常骨质（密度相对较低），平片表现为致密骨硬化中小的“低密度”骨，多见于椎体、骨盆和短管状骨。椎体可表现为典型的“三明治”改变，即椎体上下终板明显硬化，中间部相对密度减低，同时椎体前缘呈“V”形凹陷。髂骨翼同心圆形骨质硬化（图 3-27A）。颅骨以颅底硬化显著。管状骨骨骺端杵状变形，干骺端可见多条平行的横向或波纹状浓密带，间隔以松骨质，有时可为仅有的 X 线征象（图 3-27B）。

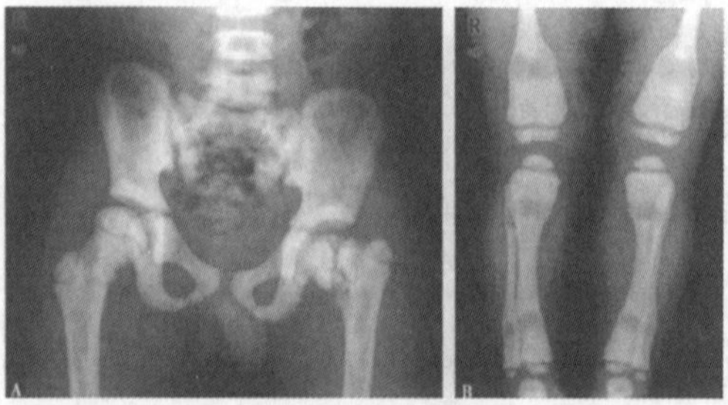

图 3-27 石骨症骨盆及下肢 X 线表现

注: A. 男, 9 岁。骨盆 X 线正位片示，典型的弥漫性骨质硬化，双侧髂骨翼见同心圆形骨质硬化，腰椎椎体呈“三明治”改变，左侧股骨颈骨折；B. 男，3 岁，双下肢 X 线正位片示弥漫性骨质硬化，股骨及胫腓骨干骺端杵状变形

（三）诊断要点

全身广泛性骨质硬化、“骨中骨”“三明治椎体”，髂骨翼同心圆形骨质硬化，易发生病理性骨折。

（四）鉴别诊断

本病需与氟骨症和致密性成骨不全鉴别。氟骨症无“三明治”椎体改变，常伴有氟斑牙，胫腓骨、尺桡骨间韧带骨化。致密性成骨不全常表现为身材矮小，下颌角消失，髋外翻，没有贫血；椎体均匀一致密度增高，末节指骨和锁骨发育不良，长骨密度增高但骨髓腔存在。

九、婴儿骨皮质增生症

（一）病理生理与临床表现

婴儿骨皮质增生症病因不明，病理表现主要是骨膜病变伴黏液性水肿，并导致骨皮质增厚、硬化，肌肉肿胀。发病时，骨膜外层的纤维组织消失，并与毗邻的肌肉、筋膜、肌腱粘连。随着病情的发展，骨膜外层又重新出现纤维组织，并形成骨膜下新骨，骨髓呈典型的纤维性改变。在恢复期，可见增厚的骨膜下新骨逐渐消失，增厚的骨皮质由内向外逐渐变薄，骨髓腔亦随之恢复正常。

本病主要临床特点：发病年龄多在 5 个月内，以男婴多见；起病时常表现为哭闹、烦躁不安；患处软组织肿胀、质硬、压痛明显，但局部皮肤不红；急性期多数患儿有低热，白细胞升高，血沉加快，碱性磷酸酶升高；1 个月左右临床症状可消失，实验室检查恢复正常。

（二）影像学表现

X线：全身骨骼除椎体、指、趾骨外均可受累，以下颌骨受累机会最多，其次为肋骨、锁骨、尺桡骨、肩胛骨、股骨、胫骨及腓骨等。受累骨骨膜下见大量新生骨，呈线状、带状、花边状或簇状，骨质沉积使髓腔变窄，周围与病骨范围一致的软组织肿胀，与脂肪层分界清楚。病变限于骨干，而骨骺及干骺端不受累。扁平骨如肩胛骨、髂骨受累病变可迅速增加，大量骨膜增生，可误诊为恶性肿瘤恢复期，骨皮质由内向外逐渐变薄，经数月后骨髓腔恢复正常。

（三）诊断要点

本病为自限性疾病，多发生在生后5个月内，临床表现为受累部位软组织疼痛、肿胀。X线平片见大量层状骨膜反应，无骨质破坏征象，病变局限于骨干而不累及骨骺及干骺端。

（四）鉴别诊断

本病主要需与先天性骨梅毒和维生素C缺乏病鉴别。先天性骨梅毒表现为四肢长骨多发、对称性的干骺端炎、骨膜炎及骨髓炎。婴儿骨皮质增生症一般不累及干骺端，且具有自限性。维生素C缺乏病多见于人工喂养的婴幼儿，X线表现骨膜下血肿钙化，包围整个骨干和干骺端，呈包壳状，干骺端出现骨骺指环征。

十、佝偻病

（一）病理生理与临床表现

佝偻病是指发生于骺板愈合前的骨质软化，其中最常见维生素D缺乏性佝偻病。是由于缺乏维生素D导致钙、磷代谢障碍，及骨样组织钙化不良而产生的骨质软化。常见原因有饮食性维生素D缺乏，日光照射不足，消化道疾患，钙入量不足，先天性维生素D储备不足及生长过速等。

佝偻病发生在生长中的骨，主要病理变化为骺软骨和骺板软骨钙化不良，软骨细胞增生正常，而肥大带细胞柱不能进行正常的成熟和退变（钙盐沉积），导致软骨细胞柱增高、排列紊乱，从而使骺板厚度增加，横径增宽，毛细血管不能正常长入，不能形成骨小梁，结果造成骺板及干骺端部分由未钙化或钙化不足的软骨及未钙化的类骨形成，使得干骺端呈杯口样变形，发育成熟的骨可发生骨质软化。主要病理改变为骨内钙盐沉积减慢、停止或丢失，造成骨样组织聚积，使得骨骼质地变软。

佝偻病多见于出生数月至 3 岁小儿，临床主要表现神经精神症状、骨骼改变和肌肉松弛。临床依病程分为初期、激期、恢复期和后遗症期。初期和激期常有神经精神症状，并有食欲减退、少动、睡眠不安、易激动、夜惊和多汗。佝偻病的骨骼改变常发生在维生素 D 缺乏数月后，表现囟门闭合延迟、乳牙萌出迟缓、方颅、腕部手镯样畸形和串珠肋等，为临床激期的典型表现。双下肢呈“O”形或“X”形腿则是后遗症期表现。实验室检查，血钙、血磷减低，碱性磷酸酶升高。当前，由于人们整体生活水平提高和医疗保健条件的改善，典型病例已不多见。

（二）影像学表现

X 线表现

（1）活动早期：X 线最早表现为腕关节尺骨干骺端线桡侧模糊，骺端膨大增宽，干骺端呈毛刷状，中央凹陷呈杯口状，而桡骨远端可不受累。

（2）活动期：长骨骺板先期钙化带不规则变薄、模糊或消失；骺板增厚膨出，致干骺端宽大、展开，中央部凹陷呈杯口状；干骺端骨小梁稀疏、粗糙、紊乱，呈毛刷状影，自干骺端向骨骺方向延伸；骨骺骨化中心出现延迟，边缘模糊，密度低且不规则；骨骺与干骺端间距加大；全身骨骼密度减低，皮质变薄，骨小梁模糊，并可伴病理性骨折；承重长骨弯曲畸形，如膝内翻或膝外翻等；胸部异常呈鸡胸状，肋骨前端与肋软骨交界处膨大如串珠状，称为串珠肋；脊柱弯曲，椎体上下缘弧形凹陷；头颅呈方形，囟门闭合延迟。

（3）治疗后恢复期：先期钙化带增厚，边缘清楚、规则，杯口状凹陷逐渐浅平，密度逐渐增高，骨骺骨化中心相继出现干骺端与骨骺之间的距离逐渐变小至正常。胸廓及脊柱亦恢复正常。当治疗中断或再次发生佝偻病时，干骺端可出现横向细线状致密影，称为生长障碍线。

（4）后遗症期：佝偻病静止后，骨的某些改变可长期存在，如“O”形或“X”形腿。

（三）诊断要点

佝偻病的影像诊断主要依赖 X 线平片，典型表现为长骨骺板先期钙化带模糊或消失，干骺端增宽，中央部凹陷呈杯口状，干骺端骨小梁稀疏呈毛刷状影；

方颅、串珠肋、鸡胸、漏斗胸、“O”形腿、“X”形腿等。

（四）鉴别诊断

本病需与代谢性佝偻病、成骨不全症、原发性甲状旁腺功能亢进和先天性骨梅毒鉴别，与代谢性佝偻病鉴别主要依靠临床表现和实验室检查。佝偻病全身骨骼普遍稀疏伴多发骨折时，需与成骨不全症鉴别，后者具有蓝色巩膜、血磷正常，皮质变薄并多发骨折表现。原发性甲状旁腺功能亢进，干骺端可有假性佝偻病的表现，但患者年龄一般偏大，长骨骨干有囊样稀疏区域，再结合实验室检查可资鉴别。先天性骨梅毒主要表现为干骺炎及骨膜炎等，无骨质疏松。

（五）回顾与展望

骨骼病变种类多，临床与影像表现多样，常伴有遗传性或基因相关性的特点。先天性病变包括遗传性疾病和非遗传性疾病，先天性遗传性疾病相对更为常见，发病率约占出生人口的 1/5000。2010 年，国际骨骼发育异常学会（ISDS）根据临床表现和遗传学特征，将先天性遗传性疾病分为 40 组共 456 种疾病。其中 316 种与单基因或多基因异常有关，共有 226 个相关基因异常，随着基因组学、蛋白质组学及放射学的发展，会有更多疾病或分类纳入其中。

第六节　骨感染性及自身免疫性疾病

一、急性化脓性骨髓炎

（一）病理生理与临床表现

急性化脓性骨髓炎是临床常见的骨感染性疾病，多为血源性感染，亦可见于外伤。常见病原菌为金黄色葡萄球菌，其次是白色葡萄球菌，链球菌、肺炎双球菌等。其好发部位为股骨、胫骨、肱骨及桡骨。

病理过程可分为三期：骨髓炎性浸润期，发病 2 ~ 3 天内，致病菌经血行进入骨髓腔后，多停留在血供丰富而血流缓慢的干骺端，迅速引起广泛的炎性浸润，形成多发小脓肿；骨膜下脓肿期，发病 3 ~ 4 天后，脓肿沿哈弗管蔓延至骨膜下，形成骨膜下脓肿，导致骨质破坏、骨膜增生和死骨形成；骨膜破坏期，发病 7 ~ 8 天后，骨膜下积脓增多，压力增加，骨膜破坏，脓肿流入骨髓腔或破入软组织，进一步加重病变。临床表现为起病急骤，常有高热、寒战、全身不适，患肢红、肿、热、痛等。

儿童（2 ~ 10 岁）骺板软骨有阻挡作用，骨髓化脓性感染很少穿越骺板直接导致化脓性关节炎，如患骨干骺端位于关节囊内，感染可累及骨骺和关节。而大多数小于 18 个月的婴儿，都存在贯穿骨骺板的血管，将干骺端与骨骺的血管连接起来，故婴儿干骺端感染能向骨骺和关节腔蔓延，导致骺板损伤及形成化脓性关节炎。

（二）影像学表现

1.X 线

早期骨质改变不明显，主要表现为软组织肿胀，皮下脂肪密度增高。发病 2 周后可见干骺端骨质疏松并虫蚀状破坏，骨质破坏可继续扩大蔓延至骨干，出现多数分散、不连续的骨质破坏区，甚至达整个骨干；随病变进展，骨质破坏融合扩大，形成条块状死骨，严重者常并发病理性骨折。骨膜受炎症刺激呈层状、花边状或放射状骨膜反应，部分形成包壳，包壳可被破坏，形成瘘孔排出死骨。若病变侵入关节，表现为关节囊肿胀、关节积脓，干骺端临时钙化带消失、关节间隙变窄和骨性关节面消失，甚至呈病理性脱位，以肩关节和髋关节多见。急性炎症如治疗及时、有效，骨质修复完全可痊愈，否则转入慢性期。

2.CT

与 X 线表现相似，但对软组织改变、小骨质破坏和死骨的显示明显优于 X 线片，有助于早期诊断和发现隐匿性病变。骨的改变与 X 线表现类似，对细微的骨膜增生显示能力不如 X 线。

3.MRI

易于显示髓腔内的炎症浸润范围，可确定骨质破坏前的早期感染，并能清楚反映病理改变的过程。在确定骨髓炎和软组织感染方面明显优于 X 线片和 CT。T1WI 软组织肿胀及骨质破坏呈低信号，T2WI 软组织水肿、脓肿及骨质破坏均呈高信号；增强扫描可见脓肿周围的新生血管带，并可鉴别水肿与脓肿各自分布范围，脓肿呈低信号，周围有强化环；水肿呈低信号；肉芽组织、血管翳呈高信号；纤维组织呈低信号。采用 MRI 随访可判断治疗的效果，T2WI 病变由高信号渐变为等信号，最后成为低信号，反映了脓肿逐渐被纤维组织所代替的过程。

（三）诊断要点

急性化脓性骨髓炎急性起病，以全身症状和局部剧痛为主要表现。X 线平片是首选检查方法，在判定骨膜反应方面优于 CT 和 MRI，软组织肿胀伴骨质破坏、骨膜反应及死骨形成是基本影像表现。对于软组织改变、小骨质破坏和死骨的显示，CT 明显优于 X 线片。MRI 能更早的发现骨髓腔内感染的存在及明确病变的范围。

（四）鉴别诊断

化脓性骨髓炎应与骨结核、骨肉瘤、尤因肉瘤相鉴别。骨结核为骨质破坏性病变，没有或仅有轻度骨膜反应，常累及邻近骨骺及关节。骨肉瘤软组织肿块较明显，常伴瘤骨形成。尤因肉瘤不伴死骨形成，常发生于骨干，有葱皮样骨膜反应。

二、慢性骨髓炎

（一）病理生理与临床表现

慢性骨髓炎多由于急性骨髓炎未及时治疗或治疗不彻底，病变持续存在所致，死骨残留为最常见的原因，病程数年至数十年不等，临床病变反复发作、局部肿痛或有瘘道形成，严重时患肢可有畸形。一旦机体抵抗力降低，病灶发展，可再次引起急性发作。

慢性期化脓性病变局限化，软组织增生修复，骨质增生硬化，骨包壳明显，死骨随邻近肉芽组织侵入和破骨细胞的出现逐渐被吸收，为新生骨代替。若死骨过大，仅边缘部分受到破骨细胞及肉芽组织作用而将死骨分离，其中心部分保持静止不变，若不清除则导致炎症迁延不愈。

（二）影像学表现

1.X 线

主要表现为广泛骨质增生硬化，骨外膜广泛增生形成骨包壳，骨内膜增生致髓腔狭窄，骨皮质增厚，骨干增粗（图 3-28A）。骨质破坏区扩大，融合成边缘较清楚的脓肿（图 3-28C），内见边缘呈虫噬样的残留死骨，部分可见骨瘘孔和软组织窦道形成。痊愈表现为骨质破坏及死骨消失，髓腔再通。

2.CT

与 X 线相比，CT 能更好地发现死骨和脓腔，明确有无小的活动性病灶。CT 扫描常可在广泛的骨质增生硬化区内发现境界清楚的圆形、卵圆形小空洞（脓腔），空洞中心可见小块致密骨组织，即小死骨。

3.MRI

显示脓肿位置、形态和范围最优；T1WI 骨硬化表现为髓腔内的低信号，骨皮质影增厚和不规整；T2WI 骨髓腔和骨皮质信号混杂，可见高信号的无效腔和脓液内低信号的死骨（图 3-28B、图 3-28D）。

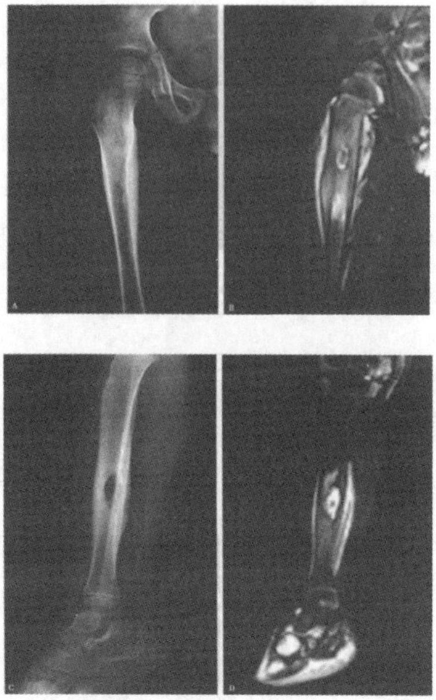

图 3-28 慢性脓性骨髓炎 X 线和 MRI 表现

注：A. 男，5 岁。股骨正位片显示右侧股骨上段骨皮质明显增厚，骨髓腔密度增高，其内见边界清楚类圆形脓腔；B.MRI 冠状位 T2WI 显示右侧股骨上段骨髓腔呈高低混杂信号，其内见一边界清楚边缘呈高信号的脓腔，中心低信号为死骨，病变周围软组织肿胀；C. 女，4 岁。胫骨侧位片显示右侧胫骨中段骨皮质明显增厚，骨髓腔变窄，其内见边界清楚类圆形脓腔；D.MRI 矢状位 T2WI 显示右侧胫骨中段骨髓腔信号增高，其内见一边界清楚呈高信号的脓腔，中心低信号为死骨。病变骨质周围软组织肿胀，骨膜下少量积脓

（三）诊断要点

慢性骨髓炎以骨质增生硬化，骨皮质明显增厚，髓腔狭窄，可见边界清楚的脓腔及死骨，骨包壳或瘘管形成为特征。两种少见且表现较特殊的慢性骨髓炎：①慢性硬化性骨髓炎，表现以骨质增生硬化为主，骨破坏并不明显。② Brodie 脓肿，又称慢性骨脓肿，其骨质破坏区边界较清晰，骨质硬化及死骨少见，为一种局限性低毒性化脓性骨髓炎。

（四）鉴别诊断

本病应与结核性骨髓炎、骨样骨瘤及骨干骨肉瘤相鉴别。结核性骨髓炎，一般多侵入关节，病史较缓慢，有结核病或结核病接触史。X 线显示以骨质破坏为主而少有新骨形成。骨样骨瘤，常易误诊为局限性脓肿，但其特征为经常性隐匿，夜间疼痛重，局部压痛明显，但无红肿，少有全身症状。骨干骨肉瘤，局部 X 线片表现偶可与骨髓炎混淆，但根据发病部位、年龄、临床表现及特征性 X 线

表现可资鉴别。

三、化脓性关节炎

（一）病理生理与临床表现

化脓性关节炎为化脓性细菌侵犯关节而引起的急性炎症，多为葡萄球菌及链球菌经血液进入关节所致，也可由外伤、软组织感染及化脓性骨髓炎蔓延而来。病变发展分为三个阶段，即早期，浆液性渗出期，关节滑膜充血、肿胀、白细胞浸润，关节腔内有浆液性渗出液；中期，浆液纤维蛋白性渗出期，感染继续发展，关节内渗液增多，含大量脓细胞和纤维蛋白性渗出物，关节滑膜和软骨面上纤维蛋白膜覆盖；后期，脓性渗出期，滑膜面坏死，渗液为脓性，关节软骨受侵蚀，继而侵蚀软骨下骨，软骨和骨端的破坏以关节承重部位显著，导致关节面破坏，关节间隙狭窄。此后，骨质增生修复，肉芽组织长入关节腔，可发生纤维化和骨化，导致关节纤维性或骨性强直。

婴儿期较儿童期多见，男性居多，病变多见于承重关节，如髋关节和膝关节；常为单发。临床发病急，常有严重的全身症状，如高热、寒战、白细胞增高、血沉加速等；关节部软组织出现严重的红、肿、热、痛，关节部有波动感，运动功能受限，渗液严重时，可致关节半脱位，膝关节受累时可出现浮髌征。

（二）影像学表现

1. X 线

早期主要表现为关节囊和关节周围软组织肿胀，关节间隙增宽，邻近骨质稀疏。若关节内渗液严重，关节囊松弛和肌肉痉挛等，可引起关节脱位或半脱位，以婴幼儿的髋关节和肩关节多见。继而关节软骨被破坏，关节间隙变窄，软骨下骨质破坏并周围新骨增生硬化，以关节承重区显著。严重者可出现广泛的干骺端骨髓炎、死骨形成、病理性关节脱位及骨骺分离，甚至脓液从关节囊破入软组织，组织坏死、钙化。感染控制后，病变进入修复阶段，骨质破坏停止，出现骨质硬化，骨骺密度逐渐恢复正常，若软骨和骨质破坏不严重，关节可保留一定的间隙和功能；若破坏严重，常形成关节骨性强直，遗留关节功能障碍。

2. CT

对细微病变显示较 X 线清晰，可见关节肿胀、积液、骨质破坏等。

3. MRI

MRI 能早期发现病灶，清晰显示关节软骨的异常，在判断病变范围及严重程度方面优于 X 线和 CT。早期滑膜增厚、水肿，关节渗液，T1WI 呈低信号，T2WI 呈高信号，关节间隙增宽。晚期关节间隙变窄，关节软骨破坏及骨端骨髓炎，呈长 T1、长 T2 信号。愈合期骨性强直，可见骨端连接，呈骨髓信号。

（三）诊断要点

急性起病，严重的全身症状和受累关节严重的红、肿、热、痛。X 线平片为首选检查方法，关节肿胀、积液，关节面下骨质破坏伴增生硬化，关节间隙早期增宽，晚期变窄。MRI 能早期发现关节软骨的异常，并在判断病变的范围及严重程度方面优于 CT 及 X 线检查。

（四）鉴别诊断

本病应与风湿、类风湿关节炎、创伤性关节炎及关节结核鉴别，但主要与滑膜型关节结核鉴别。关节结核起病较慢，全身及局部症状不明显且较轻，常伴慢性进行性关节肿胀、低热、淋巴细胞相对升高，常见窦道形成，不易愈合。病变发展缓慢，关节软骨破坏较慢，关节间隙一般无改变；软骨与骨破坏常见于关节面的边缘，承重部位晚期才出现破坏，骨质疏松呈渐进性，缓慢但较广泛，以骨破坏为主，少有增生，附近肌肉常有萎缩，关节强直较少见，多为纤维性强直。

四、骨与关节结核

（一）病理生理与临床表现

骨与关节结核分为骨结核，脊柱结核及关节结核。骨结核以长管状骨骨髓和干骺端结核、短管状骨结核常见。脊柱结核发病率较高，依次以胸椎、腰椎、颈椎常见，常累及多个椎体。关节结核包括骨性关节结核和滑膜结核。骨结核病理改变主要分为增生型（结核性肉芽组织增生）与干酪坏死型，两型可混合存在，以某一型为主，也可相互转化。脊柱骨结核感染后形成结核性肉芽肿、干酪样变、死骨及寒性脓肿，造成椎体骨质破坏、塌陷变形，常累及多个椎体，致脊髓受压及脊柱侧弯畸形等。关节结核多见于髋关节，其次膝关节，包括原发性（滑膜型）结核和继发性结核（骨骺或干骺端发展至关节的骨型结核），结核分枝杆菌易侵犯邻近的骺软骨及关节软骨。

临床上骨与关节结核进展慢，病程长，症状轻微，多有低热、血沉加快。早期局部疼痛、肿胀，晚期可出现窦道、脓肿等，长期进展出现发育障碍及骨与关节畸形、功能障碍、脊髓神经压迫症状等。

（二）影像学表现

1. X 线

（1）骨结核

1）长管状骨结核好发于骨髓及干骺端，股骨、胫骨及尺桡骨远端常见，一般单发，少数多发，分为中心型和边缘型。中心型早期为局限性骨质疏松，点状骨质破坏逐渐融合扩大，边缘多较锐利，破坏区可见砂粒样死骨或钙化点，常伴局限性骨膜增生，骨质破坏灶常跨越骨骺。边缘型多位于骺板愈合后的干骺端，特别是长管状骨骨突处，早期为局部骨质糜烂后形成骨质缺损，边缘硬化及周围软组织肿胀。

骨干结核多发生于年幼儿童，好发于胫骨及尺、桡骨，多偏于骨干一侧。病变起于骨松质，早期表现为局限性点状骨质稀疏区，进展期骨髓腔内形成单发或多发圆形或椭圆形骨质破坏区，长轴与骨干长轴一致，边缘清晰，伴周围骨质硬化，骨内膜增生硬化，若侵及皮质，引起骨膜增生，骨干增粗，类似短管骨结核“骨气臌”表现。

2）短管骨结核手足短管骨较足多见，易累及近侧中节指（趾）骨。早期表现为软组织肿胀，局限性骨质疏松，继而骨内出现圆形、类圆形或多房样骨质破坏，骨干膨隆，皮质变薄并见层状骨膜反应，形成“骨气臌”样改变。少数可穿破皮肤形成窦道，很少侵及关节。修复期出现破坏区缩小硬化。

（2）脊柱结核

1）溶骨性骨质破坏有 5 种类型。①中心型早期表现为局限性骨质疏松，进而形成圆形或不规则形骨质缺损区，可有小死骨，椎体塌陷，邻近椎间盘及椎体受侵，椎间隙变窄。②边缘型椎体前缘上、下角骨质破坏，常伴邻近椎间隙狭窄及椎旁脓肿，破坏邻近椎体可发生椎体融合；晚期，椎旁脓肿沿前纵韧带向上、下扩张，数个椎体前缘形成凹形骨质缺损。③骨膜下型早期形成椎旁脓肿，椎体前缘可见弧形凹陷的骨质缺损区，晚期破坏椎体及椎间盘，椎间隙变窄。④附件型少见，X 线不易显示，病变局限于棘突、横突、椎弓及椎板等，受累部位呈溶骨性破坏，邻近软组织肿胀。

2）椎体及脊柱畸形，椎体破坏变形呈楔形、扁平状，或相互嵌入甚至融合，脊柱多呈后凸畸形。胸椎结核多见，腰骶椎多见侧凸畸形。

3）受累椎间隙狭窄或消失，多见于边缘型脊柱结核，骨膜下型和附件型少见。

4）寒性脓肿形成，胸椎结核出现率最高，脓肿常呈梭形，也可呈长带形或波浪形。颈椎结核多为咽后壁脓肿，脓肿壁可有斑点状或条片状钙化影。

（3）关节结核

1）滑膜型好发于膝、髋、踝关节，早期为软组织肿胀、关节间隙略宽或正常，邻近骨质疏松，继而出现关节边缘虫蚀状骨破坏，关节间隙不对称性变窄，骨端骨质破坏；晚期破坏缘清晰硬化，寒性脓肿及瘘管形成，严重者关节纤维性强直。

2）骨型好发于髋、肘关节，具有骨骺和干骺端结核的表现，表现为关节软组织肿胀及关节间隙不对称狭窄，骨端骨质破坏、骨质疏松。若关节破坏严重，愈合后多发生纤维性强直。

2. CT

可早期显示细微骨质破坏、微小钙化、死骨及病理骨折情况，清晰显示脓肿或骨碎片大小形态位置及周围结构，观察附件型脊柱结核较 X 线平片清晰，显示椎管受累情况。滑膜型关节结核表现为关节囊增厚、关节积液及周围软组织肿胀、寒性脓肿，增强后脓肿壁及关节囊强化。

3. MRI

早于 X 线和 CT 显示各类型骨关节结核病灶位置及范围，脊柱结核应用优势最大。MRI 有利于观察软组织及椎管内侵犯、关节肿胀、滑膜充血，软骨及软骨下骨破坏、周围肿胀情况。破坏区病灶呈 T1 较低信号，T2 高低混杂信号，关节积液呈长 T1、长 T2 信号，脓肿及肉芽肿呈 T1 低信号，T2 高低混杂信号，增强扫描肉芽肿呈不均匀强化，脓肿壁明显强化。

（三）诊断要点

骨与关节结核进展慢，病程长，全身症状轻微，局部症状明显。主要表现为受累部位骨质疏松、虫蚀状骨质破坏并逐渐融合扩大，砂砾样死骨，骨质增生硬化较局限，软组织肿胀及寒性脓肿形成，脓肿壁可有钙化，关节间隙及椎间隙狭窄，晚期出现骨关节畸形。

（四）鉴别诊断

1. 骨结核需与骨囊肿、软骨母细胞瘤及慢性骨脓肿鉴别

骨囊肿，好发于长管状骨的骨干或干骺端的中心，呈圆形或卵圆形透亮区，边界清楚，骨皮质膨胀变薄，易发生病理性骨折，囊腔内无死骨，可见碎片陷落征。骨骺结核需与软骨母细胞瘤鉴别，后者好发于青少年，多见于骨骺部，常侵犯干骺端，呈膨胀性骨质破坏，边界清楚、锐利，边缘可见硬化环，瘤内可见钙化或骨化影。慢性骨脓肿，好发于干骺端，骨破坏周围见移行性硬化环，较少有骨膜反应，软组织一般无改变。

2. 脊柱结核需与化脓性脊柱炎、椎体压缩性骨折、朗格汉斯细胞组织细胞增生症、转移瘤进行鉴别

化脓性脊柱炎，发病急骤，病程短，进展快，全身中毒症状明显，骨质增生硬化显著且较结核出现早。椎体压缩性骨折，有外伤史，常呈楔形，可见横向压缩性骨折线，骨小梁嵌插，无椎间隙变窄及椎旁脓肿。朗格汉斯细胞组织细胞增生症，多单个或跳跃性累及数个椎体，椎体呈一致性扁平椎，椎间隙正常，无椎旁软组织脓肿。转移瘤，一般不累及椎间盘，常首先侵犯椎体后部及椎弓根，呈跳跃性，软组织肿块较局限。

3. 关节结核需与化脓性关节炎、类风湿关节炎进行鉴别

化脓性关节炎，发病急骤，全身症状明显，病变进展快，负重关节面首先破坏，关节间隙早期变窄，晚期可形成骨性强直。类风湿关节炎，常多发手足小关节对称性受累，关节间隙变窄出现早。

五、先天性骨梅毒

（一）病理生理与临床表现

先天性骨梅毒是梅毒螺旋体引起的慢性系统性感染性疾病。先天性骨梅毒具有胎传性，分为 4 岁以内的先天性早发型骨梅毒，5 ~ 15 岁发生的先天性晚发型骨梅毒。梅毒螺旋体侵入干骺端、骨干及骨膜等，导致软骨骨化障碍，形成梅毒性肉芽肿，产生骨质增生性和破坏性改变，引起骨软骨炎、骨干炎及骨膜炎等。骨软骨炎好发于长骨干骺端，胫骨和股骨多见，称为干骺端炎，为早发型骨梅毒的特征。早发型梅毒临床表现主要为皮疹、肢体不能自主运动、软组织肿胀。晚发型骨梅毒则以间质性角膜炎、神经性耳聋、楔状牙、军刀腿等为特征。实验室

检查，血清华康氏反应阳性。

（二）影像学表现

1. X 线

（1）早发型骨梅毒：四肢长骨骨干和干骺端多骨广泛对称性受累，主要表现为干骺端炎、骨膜炎、骨干炎。其中，干骺炎为最重要诊断依据，多于出生后6个月内出现，表现为临时钙化带密度增高及增厚，继而其下方骨质破坏出现锯齿状横行透亮带，晚期引起骨骺板增宽或骨骺分离。双侧月骨近端内侧对称性骨质破坏称为 Wimberger 征，为早发型骨梅毒特征表现。骨膜炎表现为长骨骨膜增生，呈层状，骨膜与骨干长轴平行，一般较为广泛，且对称性分布。骨干炎，病变呈散在不规则骨破坏区，广泛不规则骨质疏松和骨增生硬化。

（2）晚发型骨梅毒：骨膜炎最常见，常发生于双侧胫骨，骨膜层状增厚，骨干骨膜下骨质增厚（图 3-29），致骨干增粗前凸，髓腔变小，形成“军刀状胫骨”。骨髓炎主要侵犯骨干，胫骨常见，表现为不同程度的骨硬化，伴有骨破坏和死骨形成。局限性病变称为树胶肿，为边界不规则的骨破坏区；弥漫性病变可引起骨松质内斑片状骨破坏，骨小梁致密而不规则，死骨不常见。

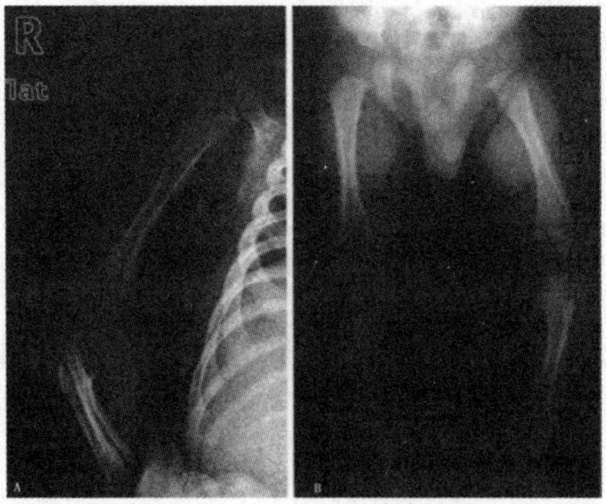

图 3-29 骨梅毒 X 线表现

注：男，16 天。A、B. 右上肢双下肢正位片，四肢长骨临时钙化带密度不均匀并局部锯齿样改变，带下见横向透亮带，长骨骨干均见骨膜增生，肱骨、尺桡骨、股骨远端干骺端均见虫噬样骨质破坏

（三）诊断要点

先天性骨梅毒典型表现为干骺端炎、骨干炎和骨膜炎，四肢长管状骨骨干和干骺端多发、广泛、对称性受累。典型 X 线平片结合临床病史及实验室检查即

可明确诊断。

（四）鉴别诊断

先天性骨梅毒需与婴儿急性化脓性骨髓炎、婴儿骨皮质增生症鉴别。

（1）婴儿急性化脓性骨髓炎：起病急骤，常有红、肿、热、痛，病变较局限，单发，不具有多发、广泛、对称性特点。不出现先期钙化带增厚及下方的横向透亮带，骨质破坏和增生较显著，死骨多见，较快形成包壳。

（2）婴儿骨皮质增生症：是一种自限性疾病，3 ~ 6 个月发病，6 个月后不治而愈。软组织肿胀，骨皮质增厚，层状骨膜反应，以骨干受累为特征，无骨梅毒常见的干骺端炎表现。

六、幼年型强直性脊柱炎

（一）病理生理与临床表现

幼年型强直性脊柱炎（JAS）是指 16 岁以前发病的慢性进行性关节炎，以脊柱、骶髂关节受累为著，髋关节、肩关节及膝关节也可受累，四肢小关节极少侵犯。多见于男性，常具有家族遗传性，起病较快，大多以外周关节炎，特别是下肢大关节如髋关节、膝关节炎症多见（较成人强直性脊柱炎病例发生率高），为非对称性，病程反复交替。多见低热、贫血、乏力、消瘦等全身症状。典型临床表现为腰背部疼痛、晨僵及脊柱活动受限。实验室检查血沉快，90% 患儿血清 HLA-B27 阳性。

本病病理改变主要为非特异性滑膜炎和肌腱附着点炎。肌腱附着点炎是强直性脊柱炎的主要病理特征，炎症过程引起附着点侵蚀，邻近骨的骨髓炎，进而形成肉芽组织，引起软骨骨端破坏，导致周围软组织和韧带的钙化、骨化。脊柱前软组织骨化，常累及椎间盘外周的纤维环和前纵韧带的后部。滑膜炎可导致滑膜增生、血管翳形成，破坏关节软骨和软骨下骨，并被纤维组织取代，引起关节强直。

（二）影像学表现

1.X 线

（1）骶髂关节炎：表现为关节单侧或双侧对称性受累，早期骶髂关节边缘模糊，继而关节软骨破坏出现假性关节增宽（图 3-30），关节面不规则并周围骨质硬化，晚期关节间隙狭窄消失、关节融合强直。

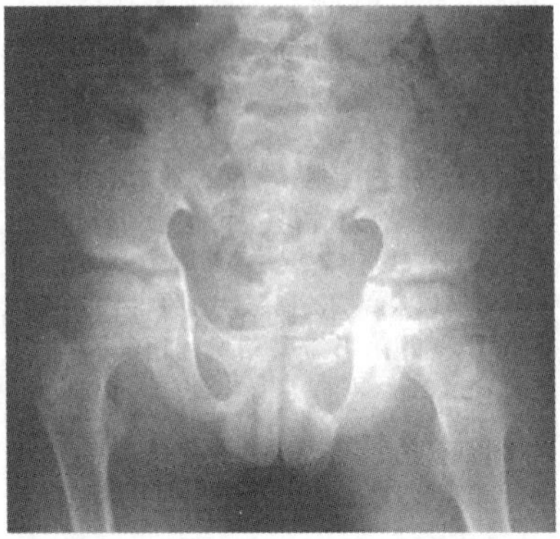

图 3-30 幼年型强直性脊柱炎 X 线表现

注：男，12 岁。骶髂关节正位 X 线片示，双骶髂关节间隙假性增宽，关节面不规则骨质破坏，双侧髋关节面不规则，密度略增高

（2）脊柱改变：JAS 向上侵犯脊柱较少，多自骶髂关节上行性进展，表现为椎体骨质疏松，椎体上下缘骨质破坏伴硬化，逐渐形成方形椎，椎间隙变窄；椎体小、关节面模糊、硬化。严重者广泛的椎旁软组织钙化和椎体间骨桥形成，脊椎呈竹节样强直。

（3）四肢关节：最常累及髋关节等下肢大关节，其次为膝关节。主要表现为关节间隙变窄，骨质疏松，关节面模糊，关节面下骨侵蚀伴硬化，髋臼缘骨质增生，继而形成骨性强直。

2.CT

可发现骶髂关节早期的轻微变化，如关节边缘的粗糙、模糊，骨性关节面毛刷状或锯齿状的骨侵蚀伴硬化等。亦可显示小关节间隙狭窄、软骨下骨侵蚀、硬化，及关节囊、韧带钙化等。利于显示骶髂关节早期骨质改变，小关节早期骨质破坏及关节间隙情况。

3.MRI

利于早期显示滑膜炎、关节软骨破坏及骨与软组织水肿，可见长 T1、长 T2 信号，血管翳明显强化，肌腱、韧带及骨附着处可出现骨质破坏或水肿改变。

（三）诊断要点

下肢大关节起病，单侧或双侧骶髂关节骨质破坏、硬化。典型改变 X 线平片即可诊断，CT 和 MRI 检查易于观察骶髂关节及其他外周关节早期骨质破坏情况，MRI 对于显示骨髓或软组织水肿更具优势。

（四）鉴别诊断

本病主要与幼年型类风湿关节炎鉴别，后者女性多见、多关节对称性发病、手足小关节受累为主，小关节肿胀及关节周围骨质疏松，关节面硬化及融合少见、类风湿因子阳性。

七、幼年型类风湿关节炎

（一）病理生理与临床表现

幼年型类风湿关节炎（JRA）是小儿时期一种常见的结缔组织病，以慢性关节炎为其主要特点，并伴全身多系统受累。病因不明，目前认为，其与感染诱发易感人群产生异常免疫反应有关。现国际风湿病学联盟儿科常委专家组，将儿童时期不明原因关节肿胀持续 6 周以上病例统一称为幼年特发性关节炎（JIA），从而取代幼年型类风湿关节炎和幼年慢性关节炎。

本病可发生于任何年龄，4 岁以下多见。依据起病最初 6 个月的临床表现，可分为全身型、多关节型及少关节型。

1. 全身型

起病多急骤，全身症状明显，主要表现为发热（弛张型高热）、皮疹（随体温升降而出现或消退）、关节症状（关节痛症状轻微，随体温升降而加重或缓解，以膝关节最常受累）、肝脾及淋巴结肿大（约半数病例出现肝脾大，多数患儿可有全身淋巴结肿大）、胸膜炎及心包炎（约 1/3 患儿出现胸膜炎或心包炎，但无明显症状）、神经系统症状。

2. 多关节型

多见于女孩，起病缓慢或急骤，受累关节大于等于 5 个，通常从大关节开始，逐渐累及小关节，呈对称性发生，关节症状明显，全身症状轻微。约半数患儿颈椎关节受累致颈部活动受限，颞下颌关节受累引起咀嚼困难，少数累及环杓关节出现声哑、喉喘鸣。

3. 少关节型

受累关节不多于 4 个，以膝、踝、肘等大关节为主，非对称性发病。

（二）影像学表现

1.X 线

病变可累及一个或多个关节，以手掌指关节、腕关节、膝关节等多见。脊柱之病变以颈椎多见：早期关节腔积液，关节间隙略增宽，关节囊及关节周围软组织肿胀，关节面略毛糙，关节周围骨质疏松，掌骨及跖骨可出现骨膜反应，长骨干骺端骨皮质密度减低、临时钙化带下可见横向透亮线影；晚期关节积液减少，广泛、对称性关节间隙变窄，关节面骨质破坏、呈小凹陷状骨质缺损，骨质疏松明显，关节可呈屈曲状，严重者可有关节脱位或半脱位，最后出现纤维性强直或骨性强直、肌肉萎缩。颈椎类风湿关节炎表现为寰枢椎半脱位和椎弓关节僵直。

2.CT

表现为手足小关节多发对称性增粗肿胀，关节面边缘小的骨质破坏区，广泛性骨质疏松。大关节受累还可显示关节腔积液，关节腔内可见软组织密度影且明显强化。

3.MRI

可显示关节滑膜增厚和关节积液。早期增生滑膜富含血管翳，呈长 T1、长 T2 信号影，增强后明显强化。邻近骨髓水肿，呈长 T1、长 T2 信号影。骨髓水肿是骨质破坏的前期表现，骨质侵蚀破坏也表现为长 T1、长 T2 信号影，可明显强化。MRI 还可显示颈椎受侵情况，包括颈椎区血管翳、寰枢椎或寰枕脱位、颈髓受压等情况。

（三）诊断要点

本病的诊断主要依据临床表现，凡全身症状或关节病变（单个或多个关节炎症）持续 6 周以上，发病年龄小于 16 周岁，能排除其他疾病者，可考虑本病。本病宜首选 X 线平片进行筛查诊断，早期 JRA 宜选 MRI 检查。

（四）鉴别诊断

以高热、皮疹等全身症状为主者，应与全身感染（败血症、病毒感染等）、恶性病（白血病、淋巴瘤等）相鉴别，临床表现及实验室检查有助于鉴别诊断。以关节受累为主者应与关节结核、Reiter 综合征等鉴别。关节结核多为单个关节发病，关节软骨和骨质破坏相对严重，可见死骨及关节周围冷脓肿；Reiter 综合征又称肠病后类风湿、眼尿道关节综合征等，以结膜炎、尿道炎和关节炎三联征为特征，侵犯关节不对称、肌腱和韧带附着部增生为其特征。

（五）回顾与展望

骨感染好发于儿童和青少年，MRI 对于早期诊断和鉴别诊断具有较明显的优势，可以清晰显示脓肿、水肿、软组织改变，DWI 和 MRS 对于鉴别炎症与肿瘤以及肿瘤的良恶性有一定意义。但是，观察死骨和钙化仍需要结合 CT 和 X 线平片检查。

第七节　骨肿瘤和肿瘤样病变

良性肿瘤和肿瘤样病变

一、骨软骨瘤及软骨瘤

骨软骨瘤

（一）病理生理与临床表现

骨软骨瘤又称外生骨疣，是最常见的良性骨肿瘤，占所有良性骨肿瘤的20%～50%，占全部骨肿瘤的8%～12%，病因不明，多在骨骼发育成熟后停止生长。多见于青少年，男性发病率约为女性2倍。好发于股骨下端、胫骨上端及肱骨上端。多无临床症状，病变较大可压迫周围组织产生症状，可单发或多发，多发性骨软骨瘤具有遗传性。病理上由骨性基底、软骨帽和纤维包膜构成。骨性基底内为松质骨，外为薄层皮质骨，均与宿主骨相连接。透明软骨帽位于骨性基底的顶部，

其厚度与年龄有关，年龄越小，软骨层越厚，面积越大，随年龄的增长可逐渐退化。软骨帽外包绕纤维包膜，其深层可产生透明软骨。单发者恶变率小，多发者恶变率较高。

（二）影像学表现

1. X线

骨的干骺端背向关节形成窄或宽基底菜花样突起，骨皮质、骨松质与母骨相连续，顶部呈菜花状（图3-31），可有斑点状钙化斑，邻近骨骼偶见有压迹。恶变者生长迅速，游离于病变外的半环状钙化增多。

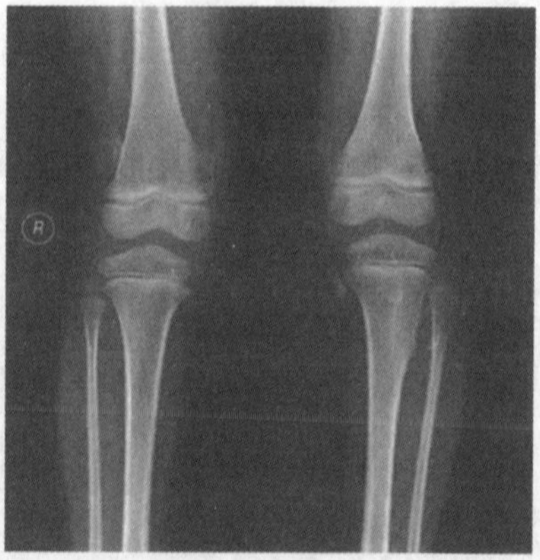

图 3-31 双膝关节多发骨软骨瘤 X 线表现

注：男，6 岁。双膝关节正位片示，双侧股骨、腓骨、左侧胫骨干骺端有多个骨性突起，皮质、髓腔与病骨延续，背向关节生长，末端呈半圆形，表面光整

2. CT

能清晰显示瘤体骨皮质及骨松质与母骨相延续，软骨帽密度较低、常显示不清。CT 对于鉴别诊断及复杂解剖部位病灶的显示有意义。

3. MRI

病变皮质与母骨皮质信号相同，骨松质信号与干骺端信号相同，软骨帽为长 T1、长 T2 信号，最外层软骨膜呈线状低信号。

（三）诊断要点

干骺端背向关节骨性突起，皮质、松质与母骨相延续。X 线基本可以确诊本病，通常不需做 CT、MRI。CT 能显示复杂解剖部位病灶及其对周围组织结构的影响，MRI 利于显示软骨帽，较 CT 更细致的显示病灶与周围组织的关系。

（四）鉴别诊断

本病影像学特征明显，比较容易诊断。本病需要与骨旁骨瘤及外伤、感染所致的骨膜成骨相鉴别。前者与宿主骨无连续，后者多有明确的外伤或感染的临床表现，宿主骨皮质完整而增厚，累及范围较广。典型影像学表现者可以准确诊断，表现不典型者需组织病理学确诊。如病变疼痛明显，生长迅速，软骨帽增厚呈肿块，且钙化增多、模糊，提示可能已恶变为软骨肉瘤。

软骨瘤

（一）病理生理与临床表现

软骨瘤是仅次于骨软骨瘤的第二常见良性骨肿瘤，病理为软骨细胞和丰富的透明软骨基质伴程度不一的钙化。10 ~ 40 岁多见，男女发病率相近，手足短管状骨好发，近节指骨更多见。单个病变发生于髓腔内的称为内生软骨瘤，发生于骨皮质者称为皮质内软骨瘤，发生于骨膜者称为骨膜软骨瘤。病变多发者称为软骨瘤病，多发软骨瘤合并肢体发育畸形者称为 Oilier 病；多发软骨瘤合并皮肤、内脏血管瘤或淋巴管瘤者，称为 Maffucci 综合征。本病病程长，多无临床症状，局部肿胀可触及质硬包块，可有轻微疼痛及压痛，软骨瘤病可有关节、肢体变形，如生长迅速、疼痛明显者常提示有恶变。

（二）影像学表现

1. X 线

发生于小管状骨的病骨粗大变形，病灶呈卵圆形，偏心性生长，呈不均匀低密度的溶骨性骨质破坏区，伴有砂粒状或不规则钙化灶，病变边界清楚，可伴硬化边，无骨膜反应及软组织肿块。发生于长管状骨的病灶多近干骺端，骨骼变形不明显，病灶内环状、半环状钙化，骨皮质内侧面有扇贝样改变。Oilier 病为多发的内生软骨瘤，常合并骨骼畸形，未闭合的干骺端可见火焰状、舌状内生软骨瘤，背向关节插入干骺端，干骺端骨皮质掀起，后期骨骼肢体畸形。Maffucci 综合征为多发内生软骨瘤合并皮肤、内脏血管瘤或淋巴管瘤，血管瘤内多可发现小圆点状高密度静脉石。

2. CT

可显示病变内部的砂砾状、斑点状及小环状钙化，能清楚地显示病变边界。

3. MRI

T1WI 等低信号，T2WI 高信号，钙化为低信号，边界清楚，边缘分叶状，边缘、内部有线状低信号影，周围骨髓无水肿。

（三）诊断要点

骨髓腔内膨胀性溶骨性破坏区伴砂粒状或环状钙化，边缘清楚，骨皮质内侧面轻度扇贝样改变。X 线平片基本可以定性诊断，CT 能显示病灶内的细微钙化、病灶边缘及骨皮质的情况，MRI 对软骨基质显示佳，对鉴别诊断有一定意义。

（四）鉴别诊断

本病影像学多能明确诊断，发生于指骨的内生软骨瘤应与骨结核相鉴别，虽然病灶内钙化相似，但骨结核骨破坏区周围有不同程度骨质增生、骨膜反应、软组织肿胀，部分可侵犯关节。皮质内软骨瘤应与骨样骨瘤鉴别，骨样骨瘤有瘤巢，瘤巢内有瘤骨，周围骨质增生及水肿明显。骨膜软骨瘤应与骨膜软骨肉瘤及骨旁骨肉瘤鉴别，后两者骨质破坏明显，伴软组织肿块，增强扫描明显强化。

二、骨样骨瘤

（一）病理生理与临床表现

骨样骨瘤是一种原因不明的成骨性肿瘤，约占全部良性骨肿瘤的 10%，男女发生比率约 3 ∶ 1，10 ~ 30 岁多见，约半数发生于股骨和胫骨，约 10% 发生于椎骨。临床表现为局部疼痛，夜间加重，偶有隆起、红肿、热感及肢体活动受限，多数患者服用水杨酸疼痛缓解。病灶位于骺板处可加快骨生长并引发畸形，病灶累及椎弓时患者因疼痛向患侧弯曲，病灶位于关节内时引起滑膜炎症。病理上为直径 0.5 ~ 2cm 的类圆形瘤巢（可多发）和周围硬化部分组成，瘤巢内伴砂砾样钙化。按发生的部位分为皮质型、髓质型以及骨膜下型，皮质型约占 80%。

（二）影像学表现

1. X 线

类圆形瘤巢常为低密度，瘤巢内有斑点状高密度钙化灶，瘤巢周围骨质增生硬化、骨膜反应明显，是其典型 X 线表现；如果瘤巢过小、瘤巢内钙化较多、瘤巢周围骨质增生明显，瘤巢常常难以发现；如果瘤巢位于髓质或关节内、肌腱韧带附着处、末端指 / 趾骨，其周围骨质增生、骨膜反应不明显，瘤巢有时反而呈高密度结节。

2. CT

CT 更容易发现瘤巢，且能精确定位与测量，并能清晰显示瘤巢内部成分与结构、周围骨质增生硬化、骨髓腔与关节腔情况。瘤巢为类圆形软组织密度，中心有高密度钙化灶，形如鸟巢中一枚鸟蛋，大多时候能在瘤巢周围增生的骨质中看到细小弯曲的血管沟，此征象称为“血管沟征”。

3. MRI

瘤巢呈混杂等长 T1、等长 T2 信号，钙化呈双低信号。增强扫描瘤巢明显强化，瘤巢周围骨髓及软组织出现长 T1、长 T2 水肿信号，关节腔内病灶出现关节积液、滑膜肿胀。

（三）诊断要点

夜间疼痛明显，水杨酸可缓解，瘤巢及周围骨质增生硬化、水肿。X 线有时不能显示瘤巢；而 CT 能清晰显示，尤其是复杂解剖部位的病灶；MRI 对瘤巢的显示不如 X 线和 CT，但对关节内病灶及瘤巢周围水肿的显示优于前两者。

（四）鉴别诊断

本病应与 Bmdie 骨脓肿和骨母细胞瘤相鉴别，Brodie 骨脓肿好发于干骺端，有炎性症状，骨质破坏区较大且偏髓腔，脓腔内钙化灶少，增强扫描脓腔不强化，常可见到脓腔到皮肤的蜿蜒窦道。骨母细胞瘤一般疼痛轻微，水杨酸治疗无效，瘤巢常大于 2cm，多位于松质骨，周围反应性骨硬化较少，骨膜反应明显。

三、骨母细胞瘤

（一）病理生理与临床表现

骨母细胞瘤占所有原发骨肿瘤的 0.5% ~ 2%，高发年龄为 10 ~ 30 岁，男女发病比例为约为 3 ∶ 1；好发于四肢长骨、脊柱，是脊椎附件常见的肿瘤，长骨中肱骨发病率最高。临床上病灶处持续性轻微疼痛，可有触痛，不剧烈，无夜间加剧、水杨酸缓解的特点。病理与骨样骨瘤相似，病灶常大于 2cm，可继发动脉瘤样骨囊肿。

（二）影像学表现

1. X 线

病灶大小 2 ~ 10cm，可位于骨皮质、骨膜下、松质骨，呈单囊或多囊的类圆形膨胀性骨质破坏区，病灶内密度不均，有斑点状、结节状、索条状钙化或骨化，且钙化程度随病变增大而增大，病灶边界清楚、有薄层硬化缘，周围骨质增生硬化轻微，病灶可有反应性骨包壳形成，随着肿块生长，周围软组织反应骨包壳可有断裂、软组织肿块形成及骨膜反应等。

2. CT

显示病灶的细微结构，如病灶内钙化程度，包壳完整性及周围软组织肿块、骨膜反应等，尤其是对于脊柱等复杂解剖部位，利于观察病变与邻近组织结构的关系及影响。

3. MRI

病灶内软组织成分呈等低信号，T2WI呈高信号；钙化、骨质增生呈双低信号；病灶周围骨髓及周围软组织水肿，T1WI 呈低信号，T2WI 呈高信号；病变如合并动脉瘤样骨囊肿可见液—液平面；增强扫描病变明显强化。

（三）诊断要点

膨胀性生长的溶骨性病灶，病灶内有多少不等的钙化或骨化，周围骨质硬化增生。CT 能显示复杂解剖部位病灶的细微结构，有利于病灶大小的测量。MRI 有利于显示脊柱病灶的范围、软组织肿块形态及局部水肿表现。

（四）鉴别诊断

本病应与骨样骨瘤、Brodie 骨脓肿和骨肉瘤鉴别。骨样骨瘤疼痛明显，水杨酸治疗有效，瘤巢常小于 1.5cm，周围骨质增生明显，膨胀性不如骨母细胞瘤明显。Brodie 骨脓肿一般有炎性症状及病史，骨质破坏区无膨胀性，脓腔内钙化灶少，增强扫描脓腔不强化。成骨型骨肉瘤常见象牙质瘤骨、Codman 三角及软组织肿块。

四、软骨母细胞瘤

（一）病理生理与临床表现

软骨母细胞瘤约占所有原发骨肿瘤的 1%，偶可侵袭性生长或发生肺转移，目前归类为中间型（偶发转移性）肿瘤；多发生于 5 ～ 25 岁，男性多见；好发于长骨骨骺或突起部位等继发性骨化中心，肱骨、股骨及胫骨最为常见，跟骨、距骨、髌骨等亦可发生；临床表现为局部疼痛、关节积液、肿胀及活动受限；病灶主要由软骨母细胞、软骨基质、窗格样钙化等组成。

（二）影像学表现

1. X 线

病变多为骨骺区类圆形或分叶状溶骨性低密灶，约 30%病灶内可有斑点状、片状钙化灶，病变边缘有窄的清晰硬化缘，病变膨胀性生长，可向关节内突入或穿越骺板累及干骺端，病变如膨胀明显多为合并动脉瘤样骨囊肿，病变可突破骨皮质形成软组织肿块，累及干骺端者可有骨膜反应，病变关节多有肿胀（图 3-32）。

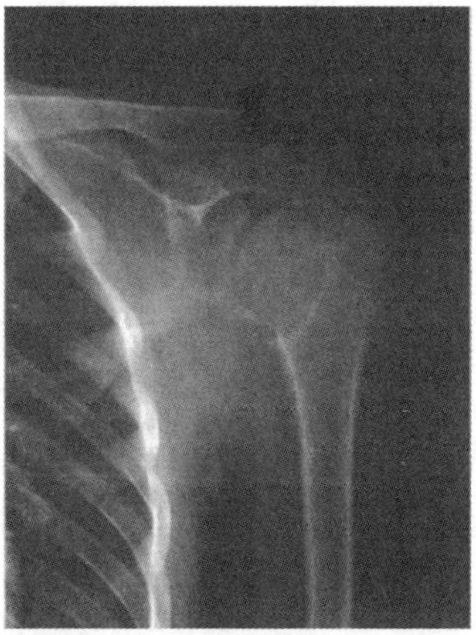

图 3-32 软骨母细胞瘤 X 线表现

注：男，15 岁。左肩关节正位片，左侧肱骨头骨骺、干骺端及小结节区囊状膨胀性骨质破坏，密度不均，边缘有硬化边，骨干内侧有骨膜反应

2. CT

能详细显示病灶的边界及侵袭范围，病灶内的小钙化及囊变，关节积液及软组织肿块，骨干的骨膜反应。

3. MRI

病变区 T1WI 以等低信号为主，T2WI 信号混杂，钙化灶为双低信号，囊变区为长 T1、长 T2 信号，软骨基质为等 T1、长 T2 信号，如合并动脉瘤样骨囊肿可见液 - 液平面，T2WI 压脂像可显示病变周围骨髓及软组织呈长 T1、长 T2 水肿信号，关节腔内积液为长 T1、长 T2 信号，增强扫描病变及骨膜反应可有不同程度强化。

（三）诊断要点

长骨骨骺内膨胀性溶骨性破坏，病灶内斑点状钙化灶，伴有硬化边，可累及关节腔及干骺端。X 线多数能提示诊断。CT 不仅能显示病灶的细微结构还能显示病灶对周围组织的侵犯。MRI 利于病变软骨基质、骨髓水肿以及合并动脉瘤样骨囊肿的显示。

（四）鉴别诊断

本病需要与骨巨细胞瘤、内生软骨瘤、软骨黏液样纤维瘤相鉴别。骨巨细胞瘤好发年龄为 20 ～ 40 岁，多发生于骨骺闭合的骨端，偏心性、膨胀性生长，中心无钙化灶，边缘无硬化缘。内生软骨瘤多发生于干骺端偏骨干，边缘扇贝样改变，膨胀性不明显，软骨黏液样纤维瘤多于干骺端发病，多房囊性，间隔钙化，囊内少有钙化。

五、单纯性骨囊肿

（一）病理生理与临床表现

单纯性骨囊肿（SBC），病因不明，目前归类为未明确肿瘤性质的骨肿瘤。病埋上为含有黄色透明液体的囊腔，内衬疏松结缔组织，骨皮质膨胀变薄本病青少年常见，男女发病比率约为 3 ∶ 1。病灶多位于肱骨、股骨近端松质骨内，其他部位的骨囊肿约占 15%，如骨盆、跟骨等，且在成人多见。临床多无症状，常因合并骨折出现疼痛、肿胀及活动受限而就诊。

（二）影像学表现

1. X 线

病灶位于长骨干骺端松质骨或骨髓腔内，一般不超越骺板、不侵犯关节，呈卵圆形透光区，轻度膨胀生长、骨皮质变薄，其长轴与骨干长轴一致，病灶边缘清晰、可有硬化缘，无骨膜反应；部分病灶边缘有多处向腔内生长骨嵴，若发生骨折骨皮质插入囊腔，称为“骨片陷落征”，亦可见骨膜反应，多无断端错位，可成角畸形，骨折自行愈合后囊肿可有扩大。

2. CT

囊腔内为囊性密度，均匀一致，有硬化缘，部分病灶可有突入腔内的骨嵴，骨皮质膨胀变薄、连续，无骨膜反应，若骨折可见骨皮质断裂、塌入囊腔，囊腔密度增高，周围软组织肿胀。

3. MRI

囊腔 T1WI 呈等、低信号，T2WI 呈高信号，骨折后囊内出血可见液 - 液平面。

（三）诊断要点

本病好发于青少年，一般 X 线片即可诊断，好发部位肱骨、股骨近端骨髓腔内，单房或多房囊性膨胀性病变，骨皮质变薄，合并病理性骨折时可见“骨片陷落征”。

（四）鉴别诊断

本病需要与类似囊性病变鉴别：骨巨细胞瘤，好发于中年人骨骺闭合的骨端，偏心性生长，多房、膨胀性明显，无硬化缘，骨折较骨囊肿少见。动脉瘤样骨囊肿，疼痛肿胀较明显，偏心性生长，明显膨胀性改变，伴液—液平面，囊内可有钙化或骨化。单发囊性骨纤维异常增殖症，囊腔密度较高，硬化缘较厚，倾向于横向（垂直于骨干长轴）不均匀膨胀生长。

六、动脉瘤样骨囊肿

（一）病理生理与临床表现

动脉瘤样骨囊肿（ABC）是一种充血性膨胀性骨病变，目前归类为未明确肿瘤性质的中间型肿瘤，常表现为多房囊性病变，偶尔表现为实性病变（实性动脉瘤样骨囊肿），伴有局部侵袭性。病因不明，包括原发性和继发性，可能与局部血流动力学障碍、外伤或遗传等因素相关，也可以继发于骨巨细胞瘤、纤维结构不良、骨母细胞瘤、软骨母细胞瘤、骨肉瘤等病变。病理主要表现为含有纤维间隔的海绵状血池，伴有成骨反应及多核巨细胞聚积。此外，近 70%的原发病例表现为 USP6 基因易位。常见于 10 ~ 20 岁青少年，主要临床特征为进行性局部疼痛和肿胀，其病情发展和进程变异较大，有时类似恶性肿瘤。由于病变具有局部侵袭性，10% ~ 20%可以复发，但无转移性。

（二）影像学表现

本病好发于长骨干骺端和脊柱椎体及附件，随病变发展的不同阶段（破坏期、活跃期、稳定期、愈合期），其影像学表现不同，长骨病变表现较具特征性，多数表现为偏心性囊性病变，但少数表现为骨旁型或中心型。

1. X 线

典型征象为偏心性膨胀性多囊性病变，界限较清楚，常伴硬化边，可伴有轻度骨膜反应，膨胀程度明显时称为“爆裂征”，囊内可见分隔或骨嵴，钙化少见。

2. CT

可以显示膨胀变薄的骨壳（硬化边），有时可不完整，其内常见多房骨性间隔，并充满液性密度影，有时可见液平，增强扫描时囊壁及分隔有强化。

3. MRI

典型表现为伴有液平的多房囊性膨胀性骨质破坏区，边界清楚，囊内出血信号随出血期不同而各异，病变轮廓常呈分叶状，周围可伴有 T2 高信号水肿带，增强扫描常表现为蜂窝样强化。

（三）诊断要点

好发长骨干骺端及脊柱，多房囊性膨胀性骨病变，液—液平面为特征性表现。MRI 较 X 线平片及 CT 更适合显示液平征象，更具诊断价值。动脉瘤样骨囊肿既往认为是肿瘤样病变，但最新 WHO 骨肿瘤分类已将其定义为中间型肿瘤，具有一定的分子遗传学特征。实性动脉瘤样骨囊肿很少见，缺乏囊性表现，但病理组织学符合 ABC 表现。

（四）鉴别诊断

由于本病包括原发和继发病变，且本身表现多样，容易导致漏诊或误诊。临床需要与骨巨细胞瘤、单纯性骨囊肿等鉴别。骨巨细胞瘤发生于骨骺闭合后的骨端，边缘多无骨质增生硬化，病灶内不是以液性成分为主，且无钙化或骨化。单纯性骨囊肿膨胀性不及 ABC 明显，MRI 显示囊内主要是液性成分，合并病理性骨折时可有出血信号及液—液平面。

七、纤维结构不良和骨性纤维结构不良

（一）病理生理与临床表现

（1）纤维结构不良（FD）：又名骨纤维异常增殖症，是一种良性纤维、骨组织异常增殖的发育性病变，与 GNAS1 基因突变相关，全身骨骼均可受累，大多数为单骨型发病。多发性 FD 合并性早熟和皮肤色素沉着，称为 McCune-Albright 综合征。FD 发病年龄常在 5 ~ 50 岁，10 ~ 20 岁好发，病理主要表现为增生的纤维组织替代正常骨组织，其内含骨组织，可伴钙化和囊变。

（2）骨性纤维结构不良（OFD）：则是一种良性发育性纤维骨性病变，特征性的累及婴儿和儿童的胫腓骨中段前面的皮质，多数小于 10 岁发病。病理表现为纵横交错的纤维组织和编织骨小梁、边缘围绕成排骨母细胞。

此两种疾病均归类于未明确肿瘤性质的肿瘤，由于命名、病理、临床及影像表现极为相似，容易混淆。

（二）影像学表现

FD 好发于四肢长骨（股骨、胫骨常见）和肋骨、颅面骨，长骨发病部位为干骺端及骨干，呈膨胀性生长。FD 以胫腓骨皮质偏心性膨胀性病变为特征，罕见累及尺骨及股骨。

1. X 线

其表现取决于病变中纤维组织增生的程度和新生骨小梁与成熟骨小梁的比例。X 线平片表现多样，呈囊状改变时，病灶偏心性膨胀生长，单个或多个圆形、椭圆透亮区，边缘硬化，囊内可见条状骨纹和斑点状致密影；呈磨玻璃状改变时，骨髓腔消失，皮质变薄，病变肢体增粗弯曲、变形，长骨可出现牧羊杖畸形；呈丝瓜络样改变时，病灶沿长骨纵轴呈偏心性生长，为梭形透亮区，内有粗大骨嵴分隔；呈虫蚀状改变时，为小片状溶骨性破坏，边界锐利，无硬化边。颅面骨受累，表现为颅骨外板变薄，板障增厚，密度增高，呈磨玻璃密度，与周围骨分界不清。

2. CT

表现为骨髓腔内圆形、类圆形、不规则的磨玻璃样或软组织密度影，周围见硬化边，邻近骨皮质可以不同程度的变薄，或与病变区不能区分，病变内可见蜘蛛网状的密集骨纹。

3. MRI

T1WI 见病灶多为低信号，在 T2WI 上呈低信号、等信号或高信号，取决于病变内增生的纤维组织、新生骨小梁和成熟骨小梁的含量，以及合并的囊变、出血。周围骨硬化在 T1WI 与 T2WI 上均表现为低信号。增强后病变有不同程度的强化，以周边强化明显。

（三）诊断要点

FD 呈囊状膨胀性骨质破坏伴磨玻璃密度改变，周围可见硬化边，FD 主要累及胫腓骨。

（四）鉴别诊断

主要与非骨化性纤维瘤、造釉细胞瘤和畸形性骨炎鉴别。非骨化性纤维瘤，为累及股骨及胫骨干骺端骨皮质的偏心性膨胀性病变，呈低密度影，可伴分隔及硬化边，边界清楚，无钙化及骨膜反应。造釉细胞瘤，主要累及颌骨和胫腓骨，年龄较大。畸形性骨炎，中老年男性多见，主要表现为骨质破坏与失去正常结构且排列紊乱的新生骨相间，称为“镶嵌状结构”。

八、纤维骨皮质缺损和非骨化性纤维瘤

（一）病理生理与临床表现

纤维骨皮质缺损（FCD），是儿童发育期常见的非肿瘤性纤维性病变，可能是儿童发育期的正常变异，临床常无明显症状，大多数可以自愈，发病年龄一般不超过 15 岁。

非骨化性纤维瘤（NOF），目前与良性纤维组织细胞瘤共同归类为纤维组织细胞肿瘤，病理学上认为是一种疾病。FCD 与 NOF 病理组织学表现类似，主要表现为成纤维细胞增生伴多核巨细胞和含铁血黄素，无坏死及新骨形成。NOF 病灶相对较大，侵犯骨髓腔，部分伴病理性骨折，需要手术治疗。多发性 NOF 合并牛奶咖啡斑、智力障碍、性腺功能低下、眼部畸形等称为 Jaffe-Campanacci 综合征。

（二）影像学表现

病变主要累及长骨干骺端骨皮质，股骨和胫骨病变占 90%，呈偏心性溶骨性破坏，无钙化，多为单发，少数多发。

1. X 线

累及骨皮质的类圆形或条片样边界清楚低密灶，可伴分隔及硬化边，病变长径与骨长轴一致，无骨膜反应，可继发病理性骨折，NOF 病灶较大、膨胀明显，侵犯骨髓腔。

2. CT

表现为骨皮质内膨胀性骨质破坏区，病变内可见不规则的骨性间隔或骨嵴，无钙化或骨化，髓腔侧可见硬化边，可判断病变是否侵犯骨髓腔。

3. MRI

病变纤维成分较多且成熟时，主要表现为 T1WI 及 T2WI 低信号；细胞或其他成分较多时，T2WI 呈不均匀高信号。

（三）诊断要点

累及股骨及胫骨干骺端骨皮质的偏心性膨胀性病变，界限清，无钙化及骨膜反应。X 线平片基本可以定性诊断，CT 和 MRI 可以帮助了解病变侵犯骨髓腔的情况。

（四）鉴别诊断

主要与动脉瘤样骨囊肿，内生软骨瘤和纤维结构不良进行鉴别。动脉瘤样骨囊肿，好发于长骨干骺端及脊柱，为多房囊性膨胀性骨病变，液—液平面为特征性表现。内生软骨瘤，好发于短管状骨，为骨髓腔内膨胀性溶骨性破坏区，内部可见砂粒状或环状钙化，骨皮质内侧面见扇贝样硬化边。纤维结构不良为偏心囊状透亮区或磨玻璃密度影，局部骨皮质增粗变形，病变区可有条索状骨纹及斑点状骨化影。

恶性骨肿瘤

一、骨肉瘤

（一）病理生理与临床表现

骨肉瘤是最常见的原发性恶性骨肿瘤，年发病率约为 2 ~ 3/10 万人，青少年发病率更高，约 10/10 万人，男女比率约为 1.7 ： 1，好发年龄 10 ~ 30 岁。骨肉瘤分类方法较多，按照肿瘤细胞分化程度分为高度恶性和低度恶性，按照 WHO 骨肿瘤组织病理学分类（2013），最常见为传统型骨肉瘤（含骨母细胞型、软骨母细胞型、成纤维细胞型三个亚型），约占 75%；此外还包括低级别中心型、毛细血管扩张型、小细胞型、继发型、骨旁型、骨膜型、高级别表面骨肉瘤。

骨肉瘤起源于具有成骨潜能的原始间叶细胞，发病机制仍不明确，但与染色体、基因异常等分子遗传学变化及环境、外伤等具有相关性，病理特征为肿瘤细胞形成未成熟的类骨组织，肿瘤细胞异型性明显，且具有向成骨、成软骨、成纤维方向分化。临床主要表现为疼痛、肿胀、发热和活动障碍，目前主要治疗方式为手术加手术前后辅助化疗，5 年生存率为 60% ~ 70%。

（二）影像学表现

四肢长骨发生率约占 80%，股骨远端、胫骨和肱骨近端的干骺端最为常见，骨干亦可发生，极少数可累及骨骺，甚至出现跳跃性多发性病灶，骨质破坏伴软组织肿块是骨肉瘤最特征的影像表现。

1. X 线

早期主要表现为虫蚀状或筛孔状骨质破坏，之后逐步形成边缘不清的骨质破坏区，伴有成骨型（高密度或象牙质样）、溶骨型（低密度）和混合型密度表现。肿瘤骨形成是骨肉瘤重要的诊断依据，呈云絮状、斑块状及放射状或针状表现。骨肿瘤长大后可以侵犯骨质外形成软组织肿块，其内亦可以出现瘤骨。同时，骨肉瘤会引起各种骨膜反应，典型征象为 Codman 三角，即骨肉瘤突破骨膜边缘后在肿瘤上、下两端残留骨膜新生骨与骨皮质间呈三角形改变（图 3-33）。

2. CT

可以更好地显示骨质破坏边界和瘤骨形成，特别是更加清晰显示骨皮质完整性和软组织肿块形态。对于钙化、囊变、坏死等更加敏感。

3. MRI

肿瘤病灶主要表现为边界不清的不均匀长 T1、长 T2 信号，对于坏死、出血、囊变等敏感，肿瘤骨为长 T1、短 T2 信号，骨膜反应呈等 T1、短 T2 信号。增强扫描呈不均匀明显强化。MRI 最大价值在于帮助确定病变的浸润范围及局部分期，特别是肿瘤与周围组织（骨骺、关节、血管、神经等）的关系，以帮助确定手术方案。血管扩张型骨肉瘤容易表现为多房变性病变，部分类似动脉瘤样骨囊肿，短期内进展迅速者需考虑本病可能。另外，DWI 及 DCE-MRI 等成像技术对于判断肿瘤恶性程度及评估疗效有一定帮助。

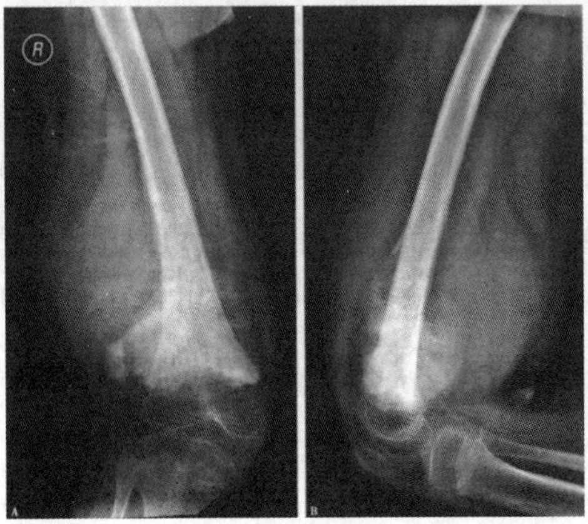

图 3-33 骨肉瘤 X 线表现

注：男，8 岁。右股骨正侧位片，右股骨下段干骺端骨质破坏并密度不均匀增高，周围伴软组织肿块、片絮状瘤骨及放射状骨针，边缘可见骨膜反应（Codman 三角）

（三）诊断要点

骨质破坏、瘤骨形成、骨膜反应（Codman 三角）、软组织肿块形成为基本影像特征。X 线平片对于多数骨肉瘤可以定性诊断，MRI 是评估肿瘤浸润范围和局部分期的最佳手段，可以帮助指导临床治疗，但 MRI 对钙化和瘤骨显示欠佳。骨肉瘤亚型较多，影像表现多样。骨肉瘤常发生肺转移，后者与预后密切相关，因此，在骨肉瘤的常规检查中都需要同步胸部 CT 监测肺部情况。此外，全身骨扫描也可以帮助肿瘤分期。

（四）鉴别诊断

成骨型骨肉瘤主要与化脓性骨髓炎鉴别，溶骨型骨肉瘤需与尤因肉瘤及转移瘤等鉴别，血管扩张型骨肉瘤需与动脉瘤样骨囊肿鉴别。化脓性骨髓炎，起病急，局部和全身症状显著，典型影像学表现结合临床与实验室检查可与骨肉瘤鉴别。尤因肉瘤，发病年龄较骨肉瘤低，而且对放疗极为敏感，数月后肿瘤可缩小，骨破坏可修复。神经母细胞瘤，骨转移为多发病灶，原发肿瘤是重要的鉴别诊断依据；血管扩张型骨肉瘤，表现为多房囊性病变，部分类似动脉瘤样骨囊肿，短期内进展迅速者需考虑本病可能。

二、尤因肉瘤

（一）病理生理与临床表现

尤因肉瘤目前归类为杂类肿瘤，是源于骨髓未分化间质细胞的高度恶性小圆细胞肿瘤，约占原发性恶性骨肿瘤 6% ~ 8%，是青少年人群发病率仅次于骨肉瘤的恶性骨肿瘤。尤因肉瘤的发病具有明显的遗传学特征，几乎所有病例都与染色体异位、EWS-FUll 和 EWS-ERG 等基因融合相关，病理特征为弥漫生长均匀一致的未分化小圆细胞，围绕血管形成“假菊花团”结构。尤因肉瘤好发年龄 5 ~ 15 岁，男女比例约为 1.5 ： 1。临床主要表现为疼痛、肿胀及发热、白细胞增多等，有时易误诊为骨髓炎。尤因肉瘤恶性程度高，易发生骨骼、肺和其他脏器转移，预后较差，肿瘤对放疗极为敏感。

（二）影像学表现

长骨骨干发生率约 70%，其余主要发生于扁骨及脊柱。

1. X 线

病变呈弥漫性或虫蚀样骨质破坏、边缘不清，骨皮质可见破坏或硬化增生而增厚，周围伴葱皮样或放射状骨膜反应，可出现 Codman 三角，可见垂直于骨表面的纤细、密集而短小的放射状骨针，骨破坏区周围软组织肿块形成，但没有瘤骨。发生于骨盆的病变更易形成较大软组织肿块。

2. CT

表现为骨干中央的侵蚀性破坏区，伴有“洋葱皮样”骨膜反应。病变骨呈膨胀性改变，骨髓腔呈弥漫性骨质疏松及虫噬性破坏，边界不清，骨皮质呈筛孔样缺损，肿瘤突破骨膜可见放射状骨针。周围软组织肿块常较大，与骨破坏区不成比例，增强扫描骨破坏区及软组织肿块呈不均匀强化。

3. MRI

骨髓腔内不均匀长 T1、长 T2 信号，边界不清，内可伴有出血及坏死囊变，瘤周水肿在抑脂 T2WI 呈明显高信号，骨皮质信号不规则中断，骨膜反应呈等 T1、短 T2 信号，增强扫描肿瘤呈较明显不均匀强化。

（三）诊断要点

典型表现为边缘不清、弥漫渗透性骨质破坏并软组织肿块形成，葱皮样或针样骨膜反应。X 线平片适合观察骨质破坏及骨膜反应。MRI 显示骨髓腔内早期浸润、骨质破坏、骨外侵犯的范围优于 X 线平片和 CT。

（四）鉴别诊断

本病需与急性骨髓炎、骨肉瘤、神经母细胞瘤骨转移鉴别。急性骨髓炎起病急，局部和全身症状显著，周围软组织肿胀而不形成肿块，典型影像学表现结合临床与实验室检查可与尤因肉瘤鉴别。骨肉瘤多见于干骺端，而尤因肉瘤多见于骨干，骨肉瘤的骨质破坏区及软组织肿块内可见瘤骨形成，但有时瘤骨与尤因肉瘤引起的骨皮质增生硬化不易区分。神经母细胞瘤骨转移为多发病灶，原发肿瘤是重要的鉴别诊断依据。

（五）回顾与展望

骨肿瘤及肿瘤样病变病理取材方式和取材位置不同，得到的病理结果可能不同，因此影像学检查在骨肿瘤及肿瘤样病变的诊断及分期、疗效评估、术后随诊等方面具有重要性。

CT 灌注成像在骨肿瘤及肿瘤样病变中的应用拓宽了 CT 在骨骼肌肉系统的影像学研究范围，使 CT 从形态学研究逐步深入到功能和生物学研究。通过定量分析肿瘤的血流量（BF），血容量（BV），平均通过时间（MTT）和表面通透性（PS）来判断肿瘤血管的生成，从而进一步推断肿瘤的生物学特性。

肿瘤新生血管的生成与肿瘤的恶性程度及肿瘤细胞的远处转移都有密切的关系。MR 动态增强（MR-DCE）通过时间—信号强度曲线（TIC）及动态增强早期斜率，可反映肿瘤组织的血管化程度及血流灌注情况，通过边缘—中心向心强化程度比反映血管的分布特征。采用广义动力学（GK）、扩展广义动力学（EGK）等医学物理模型，可获得对比剂在毛细血管网和组织间隙内的分布情况，能较准确评价肿瘤内新生血管，有助于了解肿瘤的生物学行为。DWI（单指数模型、双指数模型）、MRS 及 SWI 等成像方法也可用于骨肿瘤及肿瘤样病变的研究。

随着精准医学理念的推广，分子医学已成为现代医学的重要组成部分。分子影像学既是分子医学的重要组成部分，也是分子医学的重要研究工具。目前，分子影像学应用研究的热门领域是肿瘤，因此，可将分子影像学成像方法用于骨肿瘤及肿瘤样病变的研究，为患者个体化治疗提供依据。

第八节　软组织疾病

一、进行性骨化性肌炎

（一）病理生理与临床表现

进行性骨化性肌炎又称进行性骨化性纤维结构不良，是一种少见的先天性慢性进行性致死性结缔组织疾病，以韧带、肌腱和横纹肌发生进行性骨化和特征性骨骼畸形为特征。

本病好发于 10 岁以下儿童，可有家族史，临床表现以先天性拇趾畸形及进行性异位骨化为特点先天性拇趾畸形包括拇趾外翻、第一跖骨畸形和（或）单趾症。往往发作期与缓解期交替出现，发作期表现为红、肿、热、痛，缓解期遗留硬性结节。病变多始于颈背部，然后延及躯干、四肢和头面部，病变一般从躯干中轴至四肢、从头到足、从四肢近端到远端、从背侧到腹侧发展。

早期病变组织水肿伴成纤维细胞增生，后期胶原纤维增生形成纤维性结节，随后发生钙盐沉着及骨化，镜下可见排列紊乱的骨小梁，其间为致密的胶原纤维，无炎性细胞浸润实验室检查碱性磷酸酶可以增高。本病还可伴发其他畸形如颈椎附件骨性融合、股骨颈变宽变短、胫骨近端骨软骨瘤和传导性耳聋等。

（二）影像学表现

1.X 线

早期 X 线检查多无阳性征象或仅表现为软组织肿胀。随后见斑点状、线状、条带状及不规则形钙盐沉积，密度逐渐增高、范围逐渐扩大，沿肌束、肌腱及韧带走向分布，骨化后可见骨小梁样结构，界限清楚（图 3-34），骨骼的肌腱附着部呈骨疣状突起；椎体上下缘软骨及椎旁韧带骨化，形成骨桥或假关节，甚至骨性强直；后期因活动受限，全身骨质可出现骨质疏松，继发椎体压缩变形、脊柱侧弯后凸等改变。胸壁组织骨化可导致胸廓畸形。舌、咽喉、心、膈、括约肌、手足多不受累，皮肤及皮下脂肪组织无钙化或骨化影。

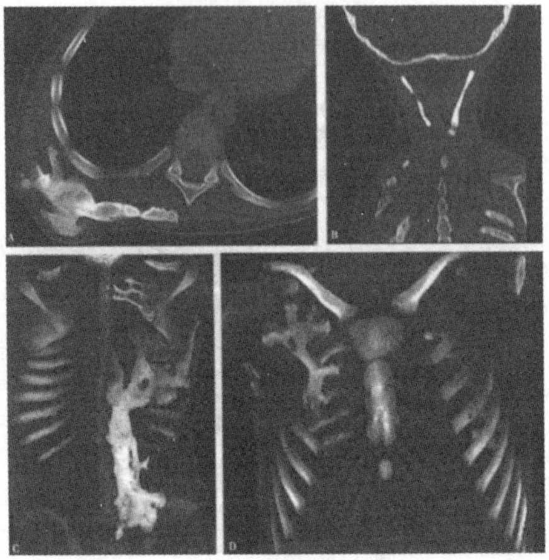

图 3-34 进行性骨化性肌炎 CT 表现

注：女，2 岁。A. 胸背部横轴面；B. 颈背部冠状面重组；C.VR 像后面观；D.VR 像前面观，双侧颈后部、右前胸壁、右后胸壁及右侧胸腰背部脊柱旁肌间隙内可见多发骨化影，形态不规则，沿肌间隙呈树枝样延伸，病变由骨皮质及骨松质形成骨骼结构

2.CT

示钙化由肌肉或肌群中心部开始逐渐向外延伸，最终全部肌肉或肌群呈板层样骨结构。

3.MRI

急性期病变呈弥漫性长 T1、长 T2 异常信号，钙化后呈长 T1、短 T2 低信号，完全骨化后可见骨皮质在 T1WI、T2WI 均呈低信号，骨松质呈稍高信号，接近黄骨髓信号。

（三）诊断要点

本病多见于儿童，发作与缓解交替出现，沿横纹肌纤维间结缔组织、肌腱、腱鞘和筋膜等进行性骨化，钙化由肌肉或肌群中心部开始逐渐向外延伸。发作期 MRI 检查有助于显示病变范围，缓解期 CT 易于显示本病钙化和骨化的特征。在疾病早期，钙化不十分显著时，发现拇趾发育畸形有助于早期确诊。

（四）鉴别诊断

本病需与损伤性骨化性肌炎鉴别，后者好发于青年男性，多有外伤史，局灶性发病，无交替及进行性发展病程，钙化及骨化自边缘开始。

二、损伤性骨化性肌炎

（一）病理生理与临床表现

损伤性骨化性肌炎是指外伤后发生于肌肉或其他软组织内的异位骨化性疾病。本病好发于青年男性，多位于易受外伤处，以肘部、膝部及臀部多见，基本病变为未分化间叶细胞增生及基质变性。初期局部组织变性、坏死及原始间叶细胞增生，无骨质形成；后期病灶质地硬韧，呈带状分布，中央带为不成熟、富血管、增生活跃的纤维组织，移行带为富含骨小梁的类骨组织，外周带为成熟的骨组织。

（二）影像学表现

1.X 线

显示条纹状或层状骨化与肌束平行，成熟的骨化灶内可见骨小梁结构。

2.CT

典型表现为病灶外周带不同程度的环形钙化或骨化，中央部密度等于或略低于邻近肌肉组织密度（图 3-35）。

3.MRI

较少应用于本病，但可以清楚显示病灶范围。

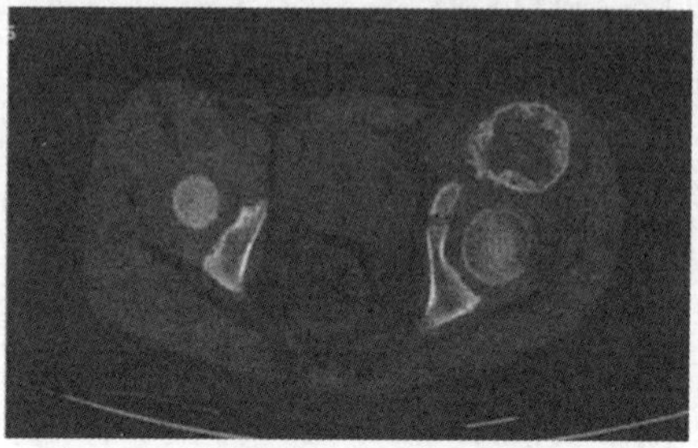

图 3-35 损伤性骨化性肌炎 CT 表现

注：男，8 岁。双髋关节 CT，左侧髂腰肌与臀小肌间见一类圆形病灶，中央部密度低于肌肉组织，外周带呈环形高密度

（三）诊断要点

本病表现为受累软组织内带状分布（中央带为低密度的纤维组织、移行带为中等密度的类骨组织、外周带为高密度的成熟骨组织）的高密度影，结合外伤史诊断本病不难。CT 检查可清楚显示病灶的带状分布特征及其骨小梁和骨皮质结

构，对本病的诊断优于 X 线平片及 MRI 检查。

（四）鉴别诊断

本病常需与骨外骨肉瘤及软骨肉瘤鉴别，骨肉瘤的“瘤骨”及软骨肉瘤的“瘤软骨”多呈云絮状、斑块状或针状，一般不会分化为成熟的骨组织，因此其内看不到骨小梁结构。

三、皮肌炎

（一）病理生理与临床表现

皮肌炎是一种以累及皮肤、横纹肌和小血管炎症为特征的非化脓性自身免疫性结缔组织病。病理基础主要为广泛性血管炎。

临床起病缓慢，皮肤损害，主要表现为 Heliotrope 疹（上眼睑和眶周水肿性紫红色皮疹）、Gottron 征（掌指关节、近指间关节、肘关节、膝关节伸面及内踝鳞屑样红色皮疹）；横纹肌受累，表现为近端肌群对称性进行性肌无力、肌痛、肌压痛；食管受累时可伴吞咽困难。患者可出现肺部病变，主要表现为间质性肺炎、弥漫性肺泡炎、闭塞性机化性肺炎，大约 40% 的患者有心电图异常。相对于成人，儿童皮肌炎更易发生软组织钙化、血管炎及脂肪营养不良，而雷诺现象及合并恶性肿瘤的发生率较低。

（二）影像学表现

皮肌炎慢性期，X 线检查皮下组织、肌肉、韧带、筋膜可见局限或广泛钙化灶。肺部表现为肺充气不足，肺组织扩张及收缩功能减弱，肋骨和膈肌运动幅度减小，部分患儿可出现吸入性肺炎。心肌受累时可表现为心影非特异性增大。消化道造影检查，表现为对比剂下行困难。CT 检查在显示肺间质病变方面优于 X 线，表现为网格状、磨玻璃样影。皮肌炎发作期，MRI 检查可显示对称性皮下及肌肉组织炎（图 3-36）。

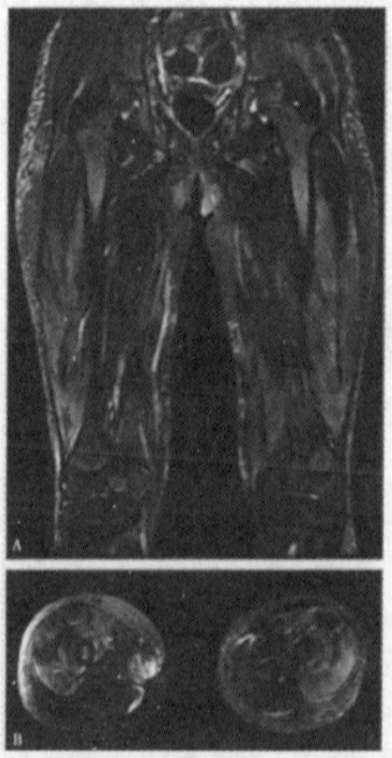

图 3-36 皮肌炎 MRI 表现

注：男，6 岁。A. 双侧大腿冠状面 STIR T2WI；B. 横断面脂肪抑制 T2WI 双侧大腿皮下及肌肉组织信号不均匀增高、界限模糊

（三）诊断要点

本病的诊断主要依据临床表现，根据患者近端肌群对称性进行性肌无力、疼痛伴特征性皮肤损害（Heliotrope 疹、Gottron 征），诊断本病不难。高分辨 CT 检查有助于皮肌炎患者肺间质病变的诊断，对皮下组织、肌肉、韧带、筋膜等部位钙化的显示亦具有一定优势。MRI 检查有助于炎症期软组织炎早期发现。

（四）鉴别诊断

儿童皮肌炎慢性期皮下、肌肉、韧带及筋膜出现钙化时，需与进行性骨化性肌炎鉴别，后者无皮肤损害，皮肤及皮下脂肪组织无钙化或骨化影。

四、猫抓病

（一）病理生理与临床表现

猫抓病又称猫抓热、变应性淋巴网状细胞增多症，是一种自限性人畜共患性疾病，其致病菌为汉氏巴尔通体，猫为健康带菌者。

本病多见于青少年，发病前多有被猫抓咬伤或密切接触史，病原体进入人体后可通过淋巴或血行播散，引起多器官损害，其中以引流淋巴结炎为特征。患者多表现为引流区淋巴结肿大，以肘部、头颈部、腋窝、腹股沟等处多见，中等硬度，有压痛，可伴全身发热，肿大淋巴结一般在 2 ～ 4 个月内自行消退。小儿易合并神经系统病变，主要为脑炎、脑膜炎或脑血管炎等。部分患者可表现为非典型腹痛综合征（腹痛，肠系膜淋巴结肿大和肝脾大），少数患者可出现眼部病变。

（二）影像学表现

CT 和 MRI 检查均可显示引流区肿大淋巴结，淋巴结较大时密度（信号）不均，其内可见低密度（长 T2 高信号）坏死液化区，淋巴结界限不清，邻近组织反应性增厚。

（三）诊断要点

患者发病前多有被猫抓咬伤或密切接触史，结合引流区肿大淋巴结，诊断本病不难。目前首次就诊多采用超声检查。

（四）鉴别诊断

本病以头颈部淋巴结肿大为主要表现时，需与木村病及淋巴瘤鉴别。木村病多见于青中年男性，多伴唾液腺肿大；淋巴瘤多见于青中年人，淋巴结界限清，密度均匀。

（五）回顾与展望

软组织病变通常优先采用超声和 MRI 检查，但对于软组织病变内较具特征性的钙化（骨化）成分，X 线和 CT 更具优势。

相对于其他影像成像方法，MRI 可在分子层面反映肌肉的病变过程。MRI 扩散张量成像（DTI）是目前唯一可以对组织内水分子扩散状况进行定量分析并对组织纤维结构进行示踪的 MRI 技术，该技术最开始主要用于评价脑白质结构及神经纤维束成像，随着技术的发展和研究的深入，骨骼肌肉系统的应用逐渐成了研究的热点。

DTI 在骨骼肌方面的研究主要采用回波平面成像序列，通过表观扩散系数、本征值、各向异性分数等参数及可视化图像处理，对肌肉组织内水分子扩散情况进行定量分析。目前，该技术在骨骼肌运动损伤、缺血缺氧损伤、去神经支配及炎症损伤等方面的研究取得一定的进展。

第四章　儿童肿瘤影像

第一节　小儿炎性肌纤维母细胞瘤

结缔组织再生或增生的过程中，肌纤维母细胞是其一个重要的过度细胞，在超微结构上其兼有成纤维细胞以及平滑肌细胞的特征，可分化为平滑肌细胞和纤维细胞。炎性肌纤维母细胞瘤（IMT）是一种独特又少见的间叶性肿瘤，病因尚未明确，临床上常认为其与感染、过敏及自身免疫等因素有关。常发生在四肢、躯干以及头颈部的真皮层内，在儿童患者中，主要见于肺部，肌肉、腹腔、胸膜以及腹股沟等处少见，肝脏罕见。2002 年，WHO 对其定义是由肌纤维母细胞性梭形细胞分化组成，一种间叶性肿瘤，并伴有大量浆细胞或者是淋巴细胞出现。目前已得到证实，炎性肌纤维母细胞瘤是低度恶性肿瘤，属于交界性，偶有转移。

一、检查方法

（一）CT 检查

检查前排除患者身上所有影响扫描的金属异物，扫描参数：管电压 120kV，管电流 180mA，扫描层厚及层距均为 5mm，薄层重建层厚 1.5mm，螺距为 1.0。患者平躺于扫描床上，取仰卧位。扫描范围：对胸部及病变部位进行扫描，平扫完成后注入 70ml 碘海醇进行动态增强扫描。注药后分 3 个序列对病灶进行动态扫描时间分别是 1min 35s、2min 25s、3min 35s。扫描完成后利用 CT 后处理工作站，对患者轴位扫描图像进行冠状位、矢状位图像重建。将图像数据传输到 PACS 系统，由诊断医师针对扫描图像进行阅片和分析诊断。

（二）MRI 检查

患者平躺于扫描床，取仰卧位，选用腹部 8 道相控阵体部线圈，进行常规自旋回波（TSE）序列 T1WI、T2WI、DWI 和矢状 T1WI 和 FLAIR 序列轴位成像。

扫描参数：TSE 序列 T1WI 参数，射频脉冲重复时间（TR）300ms，回波时间（TE）10ms，扫描视野（FOV）37cm，层厚 5mm，间距 0.6mm。T2WI 序列参数，TR/TE 为 5500ms/110ms，FOV38cm，层厚 5mm，间距 0.6mm。DWI 序列参数：b 值为 0.500s/mm2，扫描层数为 36 层，TR/TE 为 4250ms/67ms，层厚 6mm，FOV 为 40cm × 40cm，间距 1mm（采集 4 次）。FLAIR 序列参数：扫描层数为 22 层，TR/TE 为 5500ms/110ms，层厚 6mm，FOV 为 24 × 24。扫描范围：对胸部及病变部位先进行平扫，平扫完后注入 Gd-DTPA 试剂进行增强扫描。扫描完成后进行图像后处理，最后由诊断医师进行阅片得出诊断结果。

二、影像表现

（一）CT 检查图像表现

在 CT 图像上，胸部的炎性肌纤维母细胞瘤以实性密度为主，腹部出现不同比例囊实性混杂密度，肿瘤大小对囊实性成分所占比例无影响。在部分病灶内有点状、细条状或是团状钙化出现。病灶无出血及脂肪密度出现。增强扫描后 CT 值出现增高，腹部动脉期肿瘤表面有花环样强化，内部囊实无强化或轻度片絮状、团块样强化。

（二）MRI 检查图像表现

炎性肌纤维母细胞瘤内的组织成分对 MRI 信号强度表达有影响，在 T1WI 上病灶表现为不均匀低信号。T2WI 上为等、稍高以及高信号，这和肿瘤间质水肿和黏液胶原变性所占比例有关，其所占比例越高信号越高，梭形细胞所占比例多信号则变低。

三、讨论

炎性肌纤维母细胞瘤小儿多见于成人，无特异性临床表现，大部分患者起病隐匿，为偶然发现，或是因肿瘤对周围脏器产生挤压而导致相应的症状和体征出现就诊，导致其误诊率和漏诊率高。炎性肌纤维母细胞瘤临床表现跟发生部位有关系，与病变的进展程度也有关。根据肿瘤组织不同可将其分为三种类型：间质有明显水肿以及出现黏液样变，梭形的肿瘤细胞在其间穿插为黏液型；有旋涡状排列的瘤细胞，梭形的肿瘤细胞间穿插着浆细胞，其他炎性细胞成团聚集为梭形细胞密集型；肿瘤细胞呈稀疏排列，淋巴细胞和大量浆细胞浸润，并出现在玻璃样变的胶原纤维之间为纤维型。对于炎性肌纤维母细胞瘤的治疗，临床首选手术为主要治疗方法。炎性肌纤维母细胞瘤可累及全身各部位，虽然在临床上比较少见，但不能忽略其潜在的恶性病变。在细胞穿刺与病理活检中容易有误诊和漏诊出现，所以 CT 与 MRI 检查也逐渐应用在对其诊断当中。

在影像学表现上，位于腹盆腔的肿瘤其边缘脂肪间隙会有密度增高的情况出现，其邻近组织会有增厚及粘连现象。胸膜下病变可见刀切状及幕状和胸膜呈相贴状。在手术治疗中，可见炎性肌纤维母细胞瘤与周围组织是难以分离的，这因炎性肌纤维母细胞瘤有炎性渗出、浸润特性有关，也证实了其瘤内的炎性存在，是诊断炎性肌纤维母细胞瘤的一个依据，也可和良性肿瘤与周围型肺癌进行区分鉴别。使用 CT 检查，可见其影像学表现为肿瘤出现的位置不同，肿瘤的密度也不同，多为软组织密度影。在 CT 增强扫描中，对比剂进入炎性肌纤维母细胞瘤内，被大量的纤维间质阻挡在外，然后蓄积，使其病灶表现为延迟强化持续上升型。由于炎性肌纤维母细胞瘤是一个惰性生长大多为良性肿瘤，那么在检查中强化模式出现改变，以及低坏死率的出现，可能就意味着炎性肌纤维母细胞瘤从良性转变为恶性。也能作为其良恶性的一个鉴别特征。由此可见 CT 检查显示肿瘤的位置、大小以及增强扫描特征等，都为此疾病的诊断提供一定的参考依据。MRI 检查在 T1WI 上病灶表现为不均匀低信号，T2WI 上为等、稍高以及高信号，根据肿瘤间质水肿和黏液胶原变性的比例变化，其 MRI 信号也随之变化。血管穿行或漂浮征在炎性肌纤维母细胞瘤液较为多见，是 MRI 对其检查诊断的一个要点，且 MRI 检查对软组织分辨率高、可多平面成像、可测量病灶体积，对肿瘤内血供情况也能直观显示。在本组研究中，MRI 检查对小儿炎性肌纤维母细胞瘤的诊断灵敏性、特异性和准确性高于 CT 检查，但在两者结合检查下诊断的灵敏性、特异性和准确性明显高于单一的 CT 或 MRI 检查。

第二节　胸腺增生

一、影像学诊断要点

（1）X 线主要表现：单侧或双侧纵隔阴影增宽、变形，其边缘光滑，可呈分叶状；前纵隔心脏大血管交界区前见密度增高阴影。

（2）CT 主要表现：前上纵隔见方形或梯形肿块影；胸腺体积弥漫性增大；胸腺密度均匀，可有所增高。增强扫描胸腺密度增高不明显，密度较均匀，占位效应较小或无。

二、相关临床

正常胸腺位于前上纵隔。婴幼儿胸腺发育旺盛、体积较大且形态多变，可为弧形、帆形、圆形、波浪状，双侧可不对称；在 X 线胸片上，胸腺可明显突出于纵隔外，但 5 岁以后则很少见。随着年龄的增长，胸腺逐渐萎缩。

当机体受到外伤、手术和感染等刺激时，胸腺可能发生增生。胸腺反应性增生的机制不十分清楚，可能与应激反应肾上腺糖皮质激素水平增高有关。胸腺增生在镜下见胸腺仍保留原小叶结构，皮髓质分界清楚，髓质内淋巴细胞增生明显，时而呈滤泡样增生，并见典型 Hassall 氏小体存在，局部区域皮质有受压萎缩趋势、胸腺增生可伴有免疫性疾病，如重症肌无力、系统性红斑狼疮和甲状腺功能亢进。

偶见巨大胸腺增生者，好发于 1 岁以下，病因不清，可伴有呼吸系统受压引起的症状。

小儿胸腺增生影像上特异性不强，年龄和病史在诊断中有很重要的参考价值。但定性诊断有时仍有赖于病理检查。

三、鉴别诊断

胸腺瘤：胸腺增生患者一般为儿童和青少年，而胸腺瘤一般发病年龄较大，多在 30 岁以上，20 岁以下发病者非常少见。如为胸腺反应性增生可能有发热、创伤或手术等病史，而胸腺瘤一般无上述病史。胸腺增生在 CT 图像上一般不呈圆形结节状生长，多数呈方形、梯形或三角形，而胸腺瘤可以表现为圆形结节样生长。

四、小结

婴幼儿胸腺较大，多属于生理性增生，为正常现象，在较大儿童和青少年，可能为胸腺反应性增生，应结合病史考虑。

第三节　胸膜肺母细胞瘤

一、影像学诊断要点

胸膜肺母细胞瘤（PPB）按 Dehner 分为三型：Ⅰ型为单纯囊性，Ⅱ型为囊实性，Ⅲ型为实性肿块，Ⅲ型最多见。影像学上，病灶位于肺内，与胸膜关系密切。Ⅰ型表现为单侧充满空气的局限性薄壁囊肿，内可见纤细分隔，增强后未见强化。Ⅱ型为囊实性混杂密度占位，增强后实性成分强化，内可见多条迂曲粗大血管及斑片状强化。Ⅲ型表现为密度不均匀实性肿块，增强扫描可见肿块明显不均匀强化。瘤灶多较大，可压迫支气管或周围肺组织导致肺不张，可侵入纵隔大血管间隙，可跨越中线生长至对侧，可伴有胸腔积液、胸膜增厚，可伴有纵隔和（或）肺门淋巴结肿大。以上侵犯或转移表现均以Ⅲ型为著。

二、相关临床

PPB 被认为是一种儿童早期胚胎发育不良或发育障碍的高侵袭性恶性肿瘤，多与肺和（或）胸膜有关，好发于婴幼儿，多见于 6 岁以下儿童，性别上无明显差异。发病率占全部肺母细胞瘤的 19% ~ 30%，有家族发病倾向。儿童 PPB 出现症状较晚，极易发生周围浸润和转移而出现肺外症状，不易早期明确诊断。

PPB 由不同分化程度的肿瘤性上皮管腔和胚胎性间叶成分构成，其囊性成分可能被覆有纤毛的、良性化生性上皮，与经典的肺母细胞瘤（即成人肺母细胞瘤）有很大的不同，故将其单独分类称为 PPB。WHO 新分类将其归入肺软组织肿瘤，将 PPB 按 Dehner 分型分为Ⅰ、Ⅱ、Ⅲ型。Ⅰ型为囊性，无实性成分；Ⅱ型为囊实性，既有囊性成分又有实性成分；Ⅲ型为实性肿瘤，无上皮被覆的囊腔。Ⅰ型多见于婴儿（平均年龄 10 个月），预后最好；Ⅱ、Ⅲ型多见于年长儿（平均 2 岁），预后差。

三、鉴别诊断

（一）肺脓肿

肺脓肿合并脓胸，需与Ⅱ、Ⅲ型PPB鉴别。前者病史较长，呼吸道症状明显，抗感染治疗后可好转吸收。而PPB抗感染治疗无效。

（二）淋巴瘤

淋巴瘤为实性肿块，大部分密度均匀，增强扫描有助于鉴别，呈明显均匀强化，囊变及坏死少见，合并纵隔淋巴结肿大更为多见。

（三）先天性肺气道畸形

Ⅰ型PPB与先天性肺气道畸形很难鉴别，后者常常有反复呼吸道感染病史。

四、小结

总体而言，儿童PPB缺乏特异性，但儿童肺及胸膜肿瘤少见、种类很少，结合临床除外感染性及先天性病变时，应考虑本病的可能。

第四节　支气管黏液表皮样癌

一、影像学诊断要点

CT 平扫示支气管腔内息肉样病灶，或肺门部肿块，伴以远支气管阻塞征象；病灶多边缘光滑；增强扫描病灶强化明显，可不均匀。

二、相关临床

支气管黏液表皮样癌是一种原因不明的、少见的肺部恶性肿瘤，来源于支气管壁黏膜下腺体，属小涎腺来源癌的一种，由黏液细胞、中间细胞和表皮样细胞构成。根据其成分及异型性不同分为 3 种类型：低度、中度及高度恶性。与成人相比，儿童支气管黏液表皮样癌更为罕见，更易为临床所忽视；主要见于学龄前及学龄期，女性相对多见；常为低度恶性。好发于主支气管或叶支气管等中心型较大支气管（占 90% 以上，周围型很少见），多在气道内呈限局性生长，较少发生转移。临床表现无特异性，常因咳嗽、喘息、发热等被误诊为肺炎，支气管哮喘，支气管异物等，致使确诊时病程较长，错失最佳治疗时机。目前，外科手术仍是其治疗的首选，近年来有报道经支气管镜行呼吸道内肿瘤切除术的。

三、鉴别诊断

（一）支气管异物

在儿童中较常见，表现为支气管腔内有填充物，伴支气管阻塞改变，因异物种类不同、形态及密度不同，不一定为软组织密度，增强扫描无强化。临床上多见于婴幼儿，多有异物吸入史。

（二）支气管结核

支气管结核 CT 上可见支气管壁增厚，可有钙化，无明显强化。结核菌素试验可助鉴别。

四、小结

儿童支气管黏液表皮样癌很少见，但儿童肺及支气管肿瘤本就很少。在发现支气管腔内或肺门区有病灶并伴支气管阻塞征象时，要想到本病的可能。

第五节　婴儿型肝脏血管瘤

一、影像学诊断要点

婴儿型肝脏血管瘤（IHH）可以多发，可以单发。多发者，肝脏 CT 平扫示肝内多发性低密度肿块（图 4-1），大小不等，密度均匀，可有或无钙化。增强扫描动脉期示肝内肿块边缘环形强化为主，部分呈粗条索状强化或中心结节状强化；门静脉期示病灶强化范围扩大，由边缘向中心性填充；延迟期病灶甚至全瘤强化，密度稍高于正常肝实质，坏死灶或血栓无强化。单发者，病灶常常较大，以低或略低密度为主，边缘多较清晰，钙化相对多见，中心可见囊变坏死、纤维化强化方式与多发者一样。在 MRI，瘤灶 T1WI 多呈低信号，T2WI 呈不同程度高信号，增强方式与 CT 表现类似。

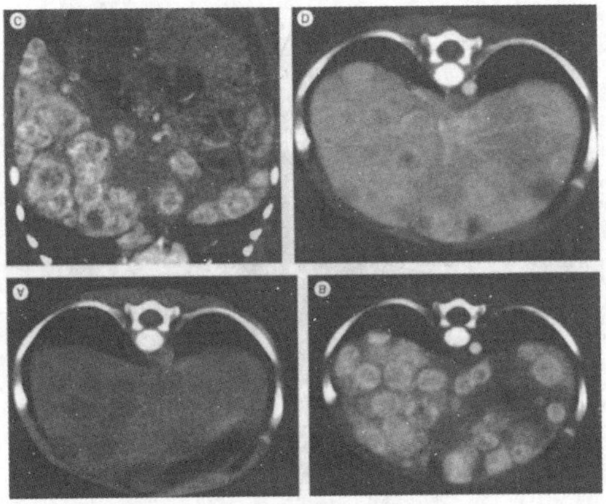

图 4-1 婴儿型肝脏血管瘤

注：男，1 个月。查体发现肝内多发占位性病变。A ～ D（CT 平扫横断面、增强扫描动脉期横断面及冠状面重建图像、静脉期横断面）：肝内多发性平扫低密度病灶、大小不等，密度均匀。增强动脉期病灶边缘环形强化为主，部分呈条索状，中心斑点状强化；静脉期示病灶强化范围扩大，有边缘向中心性填充

二、相关临床

IHH 过去称为婴儿型肝脏血管内皮细胞瘤，是婴儿期最常见的来源于间叶组织的肝脏良性肿瘤，约占儿童肝脏肿瘤的 12%。发病机制不明，多见于 6 个月以内的婴儿。病理上瘤体（特别是周边部）由大量小血管腔构成，内衬丰富的血管内皮细胞，通常单层排列。较大的病变中心也可出现大的海绵状血管。这些血管可出现血栓并导致梗死，继发纤维化及钙化。肿瘤内皮细胞表达第 8 因子相关抗原、CD31 和 CD34。免疫标记 GLUT1 在血管瘤中特异性表达，可与伴毛细血管增生的充血性血管畸形相鉴别。IHH 10% ~ 20%合并皮肤或其他部位血管瘤，部分可伴有血小板减少或充血性心力衰竭，即卡梅现象。实验室检查甲胎蛋白（AFP）可升高。瘤灶有自发消退的倾向。IHH 曾被分为Ⅰ型和Ⅱ型，Ⅱ型侵袭性较强，现将其归入血管肉瘤。

由于 IHH 是富血供肿瘤，并可合并血小板减少症，穿刺活检容易导致大出血，所以诊断主要依靠影像学检查。

三、鉴别诊断

（一）肝脏海绵状血管瘤

IHH 的影像表现与海绵状血管瘤相似，强化形式也相似。但海绵状血管瘤很少发生于 1 岁以下的患者，直径多在 2cm 以下，也较少出现钙化，动脉期多呈边缘结节状强化，较少表现为环形强化。

（二）肝脏转移瘤

可表现为动脉期、门静脉环形强化，但其动脉期强化程度明显低于 IHH，强化环一般不扩大，另外转移瘤较少出现转化。

（三）肝母细胞瘤

在儿童相对比较常见，也可见散在或聚集的钙化灶。但肝母细胞瘤动脉期强化程度较 IHH 低，较少出现向心性强化。临床上，AFP 升高明显。

四、小结

儿童肝脏肿瘤中，血管源性肿瘤主要包括 IHH 及海绵状血管瘤，在 6 个月以下小婴儿中主要是 IHH，是婴儿期最常见的肝脏良性肿瘤，可为单发和多发，单发相对多见。

第六节　肝母细胞瘤

一、影像学诊断要点

CT 平扫（图 4-2）时多呈低等混杂密度的类圆形、不规则形肿块，边缘清晰或不清。单发病灶多，多位于肝右叶、体积较大，可见出血坏死、囊变以及钙化（达 50%以上，呈点、条，弧形散在或聚集分布，可位于肿瘤的边缘或中心部），外生型不少见。少数为多结节，罕见弥漫侵及整个肝脏。增强扫描：动脉期肿瘤呈多个结节样或片状不均匀强化，周边强化相对略著，强化程度多低于周围正常肝脏组织，也可略高于正常肝实质；门脉期肿瘤呈以相对等低密度为主，坏死或液化区显示更清楚，在 MRI 平扫，肿瘤呈境界清楚的肝内肿块，其 T1、T2 值较正常肝组织延长，内部信号变化大、可均匀至十分混杂，依成分不同而异。增强形式与 CT 近似。在 DWI 上，肿瘤为高信号，ADC 图为低信号。

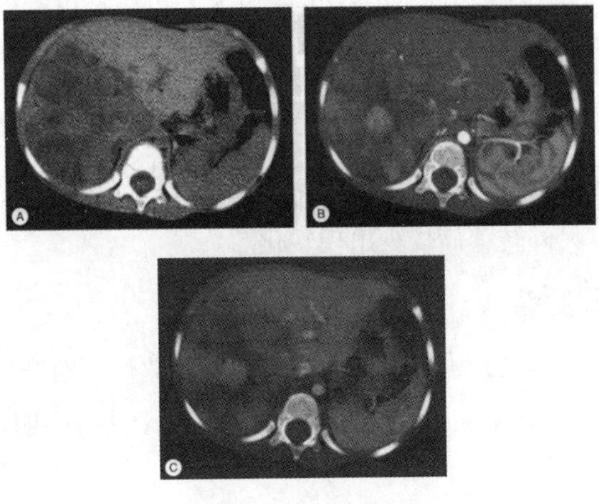

图 4-2 肝母细胞瘤

注：女，2 岁。腹胀 1 周。A ~ C（CT 平扫、增强扫描动脉期及门静脉期像）：肝右叶一较大团块状影，密度低于正常肝实质、欠均匀，增强扫描见病变不均匀强化，强化较著，以动脉期明显

二、相关临床

肝母细胞瘤（HB）是儿童最常见的肝脏原发性恶性肿瘤，在肝脏原发性恶性肿瘤中占50%～60%，占所有肝脏肿瘤病变的25%～45%，男女比例（2～3）：1，最常见于5岁以下儿童，尤其是3岁以下的婴幼儿。实验室检查，肝功能可正常，甲胎蛋白（AFP）明显升高。肝母细胞瘤病因不明，但与一些基因异常、畸形综合征和家族性恶性肿瘤发生倾向等因素相关。HB是一种胚胎性肿瘤，由不同分化程度的恶性上皮组织构成，根据所含组织成分可分为上皮型和混合型。上皮型又可分为4个亚型：①胎儿型：肿瘤细胞分化良好，排列成束，类似于胎儿肝细胞。②胚胎型：细胞较小，排列不规则，分化较前者差，常见核分裂象。③巨小梁型：可见胎儿及胚胎细胞位于小梁结构。④小细胞未分化型：肿瘤可有胎儿和胚胎型上皮成分，还可混有间叶成分，其中最常见的为胚胎型和胎儿型。

一些HB也包含恶性间叶细胞组织，伴有分化不良的纤维化区域、纺锤细胞和类软骨样组织，称为混合型肝母细胞瘤。不同的组织类型预后不同，以胎儿型、混合型预后相对较好。各型的共同特点为肿瘤与正常肝分界清楚，瘤周可见包膜。

三、鉴别诊断

（一）原发性肝癌

肝母细胞瘤的影像表现、包括多时相增强扫描改变与肝细胞癌相似，而且AFP亦可升高明显。但肝癌多见于成年人，在儿童少见，通常在3岁以上。肝癌常伴有肝炎病史及肝硬化表现，肿块不规则、瘤灶内钙化少见，瘤旁常见子灶。另外，肝细胞癌的门脉侵犯及癌栓形成较肝母细胞瘤多见。

（二）婴儿型肝脏血管瘤

多见于6个月以内的婴儿。AFP升高相对不明显或无升高。动态增强表现与肝母细胞瘤不一样。

（三）肝脏未分化胚胎性肉瘤

一种少见的间叶来源恶性肿瘤，好发于6～10岁。通常发生于右叶，CT常表现为较大的、低密度为主的肿块，钙化罕见，其内可含有密度稍高的间隔或呈结节状突起的实质性成分，增强后间隔和实质性成分强化。AFP不升高。

四、小结

肝母细胞瘤是儿童最常见的肝脏原发性恶性肿瘤；在儿童腹部恶性肿瘤中，发病率仅次于肾母细胞瘤及神经母细胞瘤。其影像表现、包括多时相增强扫描改变与肝细胞癌相似，最常见于 5 岁以下，尤其是 3 岁以下的婴幼儿。

第七节　神经母细胞瘤

一、影像学诊断要点

神经母细胞瘤（NB）通常为大小不等，形态不规则，分叶状，无包膜的肿块。通常单发，亦可多发，大部分境界不甚清楚，密度不均匀：瘤体易伴发囊变、坏死、出血及钙化，在CT上（图4-3），钙化见于约85%的肿瘤，钙化灶通常为斑块状、砂砾状或不规则形。增强后肿瘤不均匀强化，坏死液化区无强化。腹膜后NB常跨中线生长，包绕及推移腹主动脉、腹腔干、下腔静脉和肾动静脉等大血管。肿瘤可使肾脏等周围脏器受压移位，输尿管受累时造成梗阻性肾积水。膈肌后、腹膜后淋巴结转移，腹膜后血管包埋以及肾周受累，瘤体生长进入椎管，均是NB的重要征象。在MRI，肿瘤通常信号不均匀，在T1WI以低信号为主、在T2WI以稍高信号为主，有着不同程度的强化。DWI瘤体以高信号为主，对应的ADC图主要为低信号。全身磁共振成像检查（Whole-body MRI）在神经母细胞瘤的远处转移、分期以及肿瘤的复发等方面有较大的价值。

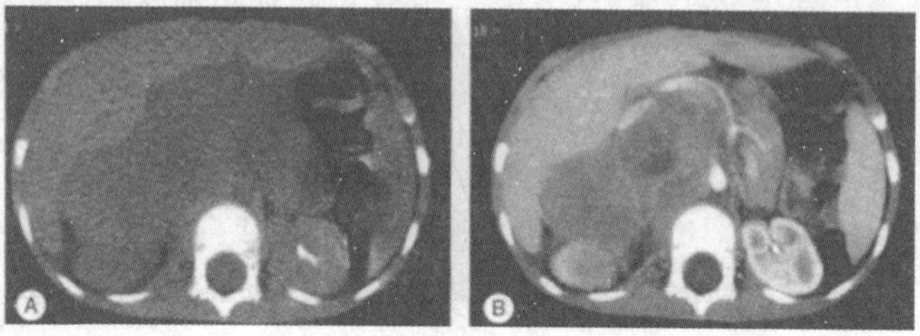

图4-3 神经母细胞瘤

注：男，2岁。腹痛1周。A（CT平扫）；B（增强扫描）：右侧腹膜后较大不规则软组织肿物，稍越过中线；增强扫描病灶不均匀轻中度强化，包绕、推移腹部大血管

二、相关临床

外周神经母细胞性肿瘤（pNT）是起源于神经外胚层原始神经嵴细胞的肿瘤，国际神经母细胞瘤分类（INPC），根据组织学特点将pNT分为4类。NB，节细

胞神经母细胞瘤，GNB 结节型，GNB 混杂型，以及节细胞神经瘤（GN）。其中，NB 最常见，恶性度最高，早期即可转移；NB、GNB 结节型（依据结节的分化程度）均再分为未分化型，分化差型及分化型三型。

NB 又称成神经细胞瘤，是儿童最常见的颅外实质性恶性肿瘤，约占恶性肿瘤的 10%，通常发生于 10 岁以内的儿童，80%发生于 5 岁以内，男性多于女性。NB 可以出现在肾上腺髓质及交感神经丛分布的任何位置，以腹膜后最常见，约占 75%，其次是纵隔、盆腔和颈部，分别占 15%、5%和 3%，亦可以发生于眼眶、颅内等少见部位。NB 更常见于神经纤维瘤病 1 型、Beckwith-Wiedemann 综合征、先天性巨结肠、中枢性肺换气不足综合征以及 DiGeorge 综合征的患儿。90%的 NB 患者，尿儿茶酚胺代谢物（香草扁桃酸和高香草酸）水平升高。在就诊时，转移性病变见于 70%的患者，最常见的位置包括局部和远处的淋巴结、骨、骨髓、肝及皮肤。NB 的临床生物学行为具有高度异质性，预后取决于包括组织学特征、年龄、分期以及遗传学特点等在内的多方面的因素。影像学检查对于 NB 的诊断评估非常重要，其中，CT 和 MRI 是 NB 诊断、分期及随访检查的主要影像学检查手段。

三、鉴别诊断

（一）节细胞神经母细胞瘤、节细胞神经瘤

这两类肿瘤发病年龄相对较 NB 大。尤其是节细胞神经瘤，而且由于是良性肿瘤，所以通常无局部浸润、血管包埋、局部及远处转移，尿儿茶酚胺水平一般正常。但由于 NB 表现多样，总的来说 NB 与节细胞神经母细胞瘤结节型很难鉴别。

（二）嗜铬细胞瘤

肾上腺 NB 需与嗜铬细胞瘤鉴别。后者通常见于年长儿童（平均约 11 岁），临床上有儿茶酚胺分泌相关的表现，高血压、头痛、心动过速、出汗、神经质及体重减轻等。瘤体钙化罕见，一般强化较明显，在中度以上。

（三）肾上腺皮质癌

在儿童罕见，发病年龄较大（平均约 9 岁），通常伴有内分泌异常。通常病灶较大，就诊时大于 5cm。

四、小结

神经母细胞瘤又称成神经细胞瘤，是儿童最常见的颅外实质性恶性肿瘤，约占恶性肿瘤的10%，通常发生于10岁以内的儿童，80%发生于5岁以内；可以出现在肾上腺髓质及交感神经丛分布的任何位置，以腹膜后最常见，约占75%，其次是纵隔、盆腔和颈部。

第八节 横纹肌肉瘤

一、影像学诊断要点

不同部位的横纹肌肉瘤（RMS），临床表现不同，影像学表现也不尽相同。

头颈部的横纹肌肉瘤最常见的3个发病区域有脑膜旁、脑膜及眼眶。以脑膜旁最常见，包括中耳、鼻腔、鼻旁窦、鼻咽及颞下窝，其中又以鼻腔及鼻旁窦区最常见，约占25%。瘤灶在CT上呈等密度，在MRI的T1WI上呈等或稍低信号，T2WI呈等或稍高信号，边界多不清，形态不规则，信号多数较均匀，出血、坏死及钙化罕见，增强扫描呈中等到明显延迟强化，可见多发环状强化，类似“葡萄串”。肿瘤可以侵犯周围骨质，表现为溶骨性破坏；生长在鼻腔及鼻旁窦的横纹肌肉瘤还可通过侵犯颅底骨质结构或经颅底缝隙生长入颅内，表现为脑膜结节状增厚、强化。

泌尿生殖系统及盆腔区RMS，以2～3岁儿童多见，男女之比为2：1，最常见于膀胱和前列腺，占30%～50%。膀胱RMS，CT及MRI表现为膀胱内乳头状组织突起，尤其在MRI矢状面显示清晰，钙化及坏死少见。增强扫描，瘤体可到重度强化，肿块可向膀胱外直接侵犯，扩展输尿管口、前列腺、阴唇及尿道，常表现为膀胱及双侧输尿管积水。前列腺RMS，可发生在婴儿、较大儿童，甚至成年人，CT及MRI（图4-4）表现为盆腔前列腺区实质性软组织肿块或前列腺弥漫性增大，常侵犯膀胱颈、后尿道、直肠周围组表现为膀胱阻塞扩大，输尿管积水扩张，后尿道受压延长、变窄。增强扫描，瘤体可见轻到中度强化，瘤体较大时易出现坏死和囊变，前列腺RMS早期可转移至肺或骨。

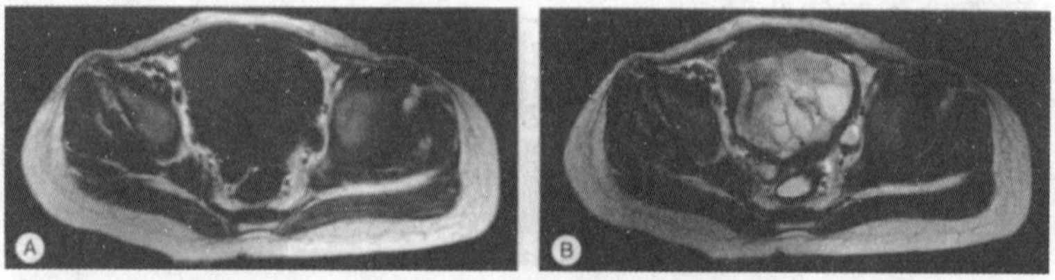

图 4-4 横纹肌肉瘤

注：男，20 个月。排尿困难、血尿数月。A、B（MRI 平扫 T1WI 及 T2WI 横断面）：膀胱内见不均匀等长 T1、长—略长 T2 信号肿块，伸入双侧输尿管远端

二、相关临床

横纹肌肉瘤是儿童最常见的软组织肉瘤，占儿童恶性肿瘤的 4% ~ 8%，起源于原始胎儿的间充质，它可以出现在身体的任何部位，甚至是不含骨骼肌的部位。约 40% 发生于头颈部，25% 发生于泌尿生殖器，20% 发生于四肢。病理分型包括胚胎性横纹肌肉瘤、腺泡状横纹肌肉瘤及多形性横纹肌肉瘤，其中胚胎性约占 49%。胚胎性横纹肌肉瘤，包含有葡萄状、梭形细胞性两个亚型。葡萄状肉瘤好发于空腔脏器，例如阴道、膀胱及胆道系统；梭形细胞性肉瘤则好发于睾丸旁区域及头颈部。不同分型预后不同。RMS 发病年龄多小于 6 岁，男女之比约为 1.3 ∶ 1 ~ 1.4 ∶ 1。发病部位与年龄有其特点：婴幼儿时期，多位于泌尿生殖系统如膀胱、阴道、睾丸、卵巢等；儿童期（＜ 8 岁）则以头颈部为多见；青少年期以四肢、肝胆、胸壁、子宫、腹膜后多见。RMS 生物学生长有其特点，尤其对于中空器官，如膀胱、阴道、尿道、鼻咽部、鼻窦、胆道等肿瘤呈典型的息肉状、葡萄样向腔内突入性生长。影像检查对于肿瘤的定位、分期及预后具有重要意义。

三、鉴别诊断

（一）淋巴瘤

头颈部 RMS 主要需与淋巴瘤鉴别。后者在 CT 及 MRI 上表现为密度、信号均匀的软组织肿块，可见多发肿大淋巴结，并有融合倾向，较少累及周围骨质结构，增强扫描呈轻度均匀强化。

（二）恶性生殖细胞肿瘤

盆腔区 RMS 主要需与恶性生殖细胞肿瘤鉴别，后者多发生于卵巢、骶尾骨前，形态相对较 RMS 规则，一般不会进入膀胱或后尿道内，不引起膀胱阻塞扩大、输尿管积水扩张。

四、小结

横纹肌肉瘤是儿童最常见的软组织肉瘤，可以出现在身体的任何部位，约40%发生于头颈部，25%发生于泌尿生殖器，20%发生于四肢，发病部位与年龄有关，不同部位的 RMS，临床表现不同，影像学表现也不尽相同。

第九节　脂肪母细胞瘤

一、影像学诊断要点

在CT上，脂肪母细胞瘤肿瘤密度略高于正常皮下脂肪，而低于肌肉等软组织，其内见粗细不一线条样、网状间隔影，并可见一些结节样、片状软组织密度成分存在。MRI 中脂肪成分在 T1WI 及 T2WI 均呈高信号，压脂序列上信号部分降低，纤维间隔表现为低信号，明显的黏液囊变 T1WI 呈稍低信号，T2WI 呈高信号。若成熟脂肪组织较少，黏液基质等成分比例较高，则在常规影像上脂肪成分不明显，同反相位及压脂序列对诊断有帮助。在增强扫描时病灶可以表现为无明显强化或轻度不均匀强化，这种强化主要体现在其中软组织成分及间隔的强化，而脂肪成分无强化。

二、相关临床

脂肪母细胞瘤是一类少见的良性脂肪类肿瘤，它来源于异常增殖的未成熟或胚胎性脂肪细胞，常见于 3 岁以下婴幼儿，好发于四肢，其次是胸部，头颈部，腹腔腹股沟区及腹膜后等。大体病理上脂肪母细胞瘤呈淡黄色或黄色的分叶状肿块，有纤维组织分隔，其间可见不同成熟程度的脂肪组织及丰富的黏液样基质、小血管丛成分，部分可向周围结构浸润生长。镜下脂肪细胞从原始小的梭形、星形到多泡性脂肪母细胞、印戒细胞，直至大的成熟脂肪细胞均可见到，多无核分裂象；临床病理上分为局限型及弥漫型两种类型。细胞遗传学研究表明，脂肪母细胞瘤与 8 号染色体的异常相关。

脂肪母细胞瘤病理组成上的特点，决定了其影像表现方面的一些特征。病变呈分叶状，一部分纤维分隔明显者，病灶内部也可呈多分叶样。由于肿瘤内脂肪组织成熟程度的差异以及纤维间隔、黏液基质、小血管丛等间质成分的不同，使得病变的密度或信号复杂、不均匀。

三、鉴别诊断

（一）脂肪瘤

脂肪瘤中为成熟的脂肪组织，密度或信号相对均匀，与正常脂肪组织相似，间隔及软组织成分相对较少。增强扫描一般无强化。

（二）脂肪肉瘤

弥漫型脂肪母细胞瘤界限不清，需与脂肪肉瘤鉴别。后者儿童罕见，尤其在 10 岁以内；前者多见于婴幼儿，发病年龄基本无重叠。

四、小结

脂肪母细胞瘤是一种少见的良性脂肪类肿瘤，多见于婴幼儿，表现为皮下脂肪或深部脂肪间隙内含脂肪性软组织肿块，肿块内有多少不等的分隔及软组织成分。

第十节　原始神经外胚层肿瘤

一、影像学诊断要点

CNS 原始神经外胚层肿瘤（PNET）多发生于幕上大脑半球深部，以额颞叶多见；肿瘤的体积一般较大，多呈类圆形，可呈轻度分叶状；肿瘤与周围结构边界较清楚，瘤周水肿轻或无。坏死和囊变较多见，囊变可能较大；也可为实性肿块；可见有出血在 CT 平扫时其实性部分多呈稍高密度，部分病例瘤体内可见钙化。在 MRI，实质部分 T1WI 呈低及等低信号，T2WI 呈等及略高信号，DWI 呈高信号、ADC 为低信号；坏死囊变呈 T1WI 低信号及 T2WI 高信号。增强后病灶实质多呈显著强化。病变可沿脑脊液播散转移。

二、相关临床

PNET 起源于原始神经外胚层前体细胞，是一组未分化的、高度恶性的小圆细胞性肿瘤。与尤因肉瘤（ES）同属小圆细胞肿瘤，具有相同的染色体易位，因而属于同一家族肿瘤；PNET 具有易复发、易转移及多向分化能力等特点，肿瘤细胞能够表达原始神经外胚层细胞的形态及标记物，具有分化为神经元、胶质细胞和室管膜细胞的潜能。PNET 发病率低，多见于儿童和青少年，发病高峰年龄为 5 ~ 25 岁。无明显性别差异。根据发病部位可以分为中枢性 PNET 和外周性 PNET，前者主要发生于幕上脑实质及脊髓，后者主要源于外周软组织及骨骼肌肉系统。中枢性 PNET 较外周性少见。中枢性 PNET 多位于脑内，脊髓内少见，大约占儿童脑部肿瘤的 2.5%，而只占成年人的 0.46%，WHO 分级为Ⅳ级。

需要说明，在 2016 年最新的 WHO 中枢神经系统肿瘤分类中，胚胎性肿瘤分类下的 CNS-PNET 这一诊断名称已被删除，将其归入到中枢神经系统胚胎性肿瘤待分类（NOS）一类中（需有特定分子标记物才能进一步更精确地分类及分型）。本文为了叙述方便，便于大家与以往文献回顾，暂用以前名称。

三、鉴别诊断

1. CNS 非典型畸胎样 / 横纹肌样瘤（AT/RT）

PNET 与 AT/RT 影像学表现相似，鉴别诊断困难。AT/RT 好发于婴幼儿，平均 2 岁；AT/RT 瘤体内可见血管流空影，此征象在 PNET 少见。

2. 胶质母细胞瘤

胶质母细胞瘤多见于中老年，儿童罕见。典型瘤体沿着白质纤维束侵犯，可经胼胝体侵及对侧半球，呈“蝶翼状”改变。可有明显的瘤周水肿。

四、小结

中枢神经系统 PNET 是一种少见的、高度恶性的小圆细胞性肿瘤，好发儿童及青少年，多发生于额颞叶深部，影像学缺乏特异性。

第五章　乳腺肿瘤超声

第一节　乳腺超声技术

乳腺超声技术要求高水平超声诊断和高品质超声仪器，操作因患者、扫查位置、适应证和病变类型的不同而存在差异，因此在临床中进行规范化扫查尤为重要。

一、探头与声功率设置

在一般情况下，使用足以穿透至胸壁的最高频率的超声探头，以便进行充分的评估乳腺。在大多数妇女中，7.5 ~ 12MHz 的探头可以获得足够的穿透力。然而，对于那些仰卧位时乳腺组织非常厚的女性，可能需要使用较低频率的探头来达到有效的穿透力。应用低频探头的情况，包括非常肥胖、巨乳、乳腺有大的硅胶假体尤其是假体包膜挛缩、产后乳腺炎、多种病因（如炎性乳腺癌和复发性乳腺癌累及腋窝淋巴结）所致的严重的乳腺淋巴水肿患者。

大多数超声诊断系统的启动设置为低功率，这是出于对安全的考虑。然而，在一些患者中，低功率可能会导致声束不能穿透至胸壁。在这种情况下，在切换到较低频率的探头之前，应将声输出功率调整为最大值。

二、患者体位

患者采取仰卧位或侧卧位进行扫查，应让扫查侧乳腺位置略高于对侧乳腺，倾斜的程度取决于乳腺的大小、下垂程度和感兴趣区的位置。一般来说，更大或更下垂的乳腺，感兴趣区越位于外侧，向对侧倾斜的角度越大。若患者有非常大、明显下垂的乳腺，当病变位于远外侧，则向对侧侧卧位是必要的。当感兴趣区靠中部，仰卧位检查通常最好。应该要求患者将同侧手臂举到头上方，然后把同侧的手放于头后，这个体位结合探头适当加压，可以实现两个重要目标：首先，可最大程度上使乳腺变薄，确保 7 ~ 12MHz 探头的声波充分穿透至胸壁；其次，可将正常斜行的乳腺组织平面拉成水平方向，几乎平行于探头表面和垂直于超声声束。这种体位和技术，最大限度地减少了乳腺图像的衰减，及由乳腺内斜行组织平面反射和折射引起的临界角声影。

偶尔，如果病变只有在直立位可触及，则至少部分超声检查应该在患者直立位时进行。如果病变位置浅表，这个技巧特别有用。然而，乳腺腺体在直立时比仰卧位要厚，如果只在直立位使用高频探头扫查，深部的病变可能会被漏诊。例如，当患者对侧后斜位时乳腺腺体只有 3cm 厚，而改为直立位时，腺体最厚处可达 10cm。如果感兴趣区位于腺体层深部，则常规应用于乳腺超声检查的 7 ~ 12MHz 探头在直立位上不能穿透至胸壁（当患者处于直立位时，乳腺的上部可能会变薄）。而且，组织平面在直立位时比仰卧位时更陡斜，倾斜的腺体组织将进一步降低图像质量。如果在直立位发现病变，要注意它的位置，然后采取常用的仰卧位或对侧后斜位对乳腺进行扫查。通过这种方法，可以更准确地诊断病灶，更好地评价周围组织。如果要评价大的中央导管，可以采取直立位，尤其当导管位于乳腺的上部。仰卧时纡曲的导管，在直立位可能被拉直，更容易进行评估。对乳头溢液患者的乳晕下导管的评估将在第 8 章中进行详细的讨论和说明。

复杂性囊肿内若伴有漂浮碎屑，患者采取不同的体位，将有助于更好地显示碎屑的移动。一般情况下，当使用横切面扫查时，仰卧位和左侧卧位可用来评估碎屑的运动，当使用纵切面扫查时，仰卧位和直立位可用来评估碎屑的运动。我们经常用这种方法来记录确定良性的征象，如钙乳沉积和囊肿内的脂质—液体分层。

三、探头加压

可以用探头对乳腺腺体施加不同程度的压力。这可使乳腺组织进一步变薄，也可以使正常乳腺组织平面平行于探头表面并垂直于声束平面，提高穿透力和图像质量。小的、位于胸壁附近的病变加压力度可以更大，特别是当病变浅层有纤维组织时。表浅的结构，如皮下组织内斜向的 Cooper 韧带，有时会存在声影，影响对深部结构的观察。此时探头适度加压，把 Cooper 韧带压成与探头表面平行，将消除声影伪像。Cooper 韧带产生的声影类似于浸润性恶性病变结缔组织增生所致的声影。另一种处理临界角声影的方法是用探头从头侧、尾侧、左侧或右侧扫查感兴趣区，改变入射角，使其几乎垂直于导致声影的解剖结构。

探头加压并不总能提高图像质量。当探头压力较大时，扫查平面完全垂直于近场组织，会将近场混响伪像和旁瓣伪像压入腺体组织，尤其会干扰超声对近场囊肿的评价，其会将最佳空间和对比分辨率的区域从距离探头 5 ~ 7mm 增加到大于 10mm。如果有意识地减轻扫查压力，在维持探头和皮肤接触的情况下轻度提起探头，或者轻微倾斜探头，使声束斜向穿过近场组织，而不是垂直穿过近场组织，可以更好地观察一些浅表的病变。

四、扫查切面

纵向切面和横向切面扫查对于常规超声检查，以及乳腺单纯性囊肿和复杂性囊肿的诊断是足够的。然而，正常导管的解剖形态需要放射状切面扫查，因为正常的乳腺导管一般由乳头向外呈放射状分布。沿乳腺正常的解剖小叶平面扫查，会提高对病变起源部位的显示，有助于缩小鉴别诊断的范围。例如，放射状切面和反放射状切面扫查有助于鉴别乳腺实性结节是导管内病变还是导管周围浸润性肿瘤。

使用手动式线阵探头对乳腺进行实时超声检查耗时且烦琐，但如果方法正确也可以很简单。可做纵向切面、横向切面或两种切面扫查，就像修剪草坪一样。应该保证每个扫查切面之间有稍微重叠的区域。也可以采用放射状切面、反放射状切面或两种切面结合对整个乳腺进行扫查。然而，无论采用何种扫查方法，一旦发现病变，总是要进行放射状切面和反放射状切面扫查。对于靶向目标的诊断性超声，我们更愿意采用放射状切面扫查，因为该切面大致平行于乳腺小叶长轴。对于整个乳腺的检查，从外周到中心的反放射状切面扫查可以有效减少皱纹和气泡的干扰。随着乳腺面积的增加，病变漏诊的概率也会增加。超声存在漏诊的风险，这也是为什么超声在乳腺癌筛查中不如钼靶常用的原因之一（钼靶对微钙化灵敏度高是主要原因）。然而，根据我们的经验，除了检测低 - 中级别导管原癌的孤立性钙化外，超声在其他方面都要优于钼靶。

五、对可触及病变同时进行触诊和超声扫查

当进行靶向性超声诊断的适应证为可触及的乳腺病变时，超声靶向定位于触

诊异常区域。在这种情况下，扫查时触诊是必不可少的，尤其是当考虑可触及病变是由良性结构导致的时候，比如单纯性囊肿或纤维化。

六、对钼靶异常区域进行超声扫查

当靶向性超声诊断的适应证为钼靶异常时，超声扫查的范围将取决于钼靶异常的位置。通常，钼靶图像上接近 12 点或 6 点位置的病变，定位最准。因为，头尾位（CC）钼靶图像对此部位的病变很少存在旋转或倾斜，所以超声可以通过扫查较小的区域来发现病变并评价其特征。然而，钼靶图像上接近 3 点或 9 点位置的病变，预测实际位置比较困难。钼靶的内外侧斜位（MLO）导致病变高于或低于仰卧位时超声图像上的位置。此外，乳腺组织在常规 MLO 受压和旋转，导致病变的位置高于或低于在超声图像上的解剖位置。钼靶图像上 3 点或 9 点的病变可能比实际位置高出或低出很多。因此，对钼靶图像上 3 点或 9 点的病变进行靶向超声检查，扫查范围必须比位于 6 点或 12 点的病变扫查范围大。通常，扫查区域为一个乳腺象限的大小，90° 范围，将满足大多数接近 3 点或 9 点位置病变的扫查。而若病变邻近 6 点或 12 点位置，通常扫查 30° 的范围就可以发现病变。

当病变只在常规钼靶检查的一个图像中存在，超声为了显示病灶，可能需要查整个乳腺半球。若在 CC 图像上可以看到乳腺外侧的病变，但 MLO 图像上看不到，可能需要扫查整个外侧乳腺半球。若在 MLO 图像上的上半部看到病灶，但 CC 图像上不可见，可能需要扫查整个乳腺的上半部分。

（一）乳晕乳头处的扫查

超声扫查乳头乳晕处需要特别小心。声束穿透乳头和乳晕的难易程度不仅随患者个体不同，还随着扫查环境和技术而不同。当病灶位于乳晕深方，使用温暖的耦合剂，在温暖的房间进行扫查是非常重要的。房间很冷或使用冷的耦合剂会导致乳头和乳晕处的平滑肌收缩，增加乳晕皱褶和声影，降低乳晕深部组织图像质量。对于乳腺导管造影失败的乳头溢液患者，应用超声进行检查时，这种技巧是特别重要的。钼靶图像上正好位于乳晕后的病变，用超声检查时经常会发现其位于乳头旁。因为在没有钼靶加压时很难定位病灶，所以需要扫查乳晕周围全部区域。在某些情况下，扫查乳头深部区域时需要调整声束的角度。

评估乳头溢液的扫查方式与其他部位不同。把大量、温暖的耦合剂涂于乳头和乳晕区。乳晕区域的扫查可以采取放射状切面、顺时针扫查，从 12 点钟位置开始到 12 点钟终止。有几个特殊加压方式可以用于显示乳晕乳头深部的导管。

七、扫查平面和病变位置的识别

对于超声报告的描述和书写要注重简短和可重复性。笔者使用的方法包括 3 项：时钟位置，类似于美国放射学会（ACR）词汇；描述病变距乳头的距离；病变的深度（图 5-1）。笔者的描述有 5 个组成部分，以明确病变在乳腺内的精确位置：

1）第 1 个描述是右侧或左侧，简写为 R 或 L。

2）第 2 个描述是时钟位置。必要时笔者可以按半点描述位置，病变位于 1 点钟和 2 点钟位置之间就称为 1：30。

3）第 3 个描述是病灶或解剖结构与乳头的距离。我们应用 5 个位置定位其与乳头的距离：1、2、3、乳晕 T（SA）和腋窝（A）。数字 1、2 和 3 为乳晕边缘至乳腺边缘的宽度相等的环形区域。标记 1 的环形区域位于最中央，标记 3 的环形区域位于最外围。另外一个可以接受的替代方法是测量从乳头到病变的实际距离（cm）。有的超声探头有厘米标尺，标记距离会很方便。目前的趋势是使用病灶距乳头的实际距离，因为应用此种方法的变化少，而病灶距离胸壁和乳腺外周的距离会因加压或患者体位的改变而产生变化。

4）第 4 个描述是病变或解剖结构的深度。深度描述包括 A、B 和 C。这些字母将乳腺的深度平均分为三等份。A 区，代表最浅表的区域。C 区，代表最深的区域，可以被认为贴近胸壁。B 区，为中间地带，是大多数病理性病变容易出现的地方。另外一个可以接受的替代方法是用厘米数描述深度。

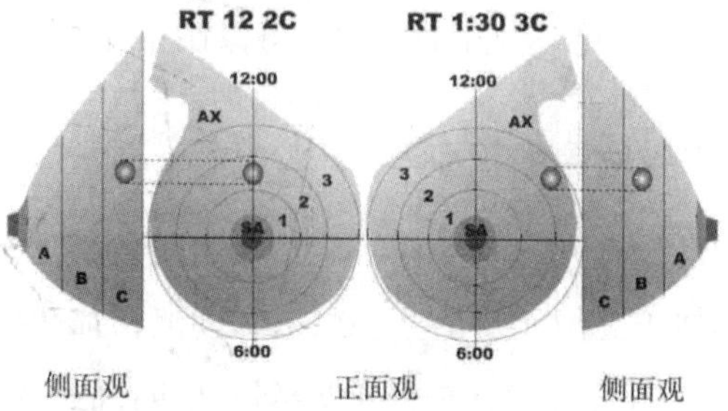

图 5-1 扫查平面包括 5 个部分的描述

注：第 1 个描述是右侧或左侧的缩写。第 2 个描述是病变的时钟位置。第 3 个描述是与乳头间距离的缩写。使用 5 个区域：SA 指乳晕下；1、2、3 从乳晕边缘到乳腺边缘间宽度相等的环形区域；AX 指腋窝区域。另一种方法为从乳头算起的实际距离（cm）。第 4 个描述病变的深度。使用 A、B 和 C 将乳腺分为 3 个深度。A 代表乳腺浅表的 1/3；B 代表中间 1/3；C（胸壁）代表乳腺深部的 1/3。另外，可以采用距皮肤表面的距离（cm），也就是深度，但这可能随可压缩性和扫查位置的改变而有变化。第 5 个描述探头方向的缩写。使用径向（RAD）、正交径向（AR）、纵向（LONG）、横向（TR）。偶尔，斜向（OBL）切面扫查

5）除了上述 4 个描述，还要描述扫查切面。是横向（TR）、纵向（LO），径向（RAD）、正交径向（AR）或斜向（OBL）扫查（图 5-2）。

美国超声医学学会（AIUM）和 ACR 乳腺超声的规范化方案中，1、2、3、5 项描述是必要的，但第 4 项关于病变深度的描述不是必要的。

我们使用描述超声位置的方法很重要。原因在于：首先，它是高度可重复的，使我们能够再次找到病灶，有助于后期的穿刺活检或随访，其次，扫查患者时，这是一种隐含的、简单的、用于注释病变部位的速记方法。扫查时，要减少按键动作。例如，按下 10 个键“L（空间）3（空间）2B（空间）rad”要比“左乳 3 点钟，乳晕边缘至乳腺外周的一半，约中间深度，径向扫查平面”简单得多。

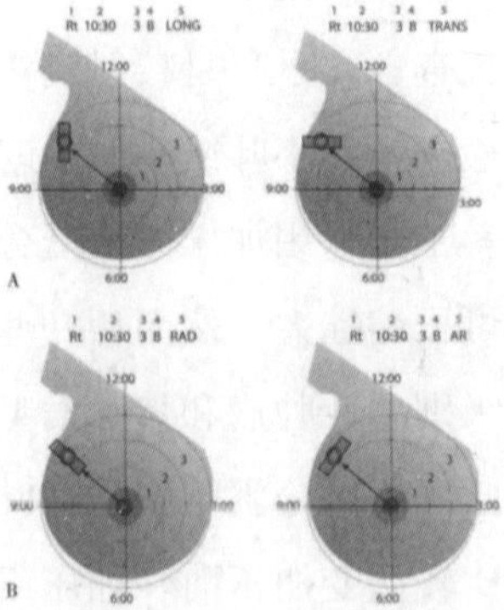

图 5-1 平行于胸部长轴和短轴的纵向和横向扫查切面

注：A. 虽然这样的扫查切面对人体大多数部位都是有用的，但是在乳腺扫查时有效性降低，因为乳腺的解剖平面不一定是沿着胸部的纵向或横向，除了精确的 12 点钟、3 点钟、6 点钟和 9 点钟。在乳腺的外上象限，大多数乳腺组织和病变与纵切和横切平面存在交角。B. 从乳头向外延伸的径向平面，被称为车轮的轮毂状。正交径向平面是径向平面的 90° 垂直平面。径向平面平行于 6 点钟和 12 点钟的纵向平面，平行于 3 点钟和 9 点钟的横向平面。正交径向平面平行于 3 点钟和 9 点钟的纵向平面，平行于 12 点钟和 6 点钟的横向平面。主小叶导管由乳头向外径向延伸。因此，径向扫查平面大体平行于小叶导管长轴。真正的径向平面是评估病变的起始切面。为了评估病变和导管系统的关系，可以稍微调整扫查平面，略微偏离真正的径向平面，因为中央导管较为纡曲或病变位于周围分支导管

八、分屏成像

分屏成像在乳腺超声检查时是非常有价值的，可以被应用于以下几种情况。第一，分屏成像可以同时显示双侧乳腺的镜相位置，用来确认钼靶或可触及的异常是纤维腺体结构，而不是囊性或实性肿块。乳腺钼靶的主要优势之一是通常进行双侧成像，把对侧乳腺作为正常对照。通过使用镜像分屏超声成像，可以模仿乳腺钼靶的这一优势。这一概念将在第 6 章进一步讨论和说明。第二，分屏成像显示加压和没有加压的腺体组织，捕捉超声检查时动态事件的发生，加压和没有加压的分屏成像可以用来替代检查时的动态存储或替代对动态事件的录像。超声扫查时应用分屏成像可以记录几种不同类型的动态事件：①病变的可压缩性，以及压迫对病变周围组织的影响。②病变的旋转。③扩张导管内回声的可移动性。④扩张导管的可压缩性。⑤早期未成熟脓肿内坏死碎屑的移动。⑥消除 Cooper 韧带造成的声影伪像。

为了证实病变的可压缩性，我们储存分屏图像，屏幕上左图为探头未加压的

图像，右图为探头加压的图像。当记录可压缩性时，需要特别注意的是对左侧未加压图像，要用很轻的力扫查，几乎只是接触到皮肤，然后把用力加压后的图像留在屏幕的右侧。尤其当检查脂肪小叶或脂肪瘤时，轻轻地扫查，然后观察其可压缩性特别重要。一些学者主张采用加压方法区分实性结节的良、恶性，因为纤维腺瘤通常比恶性结节的可压缩性大。然而，一些纤维腺瘤可压缩性不大，而一些缺乏纤维组织增生的高级别恶性肿瘤和特殊类型恶性肿瘤可被适度压缩。不用加压法区分良恶性，但用此方法区分乳腺脂肪小叶、脂肪瘤和其他实性结构和病变。如果评估可压缩性，比较病变加压前和加压后的前后径。脂肪小叶和脂肪瘤比任何其他实性结节都柔软，通常可以压缩 30%以上。病变的可压缩性≥ 30%强有力地证明病变只包含脂肪组织，而且，脂肪小叶和脂肪瘤比周围正常的组织柔软，加压时不会嵌入正常组织内。例如，加压后，脂肪小叶或脂肪瘤不会嵌入胸大肌，而纤维腺瘤或癌常可能发生。加压与未加压的分屏图像可以用来评估乳腺纤维腺瘤的旋转活动度。纤维腺瘤在加压后经常旋转，而浸润性癌固定于周围乳腺组织，不会旋转。

加压和未加压的分屏成像对评估含有高回声、浓缩碎屑的乳晕下扩张导管也有价值。交替加压和释放压力，探头冲击触诊，可导致分泌物在管腔内来回移动，证明不是肿瘤引起的回声。彩色和能量多普勒可以实时记录这种移动。分屏成像可以显示大的、高回声导管的哪些部分可以被压缩，哪些部分不可以被压缩。导管内乳头状病变可分泌血性分泌物填充导管，分泌物的回声和导管内乳头状病变的回声一致，因此会掩盖乳头状病变的显示。经过对导管加压，软的、包含血性分泌物的导管部分可被压缩，但含有乳头状病变的导管部分是不能被压缩的，这样可以识别引起血性分泌物的病变，指导超声引导下真空辅助活检定位。交替加压和减压的乳腺冲击触诊检查，可以引起脓肿内坏死碎屑的移动，证明病变内充满高回声坏死碎屑，而不是实性结节或受感染的肿胀乳腺组织。越早发现液化性坏死，就可以越早进行培养和放置引流管。

分屏显示的加压与未加压图像，可以用于证实部分类型的声影是由斜行的 Cooper 韧带所引起，而不是硬癌。

分屏显示的加压与未加压图像，也可以用来帮助鉴别肿瘤复发和乳腺肿瘤切除术后残腔内的慢性血肿。不压缩的腔隙很难与肿瘤复发相鉴别，但加压通常会使含液体的术后腔隙变平，呈线状。

最后，分屏显示的加压与未加压图像，也可以应用于乳腺静脉的评估，如同应用于评估外周静脉一样。正常的乳腺静脉是柔软的、可压缩的，位于浅表。而异常的静脉，如静脉畸形或血管瘤，若没有血栓形成也能被压缩。乳腺浅静脉血栓会引起疼痛，产生明显可触及的条索样结构，不可被压缩。

第二节　乳腺肿瘤超声表现

一、导管原位癌

1. 病理学分类、流行病学和临床表现

导管原位癌（DCIS）是在乳腺小导管或导管内生长的非浸润性恶性病变。术语“导管内癌”可与DCIS替换使用。尽管单个的原位癌细胞与浸润性癌细胞不易区分，但是DCIS还未侵犯基底膜，不会发生转移。

在钼靶检查还未广泛应用时，临床诊断的DCIS较少，表现为可触及的肿块。所有诊断的乳房恶性病变中DCIS只占不到5%。然而，由于常规钼靶检查可探查到病灶，如今DCIS占所有乳腺恶性病变的20%～40%。

DCIS代表一系列非浸润性肿瘤，而不是单纯的一种病理类型。不同类型的DCIS的分类有些争议。传统上，DCIS被分为粉刺样坏死型和非粉刺样坏死型。非粉刺样坏死型DCIS进一步被细分为微乳头型、筛状型和实体型。实体型DCIS与粉刺样坏死型最为相关。然而，实体型分类用处不大，因为这种组织类型病灶也可分入微乳头型和筛状型中。DCIS的每个类型由核分级进一步细分为：低核级（LNG），中核级（ING）或高核级（HNG）。粉刺样坏死最常见于高核级DCIS，但也能发生在低核级病变。

最近的趋势是将核分级与坏死的存在与否相结合，来判定DCIS的预后并指导治疗，HNG DCIS合并坏死的病变最具浸润性，这些病变与不伴坏死的LNG DCIS病例相比，更容易发生微浸润，更有可能在短时间内进展为浸润性癌，更有可能在大面积切除后迅速复发，并有1%～2%的腋窝淋巴结阳性率（由于无法诊断的微浸润）。尽管伴有粉刺样坏死的HNG DCIS病变比不伴有坏死的LNG病变具有更强的浸润性，并在钼靶成像上表现更广泛，但在组织学上范围并不广泛。组织学研究表明，在大约50%的微乳头型和筛状型LNG DCIS直径≥5cm，几乎和伴有粉刺样坏死的HNG DCIS一样。LNG DCIS病灶钼靶与组织学大小存在差异的原因在于钼靶成像对大小的评价基于钙化的范围。反映的是坏死的范围。钼靶成像判断病灶大小的能力在 LNG DCIS 病灶的准确性低于 HNG DCIS 病灶，因为在 LNGDCIS 病灶中，坏死形成的钙化范围与病灶实际大小的符合度低于 HNFDCIS 病灶。因此，钼靶成像反映 HNG DCIS 病灶范围的真实程度较 LNG DCIS 病灶更高。

Van Nuys 分类体系（Silverstein et.al.，1994），根据 DCIS 复发率的不同将其分为三组：1 组为不伴粉刺样坏死的非 HNG DCIS，2 组为伴有粉刺样坏死的非 HNG DCIS，3 组为伴或伴粉刺样坏死的 HNG DCIS。1 组的复发率为 3.8%，2 组的复发率为 11.1%，3 组的复发率为 26.5%。尽管经过乳房肿瘤切除术后 3 组在 7 年后复发率接近 30%。基于以上数据，推荐 1 组和 2 组 DCIS 患者继续行乳房非手术治疗，而 3 组病变的患者应该行保留皮肤的乳房切除术及乳房重建术。

同一 DCIS 病变可因出现多种核分级使得分级复杂化。在这样的病例中，病变范围内发现的最高的核分级即为病灶分级。因此，即使病灶内大部分未见粉刺样坏死，只要局部可见坏死，病变都要归类为粉刺样坏死型。如果一个病灶的大部分是 ING DCIS，但是只要探及 HNG 部分，那么整个病变归类为 HNG。

与 LNG DCIS 相比，HNG DCIS 的导管和小导管扩张程度更大。DCIS 扩张导管有四种机制：①肿瘤细胞导致管腔扩张。②坏死碎屑导致管腔扩张。③导管周围炎症。④导管周围结缔组织增生。与 LNG DCIS 相比，这四种导管扩张机制更常见于 HNG DCIS。因此，尽管 LNG DCIS 在导管系统内扩散的广泛程度与 HNG DCIS 一样，但其导管扩张程度较低。

DCIS 等非浸润性病变的导管周围结缔组织增生或炎症反应并不常见，但却是对管腔内坏死部分的反应。这种反应与慢性导管扩张症中浓缩脂肪分泌物引发的化学性导管周围乳腺炎和纤维化相似。事实上，慢性导管扩张症中这种浓缩分泌物的“干酪”样外观非常类似于粉刺样 DCIS 中的坏死碎屑。因此，在欧洲，慢性导管扩张症被称作“粉刺样乳腺炎”。

HNG DCIS 比 LNG DCIS 更常表现为可触及肿块或钼靶上的软组织肿块，是因为前者更易使小导管扩张，刺激导管周围炎症和纤维化。

有研究认为，DCIS 在高达 60%的病例中是多灶性的。然而，Holland 及其同事发现，仅有 1%的癌真正是多灶或多中心性的（1990 年），因为一些距离较远的病灶，实际上是 DCIS 沿导管的扩散。

DCIS 并不是浸润性癌的前体。据报道，仅 30%的 DCIS 病灶会进展为浸润性癌。但是，如果一直不予治疗，即便是 LNG DCIS 也可发展为浸润性癌。

2. 钼靶

DCIS 的钼靶图像特征是钙化。Stomper 和同事（1992 年）发现，在 84%的病例中 DCIS 与钙化相关；在 72%的病变中，钼靶片上仅发现钙化；另外 12%的病例中可见结节或肿物合并钙化；仅有 10%的 DCIS 病灶表现为无钙化的软组织密度。Evans 等发现，89%筛查发现的 DCIS 病灶中存在钙化，81%有症状的 DCIS 病灶中出现钙化。<50 岁与≥ 50 岁的 DCIS 女性患者相比，前者出现钙化的比例更高，而后者钼靶表现为软组织密度、结节或肿块的比例更高。这种差异可能仅仅是因为年轻患者乳房组织更为致密，造成 DCIS 病灶模糊。

DCIS 钙化由多种机制产生。粉刺样 DCIS 的钙化是因为体积大、致密、营养不良所致，位于管腔中心的坏死碎屑内。通常，这些钙化有一定特征性，呈线性、分支状形态和片状分布，类似“蛇皮”样。钙化的形状反映受累导管的形状，形成管型——因而被称为“铸型钙化”。相反，不合并粉刺样坏死的 HNG DCIS，在受累导管上皮内形成营养不良性钙化。这些钙化边界欠清，但仍然表现为粗糙、成角、颗粒样，被描述为箭头状、碎石或类似箭头样。LNG 和 ING 的 DCIS 内耗化的典型特征为体积小、密度低，颗粒样或无定形，很难与纤维囊性变（FCC）或腺病引起的钙化相鉴别。不同类型钙化的混合可形成多形性钙化（图 5-3），颗粒样钙化是钼靶检查中最为常见的类型，见于约 52%的有钙化的 DCIS 病例，铸型钙化见于 35%的病例，混合性或多形性钙化见于 13%的 DCIS 病例。如前所述，钙化在 HNG DCIS 中较 LNG DCIS 中的分布更为一致，因此前者的钙化程度更准确地反映了病灶的范围。

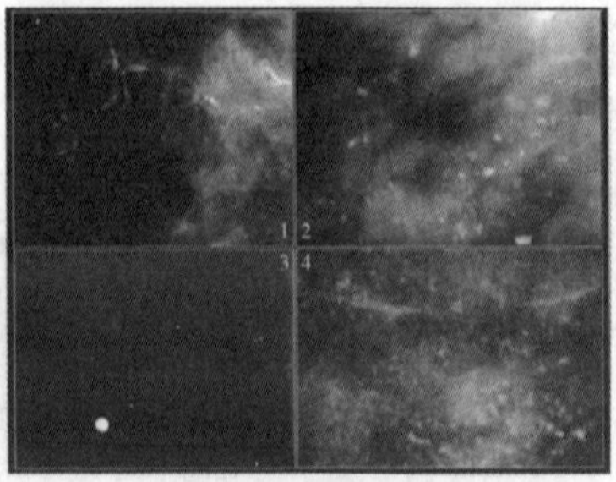

图 5-3 不同类型钙化

注：大多数导管原位癌在常规钼靶成像中表现为孤立性钙化。钙化的形式包括：①铸型钙化；②粗糙的颗粒样钙化；③成簇点状钙化和无定形钙化；④多形性钙化，为铸型钙化、粗糙颗粒样钙化和无定形钙化的混合

铸型钙化诊断 HNG DCIS 具有较高的准确性，而颗粒样、点状和无定形钙化的诊断价值远不如铸型钙化。因此利用颗粒样或无定形钙化鉴别病灶良、恶性非常困难，60% ~ 80%表现为此类钙化的病灶活检结果为良性乳房病变。

尽管钙化形态可提示存在 DCIS，甚至可提示 DCIS 的类型，但是依此诊断核分级的准确性低于 100%。铸型钙化中，78%与粉刺样 DCIS 相关，而仅有 55%的颗粒样钙化是由非粉刺样 DCIS 引起。更重要的是，以乳房钼靶中的钙化来判断肿瘤是单纯性 DCIS 还是浸润性病灶合并导管内成分（EIC）非常困难。因为钙化主要发生在肿瘤的 DCIS 成分，钙化部位定向引导活检能准确诊断 DCIS 但可能会漏诊浸润性病灶。

除了钙化，钼靶上还可有其他表现：伴或不伴钙化的结节或肿块、非特异性软组织密度影、结构扭曲、密度不对称、单发或多发的异常导管。

以上与 DCIS 有相关性的软组织表现（伴或不伴钙化）最可能出现在伴粉刺样坏死的 HNG DCIS 中，此类软组织密度影是由于强烈的间质反应导致，即便软组织无侵犯的情况下也会出现。

钼靶可用于引导外科乳房活检、空芯针穿刺活检及真空辅助活检（DVAB）的穿刺针定位。在乳头溢液或钼靶阴性的患者中，乳导管造影术能够显示病变区域。DCIS 的乳导管造影阳性征象，包括充盈缺损、导管梗阻或导管腔局部区域狭窄。导管造影也可用于手术切除区域的定位。上述表现详见第 8 章。

3. *超声表现*

钼靶诊断 DCIS 的效果比超声诊断好，因为钼靶成像能够有效显示大多数

DCIS 中的微钙化并对钙化进行分类。存在可疑钙化的患者，多数情况下直接行立体定位穿刺活检或手术活检，而不是做诊断性乳房超声检查。然而，这并不意味着超声完全无法显示 DCIS 病灶，或者在 DCIS 的诊断中没有作用。有几种特殊情况下超声能够更有效地评估 DCIS 病情：①评估约 10%的不伴有钙化的具有软组织密度影的病灶。②评估触诊可及但钼靶为阴性或非特异性的病灶。③评估乳头溢液，引导囊内乳头状 DCIS 抽吸和空芯针穿刺活检。④评估不伴粉刺样坏死的 DCIS 病变大小，这些病变中的钙化范围在乳房钼靶成像上可能比实际要小。⑤钙化提示为 DCIS 时，识别癌中的浸润性成分。⑥评估较大的 HNG DCIS 病灶的区域淋巴结。⑦引导钙化的穿刺定位。⑧引导乳导管造影术或导管内乳头状病变穿刺定位。⑨引导少数钼靶立体定位活检失败的患者行空芯针穿刺活检。

因为超声可显示正常导管和 TDLU，因此超声也可以鉴别 DCIS 中异常扩张的导管和 TDLU。证实 DCIS 内扩张导管，最可靠的技术是保持与导管长轴平行的扫查切面——内放射状切面。Tebgul 和 Halliwell 证实了乳房导管长轴和短轴切面比任一切面扫查更具有效性，并据此称之为“导管超声检查术”。

可疑存在 DCIS 或含 DCIS 成分的病变的软征象，包括导管扩张（图 5-4）和分支状形态，这两种表现提示存在肿瘤导致的导管扩张。微小分叶可见于浸润性乳腺癌或 DCIS，但常常为 DCIS 导致的导管扩张或 TDLU。微钙化也是软征象，提示 DCIS，其可与前述的各种征象联合进行诊断。钙化可发生于受累的导管或小导管管腔中央的坏死碎屑中。DCIS 中的钙化体积足够产生明亮的回声，但太小不足以产生声影。小钙化可见于中度或重度扩张的导管，肿瘤充满导管导致的微小分叶、癌化小叶、无定型的等回声组织、导管内和囊内乳头状病变或浸润性结节。

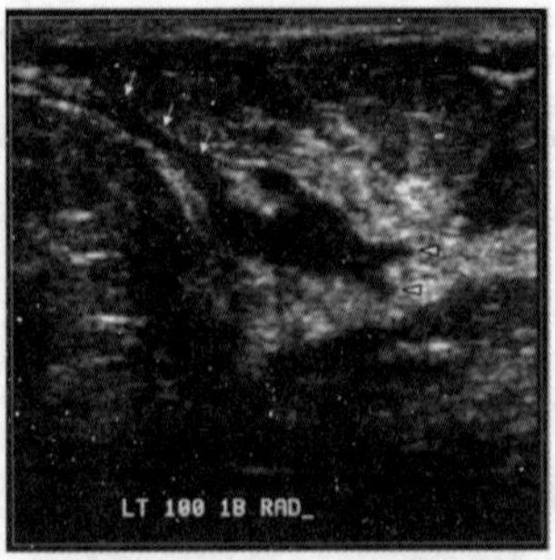

图 5-4 导管扩张

注：此例浸润性癌合并 DCIS 的病灶可见显著的导管扩张（箭头），其内为显著的 DCIS 成分沿导管延伸至乳头处，外周分支状形态（箭头）也代表 DCIS 成分

（1）导管原位癌超声诊断的局限性：即使采用最理想的超声诊断技术，DCIS 的超声诊断还是会受到多种因素的限制。

1）DCIS 不是总表现为明显扩张的导管和 TDLU，而超声无法识别未扩张的导管和 TDLU。如前所述，HNG DCIS，尤其是伴有粉刺样坏死的 HNG DCIS，较 LNG 或 ING DCIS 更多表现为超声可以识别的显著扩张的导管。LNG 或 ING DCIS 可能不表现为扩张的导管或 TDLU，使得无法与正常导管相鉴别。另外，有些 PCIS 为混合类型，病变的部分区域为 HNG DCIS，可见显著扩张的导管或 TDLU，容易被超声识别，而其他部位可能为 LNG DCIS，没有超声可识别的扩张导管或 TDLU。上述情况会导致超声诊断时低估病变的真实大小。

2）DCIS 不是使导管和 TDLU 扩张的唯一病理过程。实际上整个良性 FCC、良性增生性疾病（BPD）或正常发育和退化失常（ANDI）的疾病谱都会有如此表现。在良性疾病中引起小叶内小导管扩张的是微囊肿，其在超声上无法显示，或是较大囊肿，其内充满碎屑、乳头状大汗腺化生或多形性导管增生（乳头状导管增生、乳头状瘤样增生）和间质硬化。

由良性病程引起的 TDLU，不均匀受累使得鉴别小叶扩张更为困难。不仅在小叶间，即便在小叶内，FCC 和 BPD 引起的 TDLU 大小也存在很大差异，此时，鉴别扩张的 TDLU 良、恶性的敏感性会下降。因此，要鉴别此类扩张的 TDLU 必须同时探查同侧和对侧乳房镜像位置的 TDLU。如果双侧乳房均可见弥漫扩张的 TDLU，则临床或钼靶感兴趣区可能是 FCC 或 BPD 引起的 TDLU 扩张。反之，如果感兴趣区的 TDLU 扩张与乳房其他部位的 TDLU 扩张比例失调，病灶则较为可疑。鉴别时也要考虑到患者的年龄和激素水平，没有接受激素替代疗法（HRT）

的绝经后女性患者，小叶扩张比绝经前或绝经后但接受 HRT 的更可疑。

3）大导管的弥漫性扩张也可由良性乳房疾病引起。导管扩张症 - 导管周围乳腺炎后期的超声表现可以和 DCIS 很相似。严重的导管周围炎症，或纤维化、导管管腔内浓缩的炎性分泌物钙化及纤维化引起的管腔闭塞表现，都和 HNG DCIS 相似。

4）大导管中的局灶性乳头状病变和大的良性乳头状瘤非常相似，但前者可能含有恶性变（乳头状 DCB）。导管内乳头状病变具有如下特征时其非典型增生或 DCIS 的风险增大，但并非绝对，包括导管管腔扩张，累及较长的导管、分支导管和 TDLU 受累。

超声对钙化的诊断不如钼靶敏感。超声图像上，钙化只有位于扩张导管或 TDLU 中，或者位于相对均匀的等回声或低回声结节时才能显示，特别是 LNG DCIS 中小的点状或无定型的钙化更是如此。即使使用当前最好的设备，在最佳条件下，超声可显示的钙化在体积上仍有局限性。最理想的条件下，能显示最小为 200μm 的钙化。而在多数病例中，由于钙化的深度、声影或者背景回声的影响，显示条件并不是非常理想。有些复杂情况下，甚至连 500μm 的钙化都很难显示。由于这些超声固有的局限性，笔者仍然依赖钼靶识别钙化并进行定性。

（2）导管原位癌或可疑导管原位癌患者超声检查的适应证。

1）评估约占钼靶成像 10%的具有软组织密度影但无钙化的患者。约有 10%的 DCIS 患者乳房钼靶成像有软组织密度影但是无钙化。因为这类特殊病灶没有浸润性，因此钼靶上的结节或不对称密度影通常没有毛刺征。针对此类边界不清的或部分边界模糊的非特异性密度影，超声检查非常理想。扩张的导管和小导管、导管周围炎症、结缔组织增生反应和小叶癌化，都可以单独或共同形成软组织肿块。超声对这些结节的评估与对其他类型钼靶病灶相似。超声图像上可有一个或多个软征象——微小分叶、导管扩张或分支状形态，可以防止将这些病变误归类为 BIRADS 3 类。

2）评估触诊异常而钼靶为阴性或非特异性的患者。DCIS 病例中约 5%可有触诊异常。这些患者大多数在触诊异常区域有钙化。一小部分患者乳房钼靶呈阴性或者在触诊异常区域的软组织密度中没有钙化，针对此类病灶超声诊断具有优势，超声诊断原则和评估其他触诊异常病灶一致。

3）对乳头溢液患者的评估。乳房导管造影术通常是乳头溢液患者的首选检查，然而，超声检查对多数患者也有很大帮助。详细的方法和论述已在第 8 章中阐述。一小部分乳头溢液的患者患有 DCIS，需要与导管内乳头状瘤和导管扩张鉴别。

4）评估不伴粉刺样坏死的导管原位癌的大小，钼靶对这类病变钙化程度的评估可能会低估病变的真实大小。钼靶成像评估 DCIS 大小时，具有铸型钙化的 HNGDCIS 比无铸型钙化的 LNG 或 ING DCIS 更准确。尽管超声不是评估 DCIS 程度的特异性检查方法，但它常常用于引导活检或为手术切除定位，因此也可以评估病灶大小。超声可以显示异常扩张的不含钙化的导管和小叶，因此较乳房钼靶依靠钙化范围判断病灶大小，超声能更好地显示病变范围。确定这些病灶的范围可帮助超声引导下穿刺活检，或在超声引导下放置定位导丝辅助手术。

5）鉴别癌中的浸润性成分。尽管钼靶上检测到钙化是恶性病变的一个有价值的征象，但它们主要是 DCIS 的表现。钼靶中可疑钙化可以是单纯性 DCIS 或者浸润性癌中的 DCIS 成分。立体定位引导穿刺活检可靶向性诊断 DCIS，但是也会低估浸润性病灶。甚至行钼靶引导下钙化切除活检的患者，浸润性成分也可能会因病理医师采用随机切片而不是连续切片而漏诊。

如果超声显示的实性结节具有可疑恶性病灶的硬征象，例如毛刺征、厚声晕、边缘成角和声影，则超声显示簇状钙化具有极高的诊断价值，提示浸润性恶性病变（图 5-5）。超声引导具有硬征象的实性结节活检可以诊断浸润性病变，而立体定位引导钙化活检仅能提示 DCIS。超声引导下肿块的活检联合立体定位下钙化的活检，可以为判定恶性病变真实的组织学和病变范围提供最好的机会。

6）评估体积较大的高核级导管原位癌患者的局部淋巴结。钙化的立体定位活检有可能会低估病变的浸润性，甚至随机切片病理检查外科手术切除的 DCIS 也可能低估病变浸润性。这就是为什么大约 2% 的 HNG DCIS 病变有淋巴结转移。因此，不仅要评估钙化区域（寻找浸润征象），还要评估钼靶成像钙化形态可疑为 HNG DCIS 患者的腋窝淋巴结。超声上显著异常的淋巴结，可以进行超声引导下穿刺活检或者细针抽吸活检（FNAB）。活检诊断腋窝淋巴结转移，如果提示病变含有浸润性部分，而不是单纯性 DCIS，那么前哨淋巴结的检查即可略过。

7）引导钙化的穿刺针定位。超声可用于引导乳房切除活检或保乳手术定位。尽管乳腺钼靶或立体定位引导常用于钙化的穿刺针定位，但采用超声引导穿刺针定位活检具有一定优势。许多患者具有超声可见的结节、肿物、扩张的实性导管或者钙化，因此超声引导穿刺针定位是可行的。如果肿物或钙化在超声上可见，那么采用超声定位比采用钼靶更为迅速和准确。超声引导的结节或钙化穿刺定位可用于所有病例。

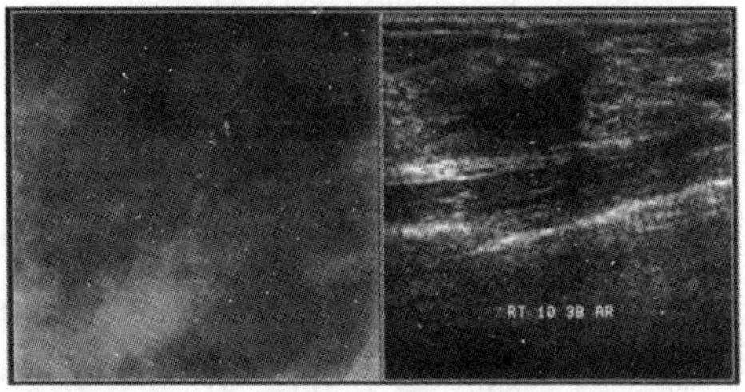

图 5-5 浸润性恶性病变

注：此例“碎石”样的簇状钙化提示存在导管原位癌（DCIS），并经立体定位活检证实。超声显示结节边缘成角，这是硬性可疑征象，提示存在浸润性癌。超声引导下活检证实病灶为中级别非特殊类型癌。超声联合立体定位活检可准确诊断浸润性癌合并 DCIS。如果不使用超声检查，单独立体定位活检可能将病变的诊断低估为 DCIS

明确诊断为恶性肿瘤的患者中，大部分微钙化的穿刺针定位都采用影像引导下的 DVAB 技术。DVAB 时，在活检位置开一个小腔，多数在活检后几天内可见血液或血浆填充，超声图像能够轻易识别并定位这些小的、复杂的囊性小腔。因为超声显示钙化的能力逐渐增加，所以在进行钼靶引导钙化穿刺针定位活检之前，可行简单的超声扫查即可探及钙化，因此可行超声引导下钙化的定位活检。

8）引导导管内乳头状病变的导管造影术或穿刺针定位。当声像图提示导管内乳头状病变时，超声可用于病变定位，以进行切除活检，或引导经皮乳房导管造影术，或引导 DVAB。乳头溢液或导管内乳头状病变患者的超声评估和超声引导下的介入过程已在第 8 章中详细探讨。

9）引导囊内乳头状病变抽吸和空芯针活检。超声是显示囊内乳头状病变，包括囊内 DCIS 的首选方法。大部分囊内乳头状病变是由良性乳头状瘤或乳头样大汗腺化生引起，但有一小部分是由 DCIS 或各类浸润性恶性病变引发。当复杂性囊肿显示可疑的乳头状病灶时，超声可以引导穿刺针定位切除活检，或者引导 DVAB 并放置标记物。这些病例不适合使用囊液抽吸细胞学检查，研究证实，其假阴性率很高，并且残余的附壁结节或厚的分隔可能在囊液抽吸后不易辨别，而此部分可能会有恶性或非典型增生。

10）引导少数不能行立体定位活检的病灶进行空芯针穿刺活检。少数病例不能行立体定位引导下的空芯针穿刺活检或旋切术——当钙化太深或者太贴近胸腔壁时，以及对于有些不能俯卧的患者，超声引导可以用于至少部分这样的病例。

4. 总结

总的来说，DCIS 主要由钼靶诊断而不是超声或临床诊断。然而，虽然钼靶在显示钙化和诊断 DCIS 上具有优势，但在有些情况下超声检查是有帮助的。超声可用于探查钼靶上软组织密度影、临床触诊异常、乳头溢液或囊内病变的 DCIS 患者，超声有助于显示没有钙化的病变部分以评估病变大小，超声可以显示浸润性病变和淋巴结转移，超声也可用于引导部分病例的空芯针穿刺活检或 DVAB。

二、小叶原位癌和上皮小叶内肿瘤

小叶原位癌（LCIS）是被称为上皮内小叶肿瘤的一系列病变，包括 LCIS 和不典型小叶增生。小叶肿瘤可能直接发展为浸润性恶性肿瘤，然而多数研究认为，LCIS 的出现标志着乳房各部位发生乳腺癌的风险均增高，而不仅仅标志着 LCIS 病灶本身发展成癌的风险增高。大约 68% 的 LCIS 是多中心性生长，大约 30% 累及双侧。20% ~ 30% 的 LCIS 患者，进展为浸润性恶性病变需要经过 15 ~ 20 年时间，几乎一半会累及对侧乳房。大多数进展期病灶是 ILC，但也有很多是浸润性导管癌。

诊断为此病的患者推荐行双侧预防性乳房切除术。致密型乳房的 LCIS 且未行双侧乳房切除术的女性，在乳房钼靶成像后再行全乳超声检查可能效果更好，但尚未被证实。

钼靶和超声表现：LCIS 通常是在对钼靶或触诊异常组织活检中偶然诊断的。在多数病例中，LCIS 通常没有钼靶或临床表现。LCIS 可以在之前存在的纤维腺瘤或放射状瘢痕中生长，此类病灶只是表现为纤维腺瘤的超声特征，而并非是 LCIS 的特异表现。

尽管 LCIS 大多是偶然发现的，但是一些病例实际上存在可疑的影像改变。近期的研究认为，具有异常影像特征的 LCIS，与偶然发现的 LCIS 有一定差异（图 5-6）。偶然发现的 LCIS 仅具有一般的侵袭生长的危险度，而具有可疑影像学表现的 LCIS 更具多形性、更具侵袭性，更有可能发展为浸润性恶性病变（图 5-7）。

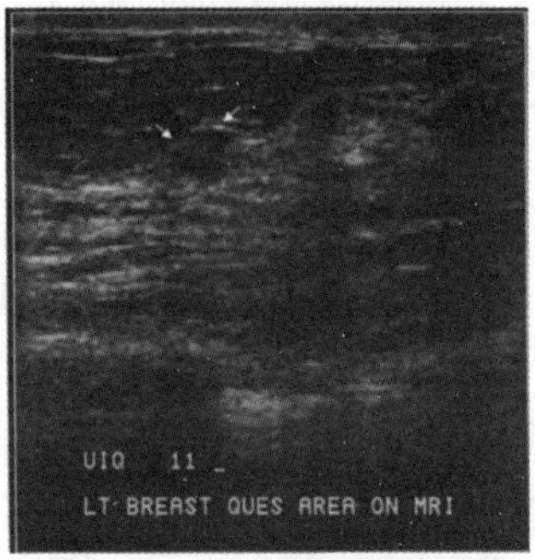

图 5-6 偶然发现的 LCIS

注：此例边缘成角的小的实性结节（箭头），真空辅助活检证实为边缘包含小叶原位癌（LCIS）的放射状瘢痕。此病例在磁共振和超声上诊断为放射状瘢痕，LCIS 只是偶然发现

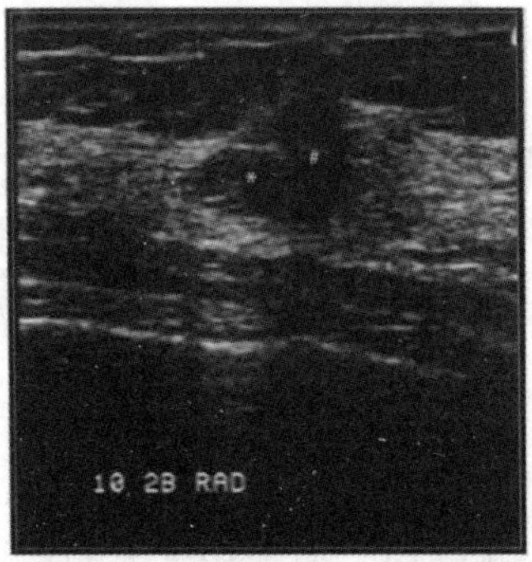

图 5-7 具有异常影像特征的 LCIS

注：此例双叶实性结节具有两个部分：等回声的、水平方向的小叶原位癌（LCIS）（*），由 LCIS 发展而来的、显著低回声的、毛刺状的、纵横比＞ 1 的浸润性小叶癌（ILC）部分（#）。双侧乳房行增强磁共振（MRI）以确定病灶分期，可见双侧多发异常增强灶。超声再次探查并引导活检，证实了 MRI 异常病灶为双侧多发 ILC。LCIS 很少引起影像学异常，引起影像学异常的 LCIS 可能为恶性病变

三、特殊类型浸润性乳腺癌

（一）髓样癌

1. 病理学分类、临床表现和流行病学特点

髓样癌是乳房的特殊类型肿瘤，相对少见，占所有乳腺癌总数的 5% 或更少。髓样癌在年轻患者中及日本人和黑种人中常见。在小于 35 岁的患者中，髓样

癌约占所有乳腺癌的10%以上。双侧髓样癌占3%～18%，多中心性髓样癌少于10%。

髓样癌通常生长迅速，临床上表现为“可移动的”肿块，但也可无症状并在钼靶检查时发现。由于髓样癌可产生强烈的炎症反应，因而通常质地柔软。

病理学检查时，髓样癌边界清楚、呈椭圆形或分叶状、可移动、触诊较为坚硬，但是不如大多数NOS癌那么坚硬，广泛坏死的髓样癌触诊更为柔软。与其他大多数浸润性乳腺癌相比，髓样癌很少累及周围组织，甚至表现为有包膜包绕。与其他常见的浸润性NOS癌相比，髓样癌大体特征与纤维腺瘤更为相似。因为生长迅速，髓样癌被发现时常常较大，平均直径为2～3cm，髓样癌在结节表面和结节内部通常是呈多小叶或微小叶状。

单纯髓样癌预后介于NOS癌和其他低风险特殊类型癌（如小管癌、黏液癌、浸润性乳头癌等）之间。5年生存率为89%。然而，淋巴结阳性率约为42%。

只有满足严格组织学标准的癌可以被归类为髓样癌。未满足所有标准的、具有非典型特征的癌被归类为不典型髓样癌，其可能是NOS癌的变异而非真正的髓样癌。这种病灶一个更合适的术语是“具有髓样特征的浸润性NOS癌”。区分单纯性髓样癌和不典型髓样癌很重要，因为它们的预后不同。不典型髓样癌的预后和浸润性NOS癌预后相似，不如单纯性髓样癌预后好。

单纯性髓样癌需要满足以下严格的组织学标准：病灶必须有组织学上的边界（受压乳房组织形成的薄包膜）环绕病灶外周的大部分，仅在一个部位向周围组织浸润。如果病灶在两个或更多部位直接浸润周围组织，则不能被归类为单纯性髓样癌，而应该被归类为具有髓样特征的浸润性NOS癌。病灶周围的导管内成分常常累及小导管和小叶，因此表面可见多发小分叶或微小分叶。单纯性髓样癌应至少由75%的合胞生长模式构成，只有一小部分由管状、索样或者乳头样生长模式构成。恶性上皮细胞应为高或中核级。恶性细胞为低核级的病灶不应归类为单纯性髓样癌。单纯性髓样癌有丝分裂率应较高，仅有最为轻微的结缔组织基质反应。髓样癌中缺乏纤维血管的基质通常很松散。至少有中至重度淋巴细胞或浆细胞浸润，通常存在于松散的基质中，偶然直接分散在恶性细胞层中。

淋巴浆细胞浸润不仅累及病灶中心部，也累及75%或者更多的病灶周围区域。尽管单纯性髓样癌中，肿瘤细胞很少直接侵犯周围组织，但是淋巴浆细胞浸润经常浸润至周围组织中，这使得病灶边界模糊不清楚，并引起肿瘤周围组织水肿。淋巴浆细胞浸润的程度非常广泛，以至于形成生发中心，使得难以鉴别髓样癌和高级别 NOS 癌转移的乳房内淋巴结。当病灶位于乳房腋窝段时，由于腋窝段是乳房内淋巴结最常见的部位，鉴别尤为困难。淋巴细胞 - 浆细胞反应不仅发生于原位病灶，也发生于区域淋巴结。髓样癌患者的腋窝淋巴结通常肿大，甚至当淋巴结不含有转移灶时也可肿大。髓样癌相关的强烈的淋巴细胞浆细胞反应，可能代表着宿主对肿瘤强烈的免疫反应，这也解释了为什么与 NOS 相比，髓样癌的预后较好。

其他常见的但不是诊断髓样癌所必需的组织学特征包括坏死和出血，特别是在较大的病灶中，坏死和出血都会进展成病灶内囊肿。

不典型髓样癌不满足单纯性髓样癌的严格标准，具有以下任何一个不典型特征即可：

1）少于 75%的合胞生长模式，多于 25%的管状或乳头状生长模式。

2）外周浸润灶多于一个。

3）轻微而不是中度或者明显的淋巴浆细胞浸润。

4）低核级而不是中至高核级。

2. 钼靶表现

髓样癌在钼靶上表现为边界清楚的结节，与纤维腺瘤相似。与纤维腺瘤相比，髓样癌更有可能是多发小叶甚至是微小分叶样，这反映了髓样癌周边的导管内成分。有些髓样癌边界模糊，是由致密的淋巴细胞结节周边浸润并延伸至周围组织引起。髓样癌中很少出现钙化。

3. 超声表现

髓样癌的超声表现真实地反映了肿瘤的大体形态和组织学成分。

最可靠的表现是后方回声增强。因为高度细胞合胞生长模式，缺乏结缔组织增生纤维基质反应、中至重度淋巴浆细胞浸润，囊性坏死和出血区域，所有髓样癌表现为后方回声增强。事实上，后方回声增强普遍存在，如果没有后方回声增强，应当怀疑是否为单纯性髓样癌。无后方回声增强表现的病例几乎均为不典型髓样癌，预后同浸润性 NOS 癌。

大多数髓样癌与脂肪组织相比呈显著的低回声。这些病灶回声很低以至于可能呈现为假囊性，与乳房淋巴瘤相似。然而，这些病灶中内部血流丰富，因此彩色多普勒有助于避免将其误诊为囊性。淋巴浆细胞浸润越明显，病灶回声越低。

病灶中较小区域的坏死或出血会引起低回声，但也可产生不均质回声，较大区域的坏死或出血可被超声探及。淋巴浸润局限于病灶周边时，也会产生轻度低回声。还未形成囊肿的内部坏死可能产生中心部不均质回声。

髓样癌在大体病理和组织学检查中通常是边界清楚的，因此其在超声表现上也是边界清楚的。超声上，髓样癌大部分区域表面通常具有薄包膜。因为薄包膜回声是良性病变的重要特征，所以如果不仔细扫查结节整个表面区域和结节形态，可能会将髓样癌错误地归类为 BIRADS 3 类。扫查整个结节非常重要，因为髓样癌通常只在结节表面的一个区域发生浸润。因此，髓样癌只在某一处表面薄包膜缺失，形成边缘成角或边界不清的厚声晕。结节表面的导管内肿瘤成分经常会形成肿瘤表面微小分叶。这种边缘特征可以在超声声像图上显示，从而防止把髓样癌误诊为良性。内部微小分叶也可在超声声像图上显示。和浸润性 NOS 癌一样，导管内成分也可引起导管扩张及分支状形态。更重要的是，由于髓样癌和 NOS 癌的起源位点相同，早期均沿着 TDLU 长轴生长，因此小的髓样癌和 NOS 癌一样，多表现为纵横比＞ 1。最后，尽管髓样癌肿瘤细胞对周围组织是推挤而不是浸润，但是，病灶边缘浸润的淋巴细胞通常会浸润周围组织，此种病理行为导致病灶周边水肿，表现为边界不清的厚声晕。

笔者的经验是，事实上所有髓样癌均可表现出至少一种超声可疑征象，因而不会被误诊归类为 BIRADS3 类。然而，仅考虑薄包膜回声而没有考虑病灶形态特征，可能会将髓样癌误诊为 BIRADS3 类。

尽管将髓样癌误诊为 BIRADS3 类的情况比较少见，但是，髓样癌和某些良性和恶性乳房结节的鉴别仍有些困难。与髓样癌超声表现类似的病变还有高级别浸润性 NOS 癌、淋巴瘤、叶状肿瘤和大的具有细胞基质的纤维瘤（幼年型或巨纤维腺瘤）。

不典型髓样癌的表现各异，取决于病灶有多少不典型特征显现，以及病灶与单纯性髓样癌的严格标准相差多少。几乎满足单纯性髓样癌标准并仅有少量不典型特征的病灶，在超声上与单纯性髓样癌无法鉴别。另一方面，具有多个不典型特征的不典型髓样癌可能与浸润性 NOS 癌无法鉴别。单纯性髓样癌最稳定、最典型的特征是后方回声增强，因此缺乏后方回声增强或者有声影存在提示病灶可能不是单纯性髓样癌。

（二）胶样癌（黏液癌）

1. 病理学分类、临床表现和流行病学特征

胶样癌也被称为黏液癌和胶状癌。胶样癌是特殊类型癌中相对不常见的类型，单纯性胶样癌在所有乳腺癌中大约占 2%。老年女性较年轻女性中胶样癌更为常见，≥ 75 岁的女性乳腺癌中 7%的乳腺癌为胶样癌，而≤ 35 岁的女性乳腺癌中仅有 1%为胶样癌，胶样癌的平均发病年龄为 63 岁。大约 50%的胶样癌可触及，另外 50%没有临床表现，是通过钼靶进行的诊断。

胶样癌可分为单纯性和混合性。单纯性胶样癌中，至少 50%或者至少 75%是胶质成分，其余部分为其他成分。现在运用最为广泛的单纯性胶样癌定义是至少有 75%由胶质构成的癌。混合性胶样癌含有少于 75%的胶质成分，其他成分占病灶体积的 25%以上。混合性胶样癌应被称为“包含胶样癌灶的浸润性 NOS 癌”或者“具有胶质特征的浸润性 NOS 癌”。发生在年轻女性中的混合性胶样癌，较单纯性胶样癌体积更大、更易触及，混合性胶样癌占所有类型乳腺癌的 2%。

胶样癌的大体形态取决于是单纯性的还是混合性的。单纯性胶样癌瘤体光滑、边界清楚、呈分叶状，根据黏液成分比例的不同而表现为质地坚硬或柔软。黏液比例越大，病灶触诊越软。虽然病灶边界清楚，但是通常看不到包膜。单纯性胶样癌的大体表现与黏液样纤维腺瘤相似。混合性胶样癌较单纯性胶样癌更容易浸润周围组织，因此大体病理检查时多表现为边界不清，侵犯周围组织。混合性胶样癌较单纯性胶样癌包含更多的纤维基质反应（结缔组织增生），因此触诊更为坚硬。单纯性，胶样癌的体积较混合性胶样癌小，单纯性胶样癌平均直径为 1.2cm，而混合性胶样癌的平均直径为 3.6cm。较小的单纯性胶样癌和较大的混合性胶样癌大小的差别非常显著，绝大多数 5cm 以上的病灶为混合性胶样癌。

镜下检查提示，恶性上皮细胞周围包绕着丰富的细胞外黏液，细胞外黏液含量各不相同。肿瘤细胞和黏液的相对比例在肿瘤之间存在差异，但是在单个病灶中相对均一。多数恶性上皮细胞位于病灶的外周。但在有些病例中，黏液非常丰富，而肿瘤细胞非常稀疏，少量肿瘤细胞看起来像是悬浮在黏液海洋中一般。通常，几个高倍视野才能够看到 2 个肿瘤细胞。单纯性胶样癌中，细胞外黏液含量平均百分比为 83.5%，范围从 40%到 99.8%。混合性胶样癌中的黏液含量百分比略少一平均值为 68.3%，范围从 32%至 97%。

75%的胶样癌合并 DCIS 成分。胶样癌中的 DCIS 成分和髓样癌中的一样，

通常分布在病灶外周部并可形成微小分叶、导管扩张和分支状形态。

单纯性胶样癌含有中分化恶性上皮细胞、极少量的结缔组织增生和炎症反应，坏死、囊性变、钙化和淋巴浸润非常罕见。

单纯性胶样癌和混合性胶样癌的鉴别在临床上非常重要，因为其预后显著不同。混合性胶样癌的预后比单纯性胶样癌差，仅比浸润性 NOS 癌略好。单纯性胶样癌中，淋巴结阳性者仅为 6%，混合性胶样癌为 36%，NOS 癌为 43%。单纯性胶样癌乳房切除术后 10 年无瘤生存率为 90%，而混合性胶样癌仅为 60%。单纯性胶样癌患者尽管预后较好，但是在确定临床治愈前需要长时间的随访观察。单纯性胶样癌中，大约有 50%的肿瘤复发和 50%的死亡发生于诊断和初步治疗的 10 年以后。

胶样癌的组织学鉴别诊断包括单纯性胶样癌、混合性胶样癌、浸润性小叶癌和囊肿样病变。浸润性小叶癌因其含有细胞内黏液而不含有大量细胞外黏液，可以与胶样癌鉴别。囊肿样病变类型较多，包括良性和恶性病变，囊肿和导管内通常充满黏液。这类病变可与普通型、不典型性导管增生或 DCIS 相关。在所有病例中，可见到类似单纯性胶样癌的细胞外黏液池。在黏液池中很难通过 FNAB 抽吸得到细胞成分，因此难以鉴别含有黏液的良性病灶和浸润性单纯性胶样癌，甚至黏液状纤维腺瘤也很难通过 FNAB 与胶样癌相鉴别。

2. 钼靶表现

大多数单纯性胶样癌边界清楚，呈分叶状或者微小分叶，或呈多结节样，仅有很少一部分边界不清的病灶，大多由于病灶周围的纤维腺体成分造成。单纯性胶样癌很少呈毛刺样，不到 5%的病例中含有钙化。

混合性胶样癌通常边界不清或者边缘成角，甚至可见明显的毛刺征。钙化通常发生在混合性胶样癌而非单纯性胶样癌中，但是并不常见。大体病理观察，由混合性胶样癌引起的钼靶结节大于单纯性胶样癌引起的结节，最大径超过 3cm 的病灶绝大多数是混合性胶样癌。

3. 超声表现

胶样癌的超声表现因病灶的最大径不同而有所不同。最大径≤1.5cm 的病灶，如果病灶处的背景回声几乎与脂肪组织回声相同，则难以识别。即使超声能够识别，具有边界清楚的薄包膜的小胶样癌也易与纤维腺瘤混淆。尽管小胶样癌的整体回声与脂肪是等回声的，但是，病灶的回声通常较脂肪组织回声略显粗糙、不均匀，可有“盐 - 胡椒”表现。胶样癌也可表现为较周围脂肪组织回声略高，但是低于正常小叶间基质纤维组织回声，且更不均匀。胶样癌病灶形状差异较大，但是小的胶样癌通常纵横比＞ 1，表面可见微小分叶。显著的导管扩张和分支状形态在单纯性胶样癌中少见。薄包膜回声包绕着病灶的大部分，但是，通常病灶至少有小一部分边缘呈现出水肿或者小的毛刺形成的厚声晕。显著的毛刺征在胶样癌中非常少见。胶样癌不会引起声影，病灶表现为后方回声正常或增强取决于病灶的最大径，最大径＞ 1.5cm 的胶样癌多有后方回声增强，但是，最大径＜ 1.5cm 的胶样癌中，后方回声既可正常也可增强。

单纯性、胶样癌的超声鉴别诊断，包括正常脂肪小叶、脂肪瘤和某些纤维腺瘤（通常是具有细胞或黏液基质的病灶）。脂肪小叶和脂肪瘤的可压缩性远超过胶样癌，通常可压缩至 30% 以上，而即便是质软的单纯性胶样癌的可压缩性也不会超过 15%。黏液样变的纤维腺瘤通常更为扁平，可压缩性更好，微小分叶较少，病灶周围无厚声晕。

混合性胶样癌的声像图特征多变，无特异性的诊断特征，相比于单纯性胶样癌混合性胶样癌在超声上更难诊断。混合性胶样癌的声像图特征取决于病灶内胶质成分的含量及非胶质成分中 NOS 的类型。混合性胶样癌的超声表现可从类似于单纯性胶样癌到类似于不同类型的 NOS 癌。显然，混合性胶样癌中 NOS 成分越多，病灶与 NOS 癌越相似。和单纯性胶样癌相比，混合性胶样癌更可能表现为低回声、边缘成角、明显的毛刺征、声影、导管扩张 4 分支状形态及完整的厚声晕。为明确疾病预后及病理诊断而行超声引导下穿刺活检时，病灶如果表现出声影或者毛刺征，则强烈提示病灶是具有胶质特征的浸润性导管癌而不是单纯性胶样癌。单纯性胶样癌的囊性变少见，如果病灶直径≥ 3cm，则应考虑可能不是单纯性胶样癌，而更有可能是具有胶质特征的浸润性 NOS 癌。

（三）小管癌

1. 病理学分类、临床表现和流行病学特征

小管癌较少见，仅占所有乳腺癌的 2%，但在乳腺钼靶成像中较为常见，占钼靶成像检出阳性病灶的 10%。混合性小管癌占乳腺癌的 3% ~ 8%，其通常是含有小管癌病灶的低至中级别浸润性 NOS 癌。单纯性小管癌在年轻患者中高发，中位年龄略小于 50 岁。混合性小管癌发病的中位年龄偏高，与浸润性 NOS 癌发病高峰相似。

小管癌被认为是高度分化的浸润性癌，病灶内形成边界清楚的小管（含有上皮细胞而不是肌上皮细胞），小管间有大量结缔组织纤维基质反应。

尽管小管癌被认为是一种特殊类型的肿瘤，近期有研究将其分为低级别浸润性 NOS 癌，因为小管癌的表现从单纯性小管癌到具有管状特征的混合性 NOS 癌具有一个连续的病理变化谱，而其主要取决于小管癌中管状特征的比例，而单纯性小管癌的定义又有所不同，病灶中小管癌成分占 50% ~ 90%可诊断为单纯性小管癌。根据预后特征的差异，病灶中的管状特征至少为 75%可诊断为单纯性小管癌，此种诊断标准应用最为广泛，是定义单纯性小管癌的适度标准。病灶中少于 25%的非小管性的浸润性 NOS 癌，组织学上应为低级别，如果病灶的非管状成分是中级别或高级别的，即使其占比不足 25%，病灶也应该诊断为具有小管癌成分的 NOS 癌。

对于双侧和多中心性单纯性小管癌的发病率是有争议的。一些研究认为发病率极低，而另外一些研究认为发病率较高。小管癌可能有两种类型：一类具有单一病灶，另外一类具有多中心性、双侧病灶。对这种分类也有基因组学的理论支持。一些小管癌患者在病灶周围组织中合并 LCIS，此类患者具有多中心性或双侧发病倾向，此类患者也可具有由小管癌和浸润性小叶癌构成的混合癌，即所谓的管状小叶癌。因此，单纯性小管癌多中心性或双侧病变的风险与单纯性小管癌周围组织中 LCIS 的存在与否相关。

小管癌大多起源于乳房外周的 TDLU，也可能起源于放射状瘢痕的中心或者复杂性硬化性病灶。这种外周起源病变有几种表现。首先，小管癌常常被脂肪组织包围，因此即便是小病灶，也易于在钼靶上成像。第二，早期可浸润脂肪，使这些病灶触诊时不可移动。第三，与 ILC 一样，具有早期累及 Cooper 韧带的倾向。尽管小管癌在钼靶上易于显示，但其体积比较小不能触及，仔细的乳腺物理检查仅可见大约 15%的病例出现 Cooper 韧带牵拉引起的轻微皮肤凹陷。第四，受累的 TDLU 的引流导管通常发生萎缩，而且，单纯性小管癌极少见到 EIC。

大体病理检查时，单纯性小管癌质地坚硬、砂砾样或星形、边界不清、紧密附着于周围组织，通常最大径小于 1cm。而混合 14 小管癌最大径通常会超过 1cm。混合小管癌可能进展时间更长，其起源于单纯性小管癌，但是随着病情迁延，逐渐进展为分化较差的病灶。因为病灶中央弹性纤维组织含量丰富，弹性纤维组织的牵拉使得病灶表现出皱褶样。

病理检查中，小管癌中的管状上皮非常类似于正常导管，仅表现为轻度不典型。然而，小管癌中的小管仅为单层，缺乏正常导管内可见的肌上皮成分和基底膜。小管可以呈圆形，但是通常被周围结缔组织压缩为不规则形状并成角。通常在硬化性腺病中可见的小叶结构在小管癌中缺乏。所有小管癌均可引起显著的促结缔组织增生反应，小管癌中的基质纤维组织与正常小叶间基质纤维组织不同，具有更多的细胞，胶原含量更高，含有更多小管周围弹性组织。小管癌不会引起强烈的炎性反应，通常不会有坏死区域，很少侵犯淋巴管。75%的小管癌合并有DCIS成分，通常表现为筛孔状或微乳头状。小管癌合并的DCIS成分大多位于病灶中央，与其他特殊类型乳腺癌如髓样癌和胶样癌不同，髓样癌和胶样癌病灶中的DCIS成分位于病灶外周。小管癌内部或者周围也可以有LCIS，而不单纯只是DCIS，此类小管癌也可能在其内或周围合并浸润性小叶癌。

单纯性小管癌较浸润性NOS癌预后好。最大径< 1cm的单纯性小管癌造成的死亡非常罕见，< 1cm的，单纯性小管癌患者的15年生存率几乎是100%。最大径< 1cm的混合性小管癌预后与单纯性小管癌类似。但是最大径> 1.5cm的混合性小管癌15年生存率为72%，与低级别浸润性NOS癌相近。

少于10%的单纯性小管癌患者伴有腋窝淋巴结转移。腋窝淋巴结阳性的患者中，通常仅有1或2个淋巴结受累。但是混合性小管癌腋窝淋巴结阳性率约40%。混合性小管癌的腋窝淋巴结转移、局部复发和无瘤生存率与病灶非管状成分的范围和组织学分级相关，而与病灶内的管状成分不相关。

2. 钼靶表现

仅有30% ~ 40%的小管癌表现为可触及的肿块，其他60% ~ 70%不可触及的病变是在钼靶成像中检测到的。小管癌在钼靶上通常表现为体积较小的、周围被脂肪组织包绕的、毛刺状或边界模糊的、位于乳腺周边的、内部不伴钙化的结节。钼靶成像的病灶一般很小，平均直径仅为8mm，可触及的病灶一般较大，平均直径大约是12mm。仅有10% ~ 15%的单纯性小管癌合并钙化。

小管癌在钼靶上与放射状瘢痕或复杂性硬化性病灶不易区分。小管癌钼靶表现通常为中心高密度（白色星状表现），而放射状瘢痕通常中心相对透亮（黑色星状表现）。然而，部分病例中，很难鉴别小管癌和放射状瘢痕，甚至不能鉴别。而且，在有些病例中，小管癌和放射状瘢痕共存。有人认为，放射状瘢痕是小管癌主要起源部位，因此许多放射科医师、外科医师和病理科医师推荐手术切除组织学上诊断为放射状瘢痕或者复杂性硬化性病灶，以排除小管癌。

3. 超声表现

小管癌有两种不同的超声表现，很大程度取决于病灶的最大径。最大径小于 1.5cm 的小管癌，可以有毛刺征或者厚声晕并有边缘成角。这些小病灶呈等回声或轻度低回声，形状上多表现为纵横比＞ 1。小管癌的声波传导能力差别很大，有些病灶有致密声影，有些病灶则声波传导正常，也有些很小的病灶会产生致密声影。事实上，如果很小的毛刺样病灶声影非常明显，会使病灶后方边缘难以辨别，病灶很有可能为单纯性小管癌，最大径＞ 1.5cm 的小管癌的超声表现更有特异性。此类病灶回声更低、声影更明显、呈毛刺状或有厚声晕包绕、边缘成角。与小病灶相比更多表现为纵横比＜ 1。肿瘤内的结缔组织增生引起声影，尽管所有小管癌均有大量的结缔组织增生反应，但是，一些小的小管癌由于含有的结缔组织少，而无声影表现，而所有大的小管癌结缔组织增生明显，因而会产生声影。单纯性小管癌可表现为声波传导正常或后伴声影，但从不表现为后方回声增强。因此，当病灶出现后方回声增强的特征时，如果组织学诊断为单纯性小管癌，则应对该结果产生质疑。

单纯性小管癌不管体积大小，都会引发促结缔组织增生反应，表现为明显的毛刺征或者厚声晕。小管癌周围的毛刺厚度或者高回声晕与中央病灶相比更为显著。有些很小的病灶中，声晕厚度要大于病灶中央的厚度。

因为单纯性小管癌的 DCIS 成分大多位于病灶中央，而不是病灶表面，因此它们不会影响病灶的形状或表面特征。小管癌与浸润性 NOS 癌相比很少出现严重的微小分叶，也极少表现为导管扩张和分支状形态。发生于单纯性小管癌的微小分叶通常只是浸润性肿瘤的指状突起，而不是肿瘤的导管内成分。

单纯性小管癌的发生位置是组织学诊断的另一个线索。病灶周围区域的乳腺纤维腺体成分退化，只剩下脂肪组织，是单纯性小管癌的典型表现。而小管癌通常起源于 Cooper 韧带，造成韧带拉直，皮肤牵拉。

混合性小管癌超声特征可能与单纯性小管癌表现一样，但是，其与浸润性 NOS 癌一样具有广泛的超声表现（图 5-8）。

小管癌的超声表现可能由小的浸润性小叶癌、伴或不伴小管癌的低级别浸润性 NOS 癌、放射状瘢痕或者硬化性病灶引起。此外，手术和脂肪坏死导致的纤维瘢痕也会引起低回声声影。类似于恶性肿瘤表现的良性病灶将在第 18 章和第

21 章中详细探讨。ILC 和小管癌类似，均起源于乳腺外周并早期累及 Cooper 韧带，但 ILC 通常体积较大，较少出现纵横比 >1，病灶边界不清更加多见，周围更多的是被纤维组织包绕而不是被脂肪组织包绕。低级别浸润性 NOS 癌与小管癌很难区别，但是通常体积较大且多由纤维组织包绕。NOS 癌的导管内成分多分布在结节周围而不是结节中央，NOS 癌比小管癌更易呈现导管扩张、分支状形态和微小分叶。放射状瘢痕与很小的小管癌在超声上不能鉴别。放射状瘢痕通常不能触及，大多数小管癌也不能触及。小管癌和放射状瘢痕不仅彼此之间不易鉴别，而且小管癌可能就起源于放射状瘢痕。近期研究认为，放射状瘢痕所有可疑区域都应被切除而不是行空芯针穿刺活检。手术瘢痕在平行于瘢痕的切面上与小管癌相似，然而，在垂直于瘢痕的切面上则表现为明显的线状。此外，手术或脂肪坏死引起的纤维瘢痕通常具有轻度可压缩性，扫查时施以较大压力时声影可以消失，而小管癌一般较硬且不可压缩。

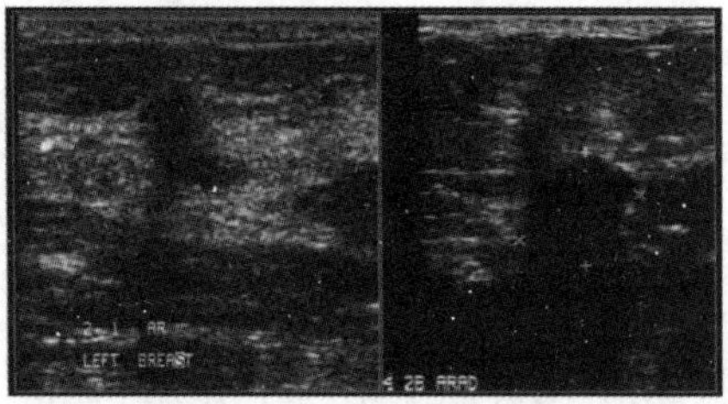

图 5-8 具有小管癌特征的低级别浸润性 NOS 癌

注：在超声上与单纯性小管癌不易辨别。和单纯性小管癌相似，此例病灶的超声特征取决于病灶的大小，小病灶一般具有正常的声波传导，而大病灶（>1.5cm）一般会伴有声影

（四）浸润性乳头状癌

1. 病理学分类、临床表现和流行病学特征

浸润性乳头状癌较为少见，在所有乳腺癌中仅占 1% ~ 2%，发病高峰为绝经后 63 ~ 67 岁的女性。男性中，浸润性乳头状癌在所有类型乳腺癌中所占比例稍大。

具有显著乳头样生长模式的癌称作乳头状癌，大多是乳头状 DCIS。乳头状癌内可含有小管癌及 DCIS 成分。乳头状癌通过典型的纤维血管蒂获得丰富的血供。

大约 50% 的乳头状癌起源于乳腺外周部大量导管增生区域的 TDLU，另一半起源于中央导管，通常起源于先前存在的大导管内的乳头状瘤。起源于乳头状瘤的乳头状癌多为乳头状瘤和乳头状癌成分的混合，因此，很多病理医师认为乳头状病变的空芯针穿刺病理结果不够准确。多发周围型乳头状瘤患者较单发中央型乳头状瘤患者更易进展为乳头状癌。目前，尚不明确多发中央型乳头状瘤癌变的概率有多大，但是此类病灶的恶变潜能介于单发中央型乳头状瘤和多发周围型乳头状瘤之间。

浸润性乳头状癌表现为可触及肿块、钼靶上的密度影或者乳头溢液（多为血性）。乳头状癌患者中乳头溢液发生率为 22% ~ 34%。

大体病理上，多数乳头状癌大小为 2 ~ 3cm。这些病灶质地软，边界清楚，通常被纤维束包绕。乳头状癌通常可见囊性变，在乳头状癌周围没有液体时也是如此。大多数病例中，这类病灶的包膜实际上是包绕病灶的导管壁或者囊壁，但在其他病例中，这类病灶的包膜为反应性纤维化。乳头状癌颜色通常因为不同时段的出血，而呈微红或者深褐色。当囊肿内发生乳头状癌时，囊肿内一般会有凝血块和附壁结节。出血一般被认为是继发于乳头梗死或扭曲。

乳头状癌的乳头表面在病理检查时，可见由低级别恶性上皮细胞形成的“叶状”病灶。乳头状癌通常含有复杂性腺腔和较大的囊性间隙，因此病灶质软，可压缩。浸润性乳头状癌通常合并乳头状 DCIS 成分，DCIS 成分通常位于病灶周边。病灶内的浸润灶可能很小，只累及纤维血管基质，不累及病灶边缘。当病灶位于囊肿内时，近半数病例的 DCIS 成分会延伸至囊肿周围软组织。因此，相比于浸润性 NOS 癌，乳头状癌局部复发更多见，且其主要发生于 EIC 延伸至周围组织的病灶中。

病理医师很难从乳头状癌中分辨出良性乳头状瘤，特别是当乳头状癌起源于之前存在的乳头状瘤时。出血、慢性炎症，梗死及纤维化使病灶边缘不规则，有助于提示乳头状癌是单纯导管内还是浸润性，特别是对于乳头内或者乳头深部的病灶。

单纯浸润性乳头状癌的预后相对较好。但是，相关的预后评价较为困难，因为大部分研究没有对浸润性乳头状癌和乳头状 DCIS 进行鉴别。浸润性乳头状癌很少致死，淋巴结转移仅发生在大约 1% 的病例中，通常累及一个或两个低位腋窝淋巴结。另外，浸润性乳头状癌一般生长缓慢，因此，乳头状癌局部切除后发生复发的时间较晚——一般为术后 5 年。

同其他特殊类型的肿瘤一样，乳头状癌有单纯性和混合性之分。单纯性乳头状癌预后非常好，但混合性乳头状癌被认为是具有乳头状癌灶的浸润性 NOS 癌，预后与 NOS 癌相似。

2. 钼靶表现

乳头状癌的钼靶表现，取决于病灶是否位于囊肿内，是否引发乳头溢液，以及 DCIS 和浸润性癌的相对比例。

囊内乳头状癌在钼靶上表现为结节。这些结节通常呈球形（因为囊肿具有张力）、边界清楚，而且由于囊内出血而在钼靶上不透明。周围组织浸润的病灶中，浸润的边缘模糊或呈毛刺征。当病灶含有 EIC 时，附壁结节或者延伸至周围组织的导管内成分中可见钙化灶。和浸润性癌一样，导管内肿瘤延伸至周围组织也可导致病灶边界模糊不清。

未发生在囊内的病变在钼靶上可表现为结节或者钙化。病灶多呈“多结节样”，多发结节或者微小分叶，形态上呈球形或椭圆形的病灶较为少见。乳头状 DCIS 成分延伸越广，越有可能伴发钙化，且钙化沿着 DCIS 分布。在整体浸润性病变，边缘表现为边界模糊或明显的毛刺征。

部分引发乳头溢液的乳头状癌仅可在乳腺导管造影时显示，包括多种异常表现：

1）未充满导管的、小的导管内乳头状病变。

2）较大的导管内乳头状病变完全阻塞导管但导管未扩张。

3）扩张和阻塞的导管内乳头状病变。

4）不规则的部分或完全包绕导管。

3. 超声表现

浸润性乳头状癌的超声表现与乳房钼靶表现相似，取决于病变的大体形态。

囊内乳头状癌表现为附壁结节或者囊内增厚的分隔。增厚的囊壁、较厚的等回声分隔和附壁结节需要仔细分析，因为附壁结节常常是由乳头状大汗腺化生、囊内凝血块或有回声的液体所致，远多于囊内乳头状瘤或乳头状癌，复杂性囊肿的超声评估详见第 10 章，最可靠的超声表现是自结节发出伸向乳头的导管扩张。囊内乳头状瘤、囊内乳头状 DCIS 和浸润性囊内乳头状癌不能在声像图上进行准确鉴别，因此，可疑的囊内乳头状病变需要进行病理诊断。

不含有囊肿的浸润性乳头状癌表现为导管内结节、增大的小叶或者实性结节。乳头状癌引起的不在囊肿内的大的实性结节具有两种不同的超声表现，取决于病变起源于中央还是周围。周围起源的病变通常起源于TDLU内，伴有导管乳头状增生（乳头状瘤样增生），此类病变通常边界清楚，形状为多分叶或微小分叶，可能有异常扩大的TDLU。囊内浸润性乳头状癌通常是低回声的，并有后方回声增强，可能是由于这些病变具有大量腺体空间、囊肿和疏松的纤维血管基质，质地也通常较软。分屏对照压迫成像通常可见病灶的可压缩性＞15%，结节内可能有点状钙化。当浸润性乳头状癌中具有DCIS成分时，以及当累及多个导管和小叶时，病灶可能会有明显的微小分叶、导管扩张或呈分支状形态。中央起源的病变较周围起源的病变导管扩张更为显著。当浸润性成分累及肿瘤周边时，结节边缘成角、可见毛刺征或者具有厚声晕，但是病灶浸润通常发生在中央，侵入纤维血管基质，因此不会影响病灶边界特征。所以，如果没有边缘成角或者厚声晕等表现，也不能排除浸润性癌的可能。

中央起源的浸润性乳头状癌不会形成囊肿，或者引起乳头溢液，其典型表现为实性结节。和周围起源的乳头状癌一样，这样的病变通常边界清楚，呈显著低回声，质软并有后方回声增强。因为中央起源的乳头状癌大多源于既往大的导管内乳头状瘤，因此病变的导管内成分几乎均沿着乳头状瘤起源的大导管生长。因此沿着放射状切面扫查可见较大的导管扩张，并表现为广泛的分支状形态和微小分叶。周围起源的乳头状癌，如果病灶外缘存在浸润，则表现为边缘成角、厚声晕或者毛刺征，病灶中央部分或者扩张导管内可见钙化。

在乳头溢液患者中易于探查到不同大导管内实性结节。恶性导管内结节的超声表现与良性大导管内乳头状瘤相似。然而，恶性导管内结节与良性导管内乳头状病变相比，病灶可能更长更大，导管扩张更明显，更可能累及末梢分支导管。起源于先前存在的良性大导管内乳头状瘤，中央起源性浸润性乳头状癌可见导管壁侵蚀。

彩色多普勒对乳头状病变特别是囊内病变的诊断极有价值。彩色多普勒在此类病变中的应用详见第20章。乳房所有乳头状病变——良性乳头状瘤、乳头状DCIS、浸润性乳头状癌——均具有纤维血管蒂。在很多病例中，彩色和能量多普勒可以用于显示滋养病灶的纤维血管蒂中的血流。然而，由于乳头状病变质地柔软并可被压缩，行彩色多普勒检查时，探头压力过大会完全阻断血流流入结节，并干扰彩色多普勒显示纤维血管蒂。恶性和良性囊内乳头状病变纤维血管蒂间的超声表现也有一定的细微差异，良性乳头状瘤通常为单支滋养血管，而恶性囊内乳头状癌更常见多支滋养血管。彩色多普勒或能量多普勒语音震颤也可以用于鉴别囊内乳头状病变与囊肿内出血合并附壁凝血块的复杂声像图表现。

（五）浸润性小叶癌

1. 病理学分类、临床表现和流行病学特征

浸润小叶癌（ILC）是第二位常见的乳房浸润性恶性病变。根据 ILC 定义的严格程度不同，以及是否包括 ILC 的变异型，ILC 占所有乳房浸润性恶性病变的 5% ~ 15%。

ILC 可以被分为典型（单纯的）或者变异型。变异型包括实性和蜂窝状小叶癌，一些变异型还包括管状小叶癌成分，上述各类混合的 ILC 被称为混合型。变异型和典型 ILC 不仅在组织学上存在不同，在生物学行为和预后上也有所不同。

ILC 在老年女性中略多见，但是其发病年龄范围与浸润性 NOS 癌相同，诊断时平均年龄在 45 ~ 56 岁。当 ILC 确实引起触诊异常时，病变通常呈边界不清的肿块或局部增厚，而不是边界清楚的肿块。有时，ILC 表现为多发小的硬结节或者乳房内弥漫性颗粒，类似米粒或者小砂砾。然而在很多病例中，甚至大的 ILC 也不会引起触诊异常。在所有浸润性恶性病变中，ILC 是最少引起可触及肿块或结节的类型，因此也最有可能得到假阴性的临床检查结果，只有少量与 ILC 相关的临床表现可反映病灶的广泛浸润。

和临床表现一样，ILC 大体病理多变。某些病变可发展为边界清楚的、质硬、固定的肿块，与硬化性浸润性 NOS 癌相似。在其他病例中，活检标本中可显示 ILC 导致边界不清的区域。在较少的病例中，浸润弥漫，没有相应的促结缔组织增生反应，即使很大的 ILC 在切除的标本中可能也无法触及，ILC 的大小范围与 NOS 癌相似，但是在弥漫浸润型中很难精确测量病灶径线。

ILC 的组织学反映病灶的两个特征：①细胞学。②浸润方式。典型或单纯性 ILC 是弥漫浸润性病变。单纯性典型 ILC 由小的、轻度不典型细胞构成，这些不典型细胞以单排或单柱状形式向周围组织弥漫性浸润。细胞与 LCIS 中的细胞相似，几乎不发生有丝分裂。在乏细胞的 ILC 病例中，肿瘤细胞间可能有很大范围的正常基质，此种病例，如果行穿刺活检，特别是 FNAB 可能会遗漏肿瘤细胞。有些病例中，肿瘤细胞生长在导管周围呈“靶环”样生长。ILC 破坏性较浸润性 NOS 癌差，ILC 中的肿瘤细胞沿着并介于正常结构间生长，同时并不破坏背景组织。因此，肿瘤细胞散布在基质纤维组织中，但不浸润正常乳腺组织。实际上，

在弥漫浸润性 ILC 患者中，缺乏与弥漫性浸润相关的结缔组织破坏，从而导致缺乏中央病灶，继而导致缺乏边界清楚的可触及肿块，使得临床检查和钼靶成像假阴性率增高。

实性和蜂窝状 ILC 变异体细胞学相似，但浸润模式不同。实性 ILC 以覆层生长而不是单排生长，蜂窝状 ILC 以小结节形式生长。这两种 ILC 变异大多具有中央病灶，病灶可触及，也能引起钼靶或超声上的肿块，而典型的 ILC 无此类表现。混合型病灶内可以含有两种或以上的浸润模式。典型的或者单纯性 ILC 则必须达到 70% 的单层浸润部分，反之，如 ILC 病灶中达不到 70% 的典型模式，则只能归类为混合型。在有些病例中，很难鉴别混合型 ILC 与 NOS 癌。

很多 ILC 的病灶内部或周边合并 LCIS 成分。LCIS 通常与典型的 ILC 同时发生，90% 的典型 ILC 病灶中伴随着 LCIS。但是 LCIS 较少见于蜂窝状 ILC 中，其内 50% ~ 60% 的病例伴有 LCIS。

ILC 中，双侧或多中心性病灶的发生率较高。研究认为，ILC 双侧发生率从 6% ~ 47% 不等，典型 ILC 的多中心性和双侧发生风险最高，也提示了其内 90% 的病例合并 LCIS 成分。此外，典型的 ILC 可能表现为导管内湿疹样生长方式，这种生长方式如果发展广泛，可进展为多发病灶。

ILC 的预后具有争议。有研究报道，1LC 预后较浸润性 NOS 癌好，但是有些人发现 ILC 和 NOS 癌预后差不多。如果仅考虑严格定义的单纯性或典型 ILC，其预后略好于 NOS 癌但是较小管癌差。实性和蜂窝状变异型 ILC，以及混合型 ILC 预后表现与 NOS 相似，但比典型 ILC 差。与 NOS 癌相似，ILC 患者的预后主要取决于病灶大小和淋巴结受累情况。多中心性病灶和双侧病灶使得采用病灶大小评估预后的方法受到影响。此外，核分级也影响预后。一般，ILC 不采用 Bloom-Richardson-Scarff 组织学分级，而是与 DCIS 类似采用核分级。

与其他乳腺癌不同，ILC 的血行转移少见。ILC 较其他类型乳腺癌更易转移至结肠、腹膜、后腹膜、妇科器官和软脑膜。

2. 钼靶表现

ILC 钼靶表现没有特异性。最常见的表现是伴或不伴结构扭曲的不对称密度影，其次是具有毛刺征或者边界不清的肿块，仅大约 10% 的病例伴有钙化。大多数 ILC 在正常组织中弥漫浸润生长，因而钼靶成像无异常密度影。因为病灶主要由正常乳腺组织构成，其内浸润性肿瘤细胞弥散分布，因此这些病灶与周围乳腺组织呈等密度也就不足为奇了。然而，许多 ILC 不会引起任何乳房钼靶成像的异常。甚至很大的，弥漫浸润的 ILC 可能在致密性乳房钼靶成像中漏诊。乳房钼靶成像假阴性诊断主要由弥漫浸润性病灶引起，而 ILC 占此类病例的半数。

3. 超声表现

超声对 ILC 的诊断较其他类型乳腺癌更为重要，因为钼靶诊断 ILC 常出现假阴性。ILC 的超声表现与病理形态与钼靶表现一样，存在较大变化。ILC 的超声表现从没有明显的病灶，到与浸润性 NOS 癌相似。然而，超声诊断的假阴性率比钼靶成像的假阴性率低很多。超声诊断的能力取决于 ILC 是否有中心肿块，以及弥漫浸润性成分的相对比例。未形成肿瘤中心肿块的病变及整体由弥漫浸润性成分组成的病变容易被超声漏诊，特别是缺乏细胞病变和单层肿瘤细胞广泛分散在正常基质纤维组织中的病变更易漏诊。这样的病变同样也容易被临床检查和钼靶成像遗漏。一些病变中心部具有丰富的上皮细胞，周边弥漫分布浸润性成分，这样的病变超声通常可以探及，但是有低估的风险。p 变异型病变，由于其生长方式不同，更易形成肿块，超声易于显示。

某些 ILC 形成肿块，表现类似于 NOS 癌。这些病变通常表现为轻至中度低回声，有成角或边缘模糊，后伴中至重度声影（图 5-9）。因为 ILC 通常不会引起大量促结缔组织增生反应，声影可能是由浸润性肿瘤细胞引起了正常基质纤维组织长轴切面的改变所导致。即使当 ILC 形成孤立性的低回声中央病灶时，肿瘤周围的弥漫浸润成分也可能产生环绕中央病灶的声晕，与正常小叶间基质纤维组织呈等回声或轻度低回声。因为 ILC 有向周围正常结构浸润而不破坏它们的趋势，典型 ILC 病变中央的低回声病灶和周围等回声或轻度高回声晕呈不均质回声。不均质回声中的明亮部分可能是由正常基质、导管、小叶和血管结构被肿瘤细胞包裹所致。

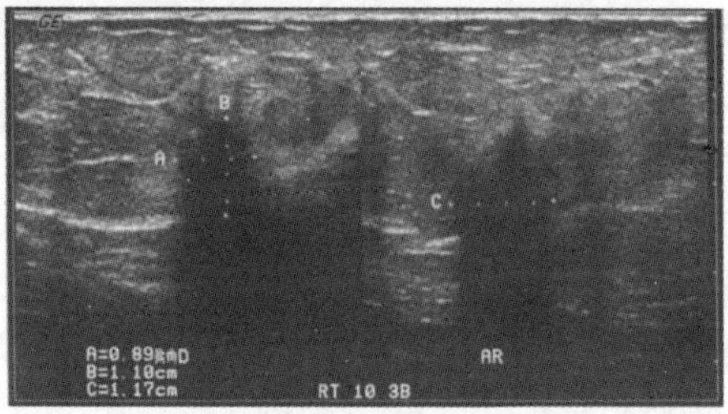

图 5-9 浸润性小叶癌

注：可以表现为孤立性肿块，其超声特征与低级别浸润性 NOS 癌相似。此例 ILC 病灶为低回声，边缘成角，边界不清伴致密声影

即使弥漫浸润性典型的 ILC 病变没有形成孤立的肿块，也可以表现出超声可见的轻微改变。正常的较高回声的纤维基质组织中，出现边界不清的低回声区域（纤维组织表现更多是呈灰色而不是呈白色）可以是这类病例的唯一超声表现。注意，这些区域可能就意味着弥漫浸润肿瘤（弥漫浸润型的 ILC 或 NOS 癌），有助于防止假阴性诊断。然而，这些表现对于弥漫浸润性恶性病变并非是特异的，也可在多种类型的良性和恶性病灶中出现，此类病灶引起大量 TDLU 扩张或融合，包括不同类型的 FCC（如大汗腺化生、微囊变、黏液形成、纤维硬化）、腺病和硬化性腺病，导管增生、假血管瘤基质增生（PASH）、不典型导管或小叶增生及 DCIS。

能量多普勒声震颤，有助于鉴别弥漫浸润性恶性病变与良性 FCC，良性增生性病变及 ANDI。

病灶部分区域边界不清、产生声影是弥漫浸润性 ILC 的另外一个表现。部分病例中，声影是弥漫浸润性 ILC 更突出的表现。当两个或三个邻近的 Cooper 韧带受累，低回声或声影区域可以形成“悬桥”样的结构——笔者将其称为“金门大桥征”当有更多数量和更近距离 Cooper 韧带受累时，声影看起来更像是“栅栏”。

轻微低回声、边界不清的声影也是 ILC 的非特异表现。声影可能是伪像，来源于组织切面与超声声束之间陡斜产生的临界角现象。临界角现象产生的声影可以通过探头加压使倾斜的组织平面变为水平而减少。但是，弥漫浸润性恶性病灶引起的声影，一般不会随探头加压而显著减少或者消除。声影也可能是由良性硬化性乳腺病变，如放射状瘢痕和纤维硬化引起，这些病灶产生的声影通常不会随压力变化而消失。糖尿病性乳腺病可能会在一个或多个区域产生模糊不清的声影。

对轻微的结构扭曲和回声改变进行仔细扫查，有助于诊断典型的弥漫浸润性 ILC。ILC 起源于 LCIS 引起的 TDLU 扩张，其在胶原纤维之间弥漫浸润至周围纤维组织，沿着导管进入 Cooper 韧带。对导管和小叶仔细扫查，可以发现肿瘤的中央结节因为小导管或 TDLU 被结构扭曲的组织包绕而增大。肿瘤细小的低回声毛刺可以延伸入周围高回声纤维组织，浸润的 Cooper 韧带会增厚、变直，出现异常的中央低回声。使用较轻的扫查力度或者使用水囊，可以更有效地显示 Cooper 韧带受累引起的皮肤牵拉。有些病灶在导管内向乳头方向生长（湿疹样播散），产生超声可见的导管扩张。然而，典型 ILC 的湿疹样播散很少可以将导管扩张至超声可以显示的程度。

变异型 ILC 在组织学上通常是边界清楚的肿块，因此在超声上也表现为边界清楚的肿块。蜂窝型 ILC 表现为孤立性实性结节，或者表现为明显的毛刺征，或者为厚声晕，这样的超声表现类似于低至中级别 NOS 癌；实性变异型 ILC 通常表现为、边界清楚的低回声实性结节，后方回声增强，与高级别浸润性 NOS 癌相似。

（六）管状小叶癌

管状小叶癌是浸润性 NOS 癌的特殊类型还是 ILC 的变异目前仍有争议。组织学上，管状小叶癌在 ILC 内形成小管，小管和 ILC 成分的分布变化多样。管状小叶癌的预后好于典型 ILC，但是比单纯性小管癌差。和小管癌一样，管状小叶癌也可含有 DCIS 成分。

管状小叶癌触诊坚硬，通常不是很大（多数病例 <2cm）。

管状小叶癌钼靶表现没有特异性，但是，与 ILC 相比，管状小叶癌的表现更类似于小管癌。

管状小叶癌的超声表现和单纯性小管癌类似，随着病变最大径的变化而变化。最大径 >1.5cm 的病变多表现为显著低回声，边缘成角，后伴声影，有明显的毛刺征或厚声晕。最大径 <1.5cm 的病变和较大的病变相似，但常表现为等回声、边缘成角和厚声晕。小管癌在病变中所占比例越大，病变越有可能表现为低回声并伴声影。

第三节 乳腺癌患者局部淋巴结的评估

一、淋巴结转移对乳腺癌的重要性

是否有淋巴结转移、肿块最大直径和病理学分级，是乳腺癌患者预后的三个重要指标。转移淋巴结的数量和水平的增加和预后恶化有关。

淋巴结转移取决于肿块的大小和病理分级。浸润性乳腺癌的最大径越大，病理分级越高，淋巴结转移的风险就越高。

（一）乳房正常的淋巴引流

乳房的淋巴液大部分引流至腋窝淋巴结，乳房内侧的淋巴液多通过胸壁引流至内乳淋巴结。

腋窝淋巴结分为三个等级。低位腋窝淋巴结（1 级）位于胸小肌的侧面，中位腋窝淋巴结（2 级）位于胸小肌正下方，高位或尖部腋窝淋巴结（3 级或锁骨下淋巴结）位于胸小肌的中间或上部边缘。Rotter 淋巴结与 2 级或腋窝中部淋巴结位于同一水平，不是位于胸小肌的深部，而是位于胸大肌和胸小肌之间。

内乳淋巴结位于胸膜和肋间肌肉之间，第一至第三肋间隙之间，胸骨外侧边界的 1 ~ 2cm。内乳淋巴结毗邻内乳动脉和静脉，而内乳动、静脉很容易通过彩色多普勒超声识别。内乳淋巴结也毗邻内乳动脉穿支，穿支动脉通过肋间肌肉滋养乳房组织。穿支静脉与动脉伴行，将血液运回至内乳静脉。正常内乳淋巴结小于相应的腋窝淋巴结，最大径很少超过 0.6cm。

超过 28% 的患者具有乳房内淋巴结。与腋窝淋巴结相似，乳房内淋巴结可以发炎或肿瘤转移。乳房内淋巴结最常见于外上象限或腋段，但也有可能见于其他象限。

（二）乳腺癌淋巴结转移

虽然有些乳腺癌在早期就发生了远处的血行转移，但大多数乳腺癌的转移会经历局部浸润、导管内生长、淋巴系统转移这种阶梯式的发展过程。乳腺癌转移最常累及腋窝淋巴结，腋窝淋巴结转移通常首先发生于低位淋巴结，中位腋窝淋巴结和高位腋窝淋巴结转移通常发生于低位腋窝淋巴结转移之后。因此，腋窝淋巴结清扫时，只评估低位腋窝淋巴结和中位腋窝淋巴结，由此选择手术方式，如乳房肿瘤切除术、乳房切除术或改良的乳房根治术。只有在进行乳房根治术或当1级和2级淋巴结全部受累时，才进行高位淋巴结清扫。在美国一般不做根治性乳房切除术。如果在腋窝清扫中，低位腋窝淋巴结和中位腋窝淋巴结没有转移，那么认为高位腋窝淋巴结也是阴性的。如果中位腋窝淋巴结有转移，应进行放疗、系统性化疗或两者都进行，而不是仅仅行根治性乳房切除术和3级腋窝淋巴结清扫。

最近非常强调前哨淋巴结的概念。在淋巴结转移系统阶梯式进展过程中，第一个发生转移的淋巴结被称作前哨淋巴结。前哨淋巴结通常是1级淋巴结，但偶尔也可以是乳腺内淋巴结或2级淋巴结；在更少见的情况下，前哨淋巴结见于内乳淋巴结。前哨淋巴结通常是单个，但也有可能有2 ~ 4个成群的前哨淋巴结。我们能够通过将放射性元素锝硫化胶体注入行放射性核素显像识别前哨淋巴结，单独注入蓝色染料或结合放射性核素可促进检测前哨淋巴结。如果前哨淋巴结未见肿瘤转移，那么引流通路远端的淋巴结95%不会受累，因此就可以避免腋窝淋巴结清扫。如果前哨淋巴结转移呈阳性，那么就要进行1级和2级的腋窝淋巴结清扫。对前哨淋巴结的评估，主要是用来确定乳腺癌临床分期，而不是主要用来减少腋窝淋巴结清扫手术。在超声引导下对形态异常的淋巴结行粗针活检，如有阳性发现，即有淋巴结清扫指征，可以不用再行前哨淋巴结的评估。

大部分乳房的淋巴引流最先向腋窝淋巴结，甚至最初乳腺癌也是向腋窝扩散。多达20%的患者发生内乳淋巴结转移，但其中大多数病人，先发生腋窝淋巴结广泛转移。单独转移到内乳淋巴结而腋窝淋巴结未侵犯者只有不到10%，但当广泛腋窝淋巴结转移以前，手术破坏了正常的腋窝淋巴引流时，位于远外侧的乳腺癌也可以转移到内乳淋巴结。大多数孤立性内乳淋巴结转移的患者肿块体积较大，位置较深，左，右乳的淋巴收集通道相互联结，因此，通过淋巴通路乳腺癌也可转移到对侧乳腺。内乳淋巴结主要回流至颈内静脉和锁骨上窝淋巴结，位于较后方者则主要进入纵隔和肺门淋巴结，或回流至离胸壁肌肉组织较近的乳腺内淋巴结。

内乳淋巴结与腋窝淋巴结一样，乳腺原发肿瘤体积越大，转移至淋巴结的风险也越高，一般转移至少量的几个淋巴结，内乳淋巴结转移的发生率低于10%。范围局限于1个肋间隙的病例达43%，蔓延至两个肋间隙的约26%，蔓延至3个肋间隙的约22%，转移至更大范围的约9%。如果只有1个肋间隙受累，那么最常受累的是第二肋间隙（60%），其次容易受累的是第三和第一肋间隙（分别为26%和14%）。在前三个肋间隙没有广泛转移的情况下，内乳淋巴结转移到第四肋间隙或更低区域非常少见。手术切除内乳淋巴结的并发症要高于腋窝淋巴结清扫，加之内乳淋巴结转移不太常见，手术的难度较高，此外内乳淋巴结很少进行活组织检查，很少有确切的组织学证据，所以基本不主张对可疑的内乳淋巴结行切除手术。缺少组织学证据，使内乳淋巴结成为一个不确定因素，从而不能准确地判断某些乳腺癌患者的预后。内乳淋巴结评估需要的影像学检查包括，侧位胸片、CT扫描、磁共振成像（MRI）、超声、正电子发射断层扫描（PET）等。在治疗上，对可疑的内乳淋巴结首选放疗，而不是手术。

乳腺癌也可以扩散到锁骨上窝淋巴结，但并不是直接转移，通常在颈内静脉或锁骨下淋巴结受累之后发生。出于这个原因，锁骨上窝淋巴结转移通常被认为属于远处转移，而与内乳淋巴结和腋窝淋巴结转移区分开来。有锁骨上窝淋巴结转移的患者，其预后更差。

多灶性的病变当中，如果淋巴结的整体结构被完全破坏，病理专家将很难判断此淋巴结是转移病灶还是原发病灶。而且当原发病灶淋巴细胞大量浸润时（如髓样癌或高级别的非特异性癌），更加难以判断。预后方面，乳腺癌伴内乳淋巴结转移与伴腋窝淋巴结转移者类似。

某些淋巴结转移灶可以穿过被膜直接侵犯结旁软组织，而当受累淋巴结增大、增多，淋巴结旁组织更容易直接受累。但是，受累淋巴结的结外浸润并不影响患者的生存预后，但它确实增加了腋窝复发的风险。内乳淋巴结或Rotter淋巴结的结外浸润会导致胸壁和心包转移。

85%的淋巴结转移灶病理与原发肿瘤相同。然而，在某些情况下，尤其是在具有较大异质性和多克隆的原发肿瘤，淋巴结转移可能比原发灶分化好，组织学分级较高。

二、正常淋巴结组织学

尽管淋巴结的超声外观与肾十分相似，但其解剖学却大大不同。肾和淋巴结的血管供应和代谢均通过肾门和淋巴门，但有如下不同：第一个主要的区别是，淋巴结的输入淋巴管不从淋巴门进入，而是从外周穿过淋巴结被膜。淋巴液流入淋巴结被膜内以后，汇入皮质淋巴窦，通过皮髓质交界进入髓质淋巴窦。类似于肾集合系统排出方式，输入淋巴管收集的淋巴液从淋巴门排出。因此，淋巴结内淋巴液的流向是从边缘到中心，而这种淋巴液收集方式与淋巴结转移的超声表现有关。与相巴液的进出不同的是，进出淋巴结的动脉和静脉均通过淋巴门完成，正常情况下不会出现穿支血管，只有淋巴结发生原发或继发肿瘤时才会出现穿支血管。

细胞在淋巴管的排列方式是呈簇状分布，周围有类似巨噬细胞的网状内皮细胞，排列方式不同于肾集合系统细胞的线状列。

皮质位于淋巴结被膜与髓质之间，其内可见 B 淋巴细胞起源的原始生发滤泡。在抗原刺激下，滤泡增大并形成初级活性 B 淋巴细胞，包绕生发滤泡的是 T 淋巴细胞。淋巴结皮髓质交界处也存在淋巴组织。髓窦之间是髓索，内含淋巴细胞和浆细胞。从淋巴结被膜发出到皮髓质交界处的纤维条索在皮质内形成无数的分隔。

三、淋巴结的发生和发展

随着时间的推移，淋巴结发生组织学变化。反复发作的炎症和感染及老化逐渐降低其免疫反应功能，往往导致萎缩、变薄，皮、髓质的瘢痕形成。随着髓质和皮质变薄，以及淋巴门内的脂肪含量逐渐增加。淋巴结老化也会使淋巴结的脂肪含量增加，使髓索和皮质成分减少。大多数情况下，脂肪浸润的进展速度要比髓索和皮质萎缩的速度快，以至于尽管皮、髓质变薄，淋巴结的直径反而会增大。萎缩导致的皮质和髓质变薄相对均匀，但是瘢痕的形成使得淋巴结出现了一些形态上的异常。淋巴结的这种变化始终存在，特别是在一些主要区域（如腋窝和腹股沟）。到晚年，可能所有的淋巴结均会在组织学上和形态学上表现出异常，出现萎缩和瘢痕，因此，我们看到的正常淋巴结往往只存在于儿童和青少年。

四、淋巴结功能

淋巴结与肾具有相似的解剖形态，而且也有相似的功能。肾的主要功能是被动或主动滤过。但淋巴结并不是真正的一个过滤器，而是一个抗原识别和产生抗体的结构。抗原在淋巴结内捕捉，从而有足够的时间进行抗原识别和抗体生成，最终抗原由输出淋巴管经髓窦输送。尽管淋巴结不应该被视作单纯的过滤器，但是髓窦内的胶原纤维结构可以留滞抗原，使其缓慢通过淋巴结。髓窦内的胶原纤维含量不定。转移灶一般会在被膜和皮质部聚集，累及皮质；而类似硅胶、碳颗粒的异物最终会聚集于髓质内。

五、正常淋巴结的超声表现

尽管有很大的解剖差异，淋巴结超声表现仍类似一个缩小的肾的声像图。他们都表现为椭圆形，外围的低回声皮质及相对高回声的淋巴门或纵隔。正常的淋巴结和肾大致形态都像一个平坦的 C 形，C 形的开口处为缺乏淋巴结和肾皮质的部位——淋巴门。彩色或能量多普勒显像可见一支动脉由淋巴门进入淋巴结，正常淋巴结动脉通常通过多普勒可以判断，但静脉往往不能。淋巴结和肾的皮质、髓质相对厚度不同，淋巴结皮质的厚度往往较薄。可以说，正常淋巴结皮质的厚度类似于严重萎缩且肾窦严重脂肪改变的肾皮质的厚度。如果淋巴结皮质厚度与儿童或青少年肾的皮质厚度相似，多是由于炎症引起的淋巴结皮质增厚。肾髓质为肾锥体，位于肾皮质内并被肾皮质包绕，因此位于低回声实质内，并不是位于肾门内。淋巴结的髓窦与髓索位于皮质内侧的淋巴门内。肾锥体是由走行与超声声束平行的集合小管组成，因而镜面反射较弱，形成显著的低回声。与肾髓质的低回声不同，淋巴结髓质为高回声。髓索和髓窦之间存在大量反射界面，其中许多界面与声束垂直，产生很强的镜面反射，使得淋巴结髓质呈较高回声。淋巴结的收集系统、输出淋巴管，即使高度扩张，声像图上仍然无法显示。

正常淋巴结的超声表现随皮髓质相对大小及脂肪浸润程度的变化而变化。一般来说，正常淋巴结的直径越大，淋巴门的脂肪含量越高，皮质的萎缩就越重，皮质就越薄。脂肪浸润和皮质变薄的程度随着年龄增长及反复急性炎症、瘢痕，萎缩逐渐加重。皮质厚度较为均匀、体积相对较小（因为髓质完全由髓索和髓窦组成）的淋巴结多见于年轻人，没有多次感染病史，皮质萎缩和瘢痕产生少。随着年龄增长，皮质因萎缩逐渐变薄。另外，脂肪随着时间推移逐渐浸润，开始是在淋巴门部，逐渐向外周皮质浸润，髓索和髓窦向淋巴门的外周部移动，淋巴门逐渐扩大，最终淋巴门附近的组织逐渐被脂肪组织替代，与脂肪呈等回声。随着脂肪组织的浸润，淋巴门逐渐被推挤到浅表位置，其回声也逐渐变低。当皮质和髓质严重萎缩，脂肪大量浸润淋巴门时，淋巴门呈等回声，髓质变得很薄，位于显著变薄的皮质深部。

在某些情况下，淋巴结皮质萎缩和瘢痕导致其回声增高，呈等回声，难以与周围的脂肪组织分辨，此时编码谐波成像可能会有帮助。常规超声图像上，与周围脂肪呈等回声的淋巴结皮质，在编码谐波成像时可呈显著的低回声。这使得淋巴结的识别和评估更容易、更快捷、更准确。

如前所述，淋巴结皮质萎缩和瘢痕形成随着年龄的增长变得非常普遍，因此大多数中年或老年女性乳腺淋巴引流区域淋巴结超声检查均可见异常。最常见的声像图表现是瘢痕引起的淋巴结皮质，厚度不均。当皮质中存在严重瘢痕及局部萎缩使得部分皮质在超声上无法显示，诊断会较为明确。很显然，皮质中异常变薄或缺失的区域为病变区域。然而，如果淋巴结皮质只是局部轻度变薄，诊断将较为困难，因为此时很难确定皮质中到底是厚的部分还是薄的部分是异常的。如果出现这种情况，将给诊断带来较大困难，因为皮质的局限性增厚是转移的重要形态特征，这将在后面讨论。

随着淋巴结皮质和髓质萎缩程度不断地增加，以及淋巴门内脂肪的不断增多，淋巴结的体积可能大大增加，这种淋巴结的短径可以大于 2cm，但没有临床和超声意义。因此，以大小来判断淋巴结是否存在异常不是理想指标。

淋巴结的形状也很重要。正常的淋巴结呈椭圆形，淋巴结异常时往往会变得更圆，呈类圆形。然而，脂肪浸润除了导致淋巴结变大，还可以使其变得更圆。因此，以形状来判断淋巴结是否存在异常也有局限性。

由于淋巴结大小和形态的诊断价值有限，因此评价淋巴结皮质、髓质、被膜的形态学特征往往更有价值，淋巴结形态学的评估将在本章后文详述。

当淋巴结内有大量脂肪浸润时，在钼靶上具有典型良性征象，分类为 BIRADS2 类，不需要进行超声检查。然而，在年轻患者，淋巴门内包含了更多的水密度样结构（血管、输出淋巴管、髓索和髓窦），而脂肪含量较少，因此淋巴门内的脂肪难以在钼靶上显示。超声不需要依赖脂肪的存在来诊断正常淋巴结。相反，超声可以显示淋巴门内不同水密度成分之间的回声界面。因此，乳腺钼靶检查时，诊断有困难或完全不能诊断的淋巴结，超声往往可以明确诊断其为良性，将其分类为 BIRADS2 类。

浅表淋巴结的形态学特征比小的、位置深在的淋巴结的形态学特征更容易进行评估。使用当前的顶级设备，已经可以清晰显示所有患者正常的乳腺内淋巴结和部分低位（1 级）腋窝淋巴结。内乳淋巴结和 2 级、3 级腋窝淋巴结体积较小、位置较深，因此仅有部分可显示。正常的锁骨上窝淋巴结可在大部分患者中显示。

（一）腋窝淋巴结

胸小肌是腋窝淋巴结分区的重要标志，在所有患者中均可显示。正常的 2 级或中级腋窝淋巴结超声较难显示，但是 2、3 级异常肿大淋巴结一般可清晰显示。正常大小的 Rotter 淋巴结位于胸大肌和胸小肌之间的组织间隙内，在部分患者中可显示，彩色多普勒或能量多普勒可以用来鉴别 Rotter 淋巴结与位于同一组织平面的血管。与 2、3 级淋巴结一样，Rotter 淋巴结异常肿大时可清晰显示。识别 Rotter 淋巴结非常重要，因为如果这些淋巴结出现转移，表明乳腺癌已经侵犯胸壁。

（二）内乳淋巴结

以前的文献曾认为，正常的内乳淋巴结在超声上是不显示的，只要是超声能显示的内乳淋巴结均有异常。但是随着影像学技术的发展，这种论断就太过绝对了，我们可以探查到很多正常的内乳淋巴结。内乳淋巴结体积往往较腋窝淋巴结小得多，最大径 4 ~ 6mm，但是由于胸壁肌肉和肌腱的回声干扰和肋软骨的透镜效应，内乳淋巴结的内部结构不如腋窝淋巴结和乳腺内淋巴结显示得那么清晰。很难鉴别内乳淋巴结的淋巴门和淋巴结被膜，因此内乳淋巴结形态的诊断价值不如体积较大的、更加表浅的腋窝淋巴结。因此评价内乳淋巴结时，更依赖大小的判断，而不是依赖淋巴结的形态。编码谐波成像和实时复合成像技术可以有效地帮助显示内乳淋巴结。利用编码谐波技术可以抑制斑点伪像，皮质回声低于周围的胸壁肌肉回声。实时复合成像技术也有多种优势：抑制斑点伪像；减少临界角伪像，使被膜显示更加清晰，减少肋软骨的透镜效应。内乳淋巴结可以出现在头尾方向上任何肋软骨间隙，但我们发现的内乳淋巴结大多是在第二肋间隙、第三肋软骨的上缘。

彩色和能量多普勒技术对于识别内乳淋巴结非常有意义，其作用主要有以下三点：第一，内乳淋巴结位于胸骨外侧缘深部的内乳血管旁，确定了内乳动、静脉，有助于寻找内乳淋巴结（图 5-10）。第二，彩色或能量多普勒有助于鉴别内乳淋巴结和纡曲扩张的内乳静脉。尤其是肺心病患者或其他原因造成的右心室舒张末期压力升高的患者，其内乳静脉纡曲扩张，某些切面可以与淋巴结声像图类似。第三，超声多普勒的语音震颤技术可能有助于识别内乳淋巴结，因为振动模式不同于胸壁肌肉和肌腱。

内乳淋巴结转移可来源于乳腺内侧大的原发性肿瘤，以及深部累及胸壁的原发性肿瘤（胸壁淋巴液主要通过内乳淋巴结引流）。然而，内乳淋巴结转移最常见于腋窝淋巴结广泛受累的外上象限乳腺癌，此类病例中乳腺的淋巴液常规引流通路受阻，是通过内乳淋巴结进行侧支引流。

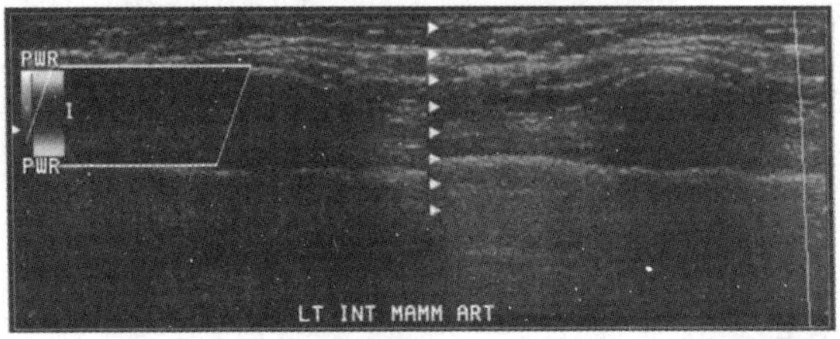

图 5-10 识别为内如乳巴结

注：彩色多普勒或能量多普勒可以在辨别内乳动、静脉走行时寻找内乳淋巴结。内乳淋巴结的分布与内乳动、静脉平行

（三）乳腺内淋巴结

乳腺内淋巴结非常常见，最常见于钼靶扫查时的偶然发现。如果钼靶显示淋巴门被脂肪浸润，则无须进一步行超声检查。然而如果钼靶没有显示清楚的脂肪型淋巴门，超声检查可有很大帮助，内乳淋巴结表现为可触及肿块时，也需要进行超声检查。

乳腺内淋巴结可位于乳腺内的所有位置，包括乳晕区，而大部分位于外上象限或腋段。

除了外上象限，超声（不是钼靶）上最常探查到的乳腺内淋巴结多位于乳腺的最内侧。这些最内侧的乳腺内淋巴结位于胸骨的外侧边缘，与内乳淋巴结大致平行。触诊可及的最内侧乳腺内淋巴结通常见于身材较瘦和小乳房的女性，目前还未见最内侧乳腺内淋巴结的研究，据我们所知，这可能是因为这些淋巴结过于表浅，在没有水囊或 1.5 维阵列探头的情况下很难显示。我们也未见过关于最内侧乳腺内淋巴结的解剖和组织学文献，这些淋巴结太靠近胸壁，因此难以被钼靶显示。我们将这些淋巴结称为“乳房外围淋巴结”，因为这些淋巴结的位置大致平行于内乳淋巴结，位于胸壁的表浅位置。大多数最内侧乳腺内淋巴结超声检查均表现正常，但也碰到过硅胶肉芽肿、淋巴瘤或转移癌。

应该明确的是：所有可以累及腋窝淋巴结的疾病均可累及乳腺内淋巴结。因此，包括炎症、新生物、乳腺癌转移和淋巴瘤等疾病均可累及乳腺内淋巴结。同样还应明确，乳腺内淋巴结也可以是前哨淋巴结。转移性乳腺内淋巴结相比腋窝淋巴结更倾向于表现为假囊性，尤其是当原发乳腺肿瘤为高级别浸润性导管癌和髓样癌的时候，彩色多普勒或能量多普勒在鉴别转移灶和囊性病变中的意义重大。髓样癌可以刺激乳腺内淋巴结和腋窝淋巴结增生，使其难以与转移性淋巴结相鉴别，此种表现原因尚不明确。

（四）锁骨上窝淋巴结

除非有明显的可触及肿块或怀疑乳腺癌复发转移，一般锁骨上窝淋巴结很少需要超声评估。在上述情况下，锁骨上窝淋巴结的肿大，首先需要怀疑为乳腺癌转移，直到证实为其他病变。当乳腺彩色多普勒超声探查可疑肿瘤时更是如此。超声引导下穿刺活检是最常用的确诊方法。

六、异常淋巴结的超声诊断

评估淋巴结需要经历三个层次：第一个层次是确定结节是否为淋巴结。第二个层次是确定是否是正常淋巴结。第三个也是最困难的层次，是确定异常淋巴结的病因是炎症还是肿瘤。

（一）淋巴结大小：最大径

既往，腋窝淋巴结大于 1cm 被认为存在异常；但如果用最大径来评估淋巴结，1cm 的界线偏小，许多正常的腋窝淋巴结最大径超过 1cm。而如果使用最小径是否超过 1cm，其敏感性很好，但仍不如形态学评估。正常淋巴结在垂直于胸壁的切面上往往呈扁平的椭圆形。如果使用 1cm 为诊断阈值，那么它只能用于淋巴结的最短径。即便如此，许多脂肪浸润的正常淋巴结的最短径也大于 1cm，而很多转移性淋巴结尤其是内乳淋巴结或乳腺内淋巴结，其直径多小于 1cm。在所有淋巴结的诊断标准中，大小是最没有价值的诊断指标，除非淋巴结体积明显增大。而且，虽然淋巴结大小有助于鉴别正常和异常淋巴结，但其在淋巴结炎症性增大和肿瘤性增大的鉴别中没有意义，除非淋巴结体积增大导致了形态异常或呈类圆形。大量脂肪浸润的淋巴结及转移性淋巴结均可见淋巴结肿大，但是两者也有区别，区别在于皮质厚度。皮质厚度的鉴别非常有临床意义，原因是转移性病灶是由输入淋巴管进入，首先侵犯被膜及皮质。

（二）形状：异常的类圆形

正常的淋巴结是椭圆形，有长轴和短轴。探头加压扫查时淋巴结旋转变平，长轴与胸壁平行，短轴与胸壁垂直。淋巴结炎性肿大往往是各个平面等比例的肿大，肿大淋巴结仍是椭圆形的。而肿瘤性的淋巴结通常是最短径不成比例的肿大，导致淋巴结呈类圆形，严重时甚至呈球形。当然，坏死性淋巴结炎或者脂肪浸润的淋巴结也可能表现为类圆形或接近球形。脂肪浸润导致的类圆形淋巴结与转移导致的类圆形淋巴结相比，鉴别点在于皮质的厚度。原因在于转移性病灶是由输入淋巴管进入，首先侵犯被膜下及皮质，造成皮质增厚。

（三）淋巴结回声：皮质显著低回声

异常淋巴结的皮质往往呈显著低回声，甚至近无回声，类似假性囊肿的表现。除非在内部探及血流信号，否则难以鉴别。虽然淋巴结皮质呈假性囊肿的表现是肿瘤性病变的特征性表现，但在某些炎性病例中也可出现，尤其是坏死性淋巴结炎。回声减低仅仅表明异常淋巴结内细胞成分丰富且排列均匀，不管这些细胞是淋巴增生细胞还是转移细胞。此外，高频编码谐波技术可使完全正常淋巴结的皮质呈现显著的低回声，因此有助于鉴别淋巴结皮质与淋巴门，从而也有助于评估皮质形态。

（四）淋巴结的形态学改变

图 5-11、图 5-12 总结了有助于鉴别炎性和肿瘤性淋巴结的形态学变化特征。形态学变化的评估主要集中于淋巴结皮质的表现。异物首先会聚集于髓窦内，累及淋巴门，直到病变后期才会累及皮质；而转移病灶首先累及被膜下淋巴窦和皮质淋巴窦，然后再向内侵犯，淋巴门被增厚的皮质向内压迫移位。转移性淋巴结的边界也会受累，被膜下淋巴窦内的肿瘤细胞不断增殖，向外扩张，形成小的分叶，而位于深层皮质的肿瘤细胞增殖会向淋巴门形成突起。这两种情况均会在转移早期造成淋巴结皮质的偏心性增厚，晚期造成皮质弥漫性增厚，被膜下肿瘤可以侵犯被膜，刺激新生血管形成。因此，皮质的形态变化是诊断淋巴结转移的关键。

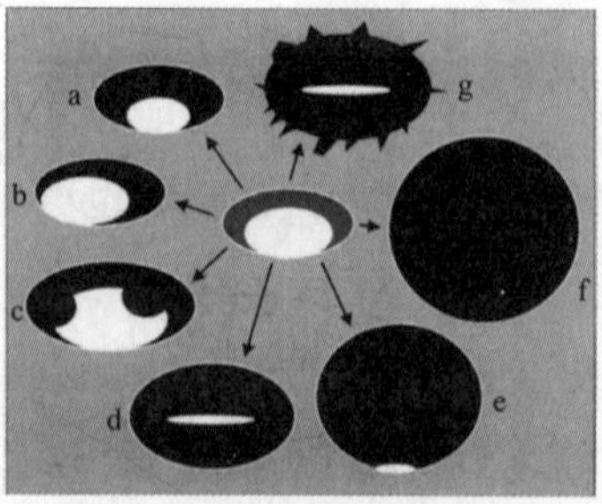

图 5-11 异常淋巴结的形态

注：位于中心的是一个正常淋巴结。A. 淋巴结皮质均匀轻度增厚，是典型的炎性淋巴结或反应性增生淋巴结；B. 偏心性皮质增厚，倾向于转移性疾病；C：淋巴门内凹（形似鼠咬），倾向于转移性疾病；D. 淋巴门严重受压，呈裂隙状，可能为淋巴结转移性疾病或重度炎症；E. 淋巴门严重偏心性受压，向边缘移位，倾向于转移性疾病；F. 淋巴门缺失，淋巴结呈球形，倾向于转移性疾病，但也可以发生于严重的坏死性淋巴结炎；G. 转移灶向结节周围侵犯，淋巴结被膜被破坏，边缘成角

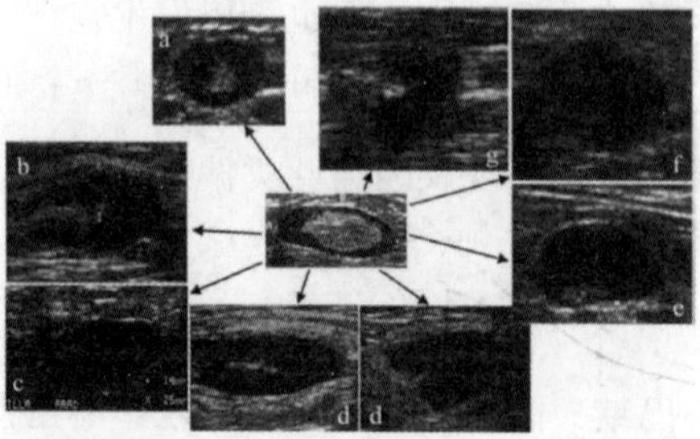

图 5-12 此异常形态淋巴结的超声声像图

注：位于中心的是一个正常淋巴结。A. 淋巴结皮质均匀轻度增厚，是典型的炎性淋巴结或反应性增生淋巴结；B. 偏心性皮质增厚，倾向于转移性疾病；C. 淋巴门内凹（形似鼠咬），倾向于转移性疾病；D. 淋巴门严重受压，呈裂缝状，可能为淋巴结转移性疾病或重度炎症；E. 淋巴门严重偏心性受压，向边缘移位，倾向于转移性疾病；F. 淋巴门缺失，淋巴结呈球形，倾向于转移性疾病，但也可以发生于严重的坏死性淋巴结炎；G. 转移灶向结节周围侵犯，淋巴结被膜被破坏，边缘成角

1. *皮质偏心性增厚*

肿瘤细胞经输入淋巴管通过被膜进入淋巴结，聚集在被膜下的皮质淋巴窦内。因此，早期的转移性淋巴结皮质呈低回声的偏心性增厚，向淋巴结外和淋巴门扩散形成小的突起。炎症也会引起皮质增厚，但往往是均匀性增厚。有时，淋巴结皮质部分的瘢痕也能导致偏心性的皮质增厚。还有一些淋巴结皮质不均匀的萎缩变薄，类似转移性病灶引起的皮质不均匀增厚。晚期或严重的转移性淋巴结最终会累及整个皮质，而形成相对均匀的皮质增厚。

2. 淋巴门偏心性受压

转移性淋巴结早期，不均匀增厚的皮质可能导致高回声的淋巴门不均匀的受压。炎症引起的皮质增厚更均匀，淋巴门的受压也更均匀。但是，随着转移病灶的进展并累及整个淋巴结皮质时，也可见均匀的淋巴门受压。

3. 淋巴门凸面向内受压——“鼠咬”征

早期肿瘤转移细胞如果位于较深的皮质淋巴窦，而不是被膜下淋巴窦，则可导致皮质深部局限性增厚，表现为增厚的皮质凸面向内压迫高回声的淋巴门。此种声像图表现也可发生于严重的感染导致的重度淋巴滤泡增生，因为皮质淋巴滤泡增生通常很均匀，所以炎症导致的淋巴门受压远比转移导致的淋巴门受压更多见，分布更均匀。

4. 淋巴门移位

皮质增厚引起严重的淋巴门受压，可导致残留的高回声淋巴门呈“裂隙样”。此种声像图表现多见于转移性淋巴结，但也可以发生在严重感染的淋巴结。严重的偏心性皮质增厚，可以将淋巴门挤到淋巴结一侧甚至推挤至淋巴结外。这种表现可能是转移性淋巴结的特异表现，因为此类偏心性淋巴门移位很少见于炎症性淋巴结。

5. 淋巴门缺失

严重结构失常的淋巴结，因为重度压迫或异位，淋巴门可能完全缺失不能探及。此种声像图改变一般多发生于转移性淋巴结，但是一些严重感染，如重度坏死性淋巴结炎也有如此表现。

6. 薄的高回声被膜缺失及边缘成角

薄的高回声被膜缺失和边缘成角高度提示转移性淋巴结的周边组织浸润，炎性淋巴结无此表现。一些转移性淋巴结周边组织浸润的表现呈毛刺状，因为浸润性生长导致淋巴结和周围组织相对固定，探头加压时，淋巴结不能发生旋转，而表现为纵横比大于1。

7. 相邻淋巴结的比较

区域性淋巴结，如腋窝淋巴结呈簇状分布，因此在超声探查时，在同一切面上可以观察到数个淋巴结。淋巴结转移呈阶梯式，一个时间段累及一个淋巴结。因此，常常看到以下情况：腋窝淋巴结的一个淋巴结严重受侵犯，而其邻近淋巴结或者未受累，或者只是轻度受累。不同于转移性病变，炎症往往会在同一时间段累及整个区域淋巴结，有时会出现受累程度不一致的情况，但不会出现一个完全异常的淋巴结紧挨着一个完全正常的淋巴结的情况。如果出现一个完全异常的淋巴结紧挨着一个正常淋巴结，则强烈提示存在转移性病变，而不是炎症。而且我们认为转移性淋巴结的这种表现具有高度的特异性。需要注意的是，严重的恶性疾病可能导致多个相邻的淋巴结在超声上完全异常，因此紧密相邻的淋巴结表现显著不同是转移性淋巴结很好的阳性预测因素；如紧密相邻的淋巴结表现相同，则不能用于判断这群淋巴结不是转移性淋巴结。

8. 左右侧对称或不对称

受累淋巴结左右侧不对称，多见于转移性淋巴结，而少见于炎性淋巴结。病毒性的淋巴结炎也可轻度不对称，但并不是完全为单侧性的。虽然单侧受累在转移性淋巴结中多见，但并不能完全排除炎症或感染。上肢或乳腺（乳腺炎）的单侧细菌性感染，可引起单侧反应性淋巴结肿大，在超声上与肿瘤性病变难以鉴别。

9. 彩色多普勒血流模式

85%的转移性淋巴结病理与原发肿瘤一致，因此，如果原发性乳腺癌的血供丰富，则转移淋巴结通常也血供丰富。彩色多普勒超声可探及转移淋巴结的血流模式，也与炎症引起的肿大淋巴结血流模式不同，如前所述，正常淋巴结的血供通常是一条动脉由淋巴门进入。炎症引起血管舒张，血供增加，但是不会形成新的血管。正常或炎症时，也不会有穿过淋巴结被膜供血的血管。而肿瘤性病灶会刺激淋巴结新生血管形成，因此，肿瘤性淋巴结与炎性淋巴结不同，经常具有多条滋养血管，更为特异的是，肿瘤性淋巴结会出现穿过被膜的滋养血管。淋巴结被膜下转移性病灶可以刺激生成穿过淋巴结被膜的血管，因此，彩色和能量多普勒超声探及穿过淋巴结被膜的血管强烈提示为转移性病变。彩色多普勒的阳性结果比阴性结果诊断价值更高，因为有时转移性淋巴结可能探查不到血流信号，但不能因此排除恶性病灶的可能。此外，如果淋巴结肿大，形态严重异常，淋巴门重度受压或缺失，可能无法判断滋养血管是否经过淋巴门。

10. 脉冲多普勒频谱异常

因为转移性淋巴结与原发肿瘤的组织学大多一致，所以两者的脉冲多普勒频谱模式往往是相似的。浸润性乳腺癌的中央血管大多呈高速高阻型，收缩期峰值流速升高，收缩峰高尖。如果存在舒张期血流，则其流速变化不大，导致原发病灶的阻力指数增高。但是在原发肿瘤的边缘部位，频谱特征有一定差异，其收缩期峰值流速较低，收缩峰圆钝，舒张末期流速较高，阻力指数减低。转移性淋巴结的血管频谱特征更类似于原发病灶的中央血管，与原发病灶的边缘血管频谱特征不同。转移性淋巴结内的血流峰值流速相对较高，收缩峰高尖，舒张期流速相对较低。炎性或反应性增生淋巴结的频谱特点与肿瘤病灶中央血管及转移性淋巴结的频谱特点不同，其收缩期峰值较低，波形圆钝，舒张期流速相对增高，阻力指数相对较低，其频谱特征与原发肿瘤边缘血管的频谱特征更相似，而与中央血管的特征差异较大。

七、利用超声评估淋巴结的适应证

表 5-1 列出了利用超声评估淋巴结的适应证。

（一）可触及肿块，钼靶异常，局部疼痛，偶然发现

在评估可触及肿块、钼靶异常或局部疼痛时，需要超声确定引起这些症状的肿块是否为淋巴结，另外非常重要的是要明确淋巴结是否正常，正常乳腺内淋巴结是良性的，BIRADS2 类，如果超声能判断出引起症状的肿块为良性的淋巴结，则能避免不必要的活检和随访。而且一些淋巴结是在超声检查乳腺时偶然发现的，如果不能对其性质做出正确判断，也有可能会导致不必要的活检。乳腺内淋巴结非常常见，所以除非在超声扫查时结合触诊确认是所触及的肿块，否则不能将可触及肿块简单认为是乳腺内淋巴结。

表 5-1 超声评估淋巴结的适应证

常见原因
可触及的淋巴结
钼靶可见的淋巴结
淋巴结引起的局部疼痛
偶然的钼靶发现
假体破裂的患者评估淋巴结硅胶积聚
评估乳腺癌的局部转移情况
超声引导下淋巴结活检
引导前哨淋巴结手术
引导注射放射性核素
引导前哨淋巴结定位针
引导前哨淋巴结的真空辅助旋切活检
磁共振阳性发现的二次超声检查
乳腺癌切除术后的上肢肿胀

（二）评估假体破裂的患者淋巴结硅胶积聚

是否有必要对硅胶假体破裂的患者进行淋巴结评估尚存在争议，只有硅胶假

体囊外破裂的患者出现了狼疮样症状，并愿意取出假体时，超声评估是有意义的。在这样的患者中，如果检测出富集硅胶的淋巴结，需要在取出假体时一并切除受累淋巴结，使自身免疫性症状得到最大程度的恢复。相反，如果患者假体是完整的、仅有囊内破裂，或者存在囊外破裂但没有自身免疫性疾病表现，则不需要进行淋巴结的超声检查。即使患者有囊外破裂和自身免疫性疾病的表现，超声对于淋巴结的检查也只适用于需要取出假体的患者。

与转移性淋巴结主要侵犯皮质不同，硅胶在淋巴结内首先聚集在髓窦，导致淋巴门边界不清，出现不连续的声影。随着硅胶的增加，淋巴门回声逐渐增高，出现硅胶肉芽肿典型的“暴风雪”征，最后皮质亦受累，回声增高，表现为“暴风雪”征。硅胶可以积聚在假体旁的乳腺内淋巴结，也可以出现在腋窝淋巴结。

（三）评估可疑乳腺病灶的局部淋巴结浸润情况

淋巴结情况是决定乳腺癌预后的重要因素，因此对于淋巴结的检查就尤为重要，而且，对于所有患有乳腺结节并且分类在 BIRADS4 类以上的患者，除了做全乳腺超声检查以外，腋窝淋巴结的超声检查也同样重要。全乳腺超声检查用于检查广泛的导管内病灶，多灶性及多中心性的乳腺疾病，腋窝淋巴结检查用来检测淋巴结的异常。我们需要明白的是，超声检查表现正常的淋巴结也有可能藏有微小的肿瘤转移病灶。所以，检出淋巴结异常的阳性预测值要远高于未检出淋巴结异常的阴性预测值。

对于具有明显腋窝淋巴结异常的患者，就完全没有必要再进行前哨淋巴结的活检。这种情况下，患者可直接行乳房肿瘤切除术，或者乳房根除术加腋窝淋巴结清扫术。当超声检查腋窝淋巴结为阴性，或者超声检查异常但是超声引导的活检结果阴性时，仍有必要进行前哨淋巴结活检。因此，只有形态完全异常的、转移可能性很高的淋巴结才进行超声引导下的穿刺活检。对于轻度异常的，可能为炎性或反应性增生，也可能为转移的淋巴结，就不进行超声引导下的穿刺活检了，超声检查淋巴结的目的是准确诊断出腋窝淋巴结转移，避免不必要的前哨淋巴结活检。如果对所有交界性的淋巴结进行活检，将会得到大量的阴性结果，就不能达到避免过度活检的目的。

内乳淋巴结也可以通过超声进行检查。然而，超声检查仅用于已经确认有癌的患者，而不是用于 BIRADS4 类的患者。超声诊断为 BIRADS5 类的实性结节，如果位于乳腺最内侧，或者合并多发的、完全异常的腋窝淋巴结，在进行超声引导下的穿刺活检前需要首先检查内乳淋巴结。

（四）引导可疑淋巴结的活检

超声引导下穿刺活检对全身各部位的异常淋巴结都是影像学标准术式，同样包括对乳腺癌患者腋窝淋巴结的活检。腋窝异常淋巴结可与乳腺 BIRADS4 或 5 类病灶同时进行活检。淋巴结活检也可用于评估可疑的癌复发病灶，或用于腋窝淋巴结肿大伴有已知的淋巴瘤或非乳腺原发性癌，如黑色素瘤。

（五）引导前哨淋巴结检查

超声可以用来引导注射放射性核素检查前哨淋巴结。通常在病灶浅部皮下的四个位点进行注射：病灶的正上方、正下方、正外侧和正内侧（12 点、3 点、6 点和 9 点），对于外上象限周边部的肿块，不能进行侧方注射以避免“发光现象”模糊前哨淋巴结。是否需要在肿瘤区域精确注射仍存在争议。因为乳腺的淋巴引流首先经过皮下，然后进入乳晕区域，最后引流至腋窝，所以有学者认为不需要在肿瘤附近进行注射。相反，只需要在肿瘤浅部的皮下或乳晕区域注射就可以了。

在核素扫查时，对前哨淋巴结进行体表标记，同时结合 Y 探测器，超声可以引导前哨淋巴结的穿刺针定位。这使得外科医生可快速对前哨淋巴结进行定位，加快手术进程。

如果超声可探及前哨淋巴结，理论上可以用真空辅助旋切活检系统（DVAB）进行切除性活检。将探头与活检针置入同轴套管内，确保操作时超声实时可见，即可对前哨淋巴结进行切除性活检。

（六）磁共振显示异常腋窝淋巴结的二次超声评价

超声可用于检查磁共振显示异常的腋窝淋巴结。虽然对比增强高分辨率脂肪抑制 MRI 成像序列对导管原位癌、多灶性及多中心性病变诊断灵敏度更高，但它在诊断淋巴结转移时并不优于超声。当 MRI 提示淋巴结转移时，可用超声确认病灶并引导穿刺活检。

（七）评价乳腺癌术后上肢肿胀患者

超声有助于评估乳腺癌术后患者腋窝及上肢的肿胀，如果患者行广泛淋巴结清扫，水肿可能是因为广泛淋巴结切除引起的淋巴水肿，腋窝检查可能会没有阳性发现。这类患者还可合并血肿、血清肿、淋巴囊肿或脂肪坏死，也可合并之前未完全切除或发现的恶性病灶，也可能在淋巴结清扫前腋窝软组织已有结外浸润。

超声引导下活检可以明确肿瘤复发。

八、小结

理解和掌握正常和异常淋巴结的声像图特征，是进行乳腺超声检查的必要准备。可触及肿块或钼靶病变中至少有部分是淋巴结，其中大部分为正常的乳腺内淋巴结，有明确的良性征象，不需要进行额外的影像学检查、活检或短期随访；还有一部分是炎性或反应性淋巴结肿大，这些病变需要短期随访，在数周或数月内可恢复正常淋巴结声像图表现；还有一部分为可疑恶性病灶，需要活检。

了解正常淋巴结的声像图表现非常重要。只有了解了正常淋巴结的声像图表现，才能够判断乳腺 BIRADS4 或 5 类病灶是否累及淋巴结。正确判断局部浸润程度对于决定术式、减少手术次数和局部复发的风险意义重大。区域淋巴结的评估是确定疾病进展的一个重要组成部分，MRI 是最有效的评估肿瘤转移的影像学方法，但超声在一部分患者中也具有很好的效果，而且在评估淋巴结转移中比 MRI 要好。超声在淋巴结评估中的作用及与 MRI 的相关性研究仍在发展之中，可触及肿块及钼靶异常密度区域或肿块在进行 MRI 检查前应首先进行超声检查。如果超声显示乳腺内病灶为 BIRADS4 或 5 类并需要活检，则在进行活检前需要先对腋窝淋巴结进行超声评估。此时发现的腋窝肿块如果需要活检，则要与乳腺肿块活检同时进行，如果此时淋巴结活检证实为恶性，那么前哨淋巴结的活检就没有必要，可直接行腋窝淋巴结清扫，但是如果此时是阴性结果，仍然需要评估前哨淋巴结。如果仅仅是轻微的淋巴结异常征象，很有可能是炎症或反应性增生引起的淋巴结肿大，则没有必要进行淋巴结活检，此时绝大多数的活检都是阴性的。

超声在淋巴结手术时也有重要作用。可以利用超声引导皮下注射放射性核素检查前哨淋巴结，还可以为淋巴结清扫精确定位，以后还可能实时引导淋巴结微创清扫。

超声可用来评估内乳淋巴结，我们常规对位于乳腺内侧、接近胸壁或者乳腺外侧肿瘤伴广泛淋巴结转移者利用超声评估内乳淋巴结。当前，利用超声评估异常内乳淋巴结的能力，要领先于对此的处理手段。今后，随着新的治疗技术的出现，如免疫治疗等，将会使得超声评估乳腺癌合并内乳淋巴结受累的疾病具有更大的临床实用价值。

第六章　妇科疾病超声

第一节　卵巢储备功能异常超声评估

在不孕症中，女性卵巢功能的异常大多表现为卵巢储备功能下降。受多方因素影响，当卵巢内储存的可募集卵泡数量减少、卵母细胞质量下降，生殖能力降低或出现过早绝经的倾向，称为卵巢储备降低。

临床对卵巢储备功能的评估方法分为被动性检查及诱发性检查，前文所提及的年龄、激素测定、超声检查均属于被动性检查；对于卵巢储备功能减低的患者通常采用诱发性检查。诱发性检查常见于促排卵周期，是通过外源性刺激评估卵巢储备功能及反应性，常用方法包括氯米芬刺激试验（CCCT）、促性腺激素释放激素激动剂刺激试验（GAST）及促性腺激素刺激试验。

CCCT 即检测卵巢对氯米芬刺激后的反应能力，国外有调查显示，不孕人群中CCCT异常者约为10%。早在1987年人们就开始使用CCCT评估卵巢储备功能。理论上，所有静态检测指标都可用于 CCCT，但由于某些指标检测手段及评价标准尚不健全暂不采用，目前常用评估指标为卵泡刺激素（FSH），必要时可加用雌激素（E2）。CCCT 的作用机制是克罗米酚（CC）抗雌激素受体作用。患者于周期第 3 天测定血清 bFSH 水平，第 5 ～ 9 天口服 CC 100mg，qd，第 10 天再次检测血清 FSH，若 FSH ≤ 10IU/L，提示卵巢储备功能良好；FSH>10IU/L，或用药前后 FSH 水平之和＞ 26IU/L，提示卵巢储备功能下降。然而研究中 CCCT 异常的阈值差异较大，特异性低，其预测效果不如 FSH 及 AFC。联合 bFSH 和 CCCT 评估可有效改善诊断特异性，以准确评价卵巢储备功能。

Padilla 于 1990 年首次提出 GAST，其最早应用于 IVF 周期卵巢储备功能的检测。与 CCCT 不同，它既可反映卵巢储备，也可反映垂体促性腺激素的释放。GAST 即通过皮下注射 GnRH-a 短效制剂评估卵巢反应性，当 E2 增加 2 倍或 2

倍以上，认为是有反应。GAST费用昂贵，因此未能在临床上广泛应用，仅见于IVF-ET周期预测卵巢反应性，指导促排卵方案，提高妊娠率的同时减少并发症产生。

促性腺激素刺激实验包括FSH/HMG刺激试验，原理与GAST相似，即给药前后评估E2的变化情况，如果E2在FSH/HMG刺激过程中增长幅度＜30pmol/L，则预示卵巢储备功能下降。Janet Kwee等研究表明FSH/HMG刺激试验在预测卵巢低反应不及CCCT，而在预测卵巢高反应时优于CCCT。FSH/HMG刺激试验费用昂贵且容易出现并发症，目前较少使用。

以上方法可用于检出卵巢功能异常。导致卵巢功能异常的因素有许多，常见包括多囊卵巢综合征（PCOS）、卵巢早衰（POF）及卵巢不敏感综合征（ROS）。

一、多囊卵巢综合征

1935年Stein和Leventhal首先提出PCOS的概念。PCOS是引起女性排卵障碍、生殖功能异常的主要原因之一，也是妇科较为常见的内分泌疾病。其主要临床特征是持续无排卵、高雄激素及卵巢多囊改变，三个特征中满足两项并排除其他高雄激素原因即可诊断。其余临床表现还有月经稀发、高雄激素相关表现（如多毛、声音变粗、痤疮等）、肥胖、不孕、激素异常（LH水平明显升高，LH/FSH＞2～3）等，少数患者可有正常排卵周期，仅表现为黄体功能不全。PCOS并非一种简单的疾病，而是一种多起因、病理生理和临床表现为多态性的综合征，其病理生理变化涉及范围广，包括神经、内分泌、性腺、肾上腺及糖、脂代谢和卵巢局部的调节因素，造成某个调节机制的不平衡而出现的各种反馈失常和连锁反应。其被公认的基本特征有：①雄激素过多。②恒定的雌激素水平和比例失调（E1比E2高）。③高LH伴有正常或低水平的FSH。④卵巢组织形态学上有多个囊性卵泡和间质增生。⑤高胰岛素血症—胰岛素抵抗。

PCOS卵巢病理表现为双侧卵巢硬化性多囊样改变。卵巢白膜增厚，间质细胞增生，表面平滑，体积较正常明显增大，可达正常的2～5倍；卵巢剖面可见被膜下大量直径2～9mm囊状卵泡，闭锁卵泡增多，无成熟卵泡，子宫内膜受雌激素的长期影响，呈现不同程度增殖性改变。

近年来，经阴道超声广泛应用于PCOS检查，具有便捷、直观、动态、全面的特点；三维超声、超声造影等特殊技术的应用使PCOS诊断更为精确，为临床提供了更多的辅助诊断信息。

PCOS 具有典型的超声声像图表现：

双侧卵巢呈均匀性增大，边界清晰，包膜回声增强，卵巢髓质增厚、回声增强，皮质内可见≥ 12 个小囊，呈“车轮状”排列于卵巢边缘（图 6-1），小囊直径为 2 ~ 9mm；排卵持续监测过程中，卵巢内始终无优势卵泡。也可应用二维两切面三径线法或三维 VOCAL 技术评估卵巢体积，V > 10cm^3 支持 PCOS 诊断。CDFI 可探及卵巢髓质内纵向卵巢动脉血流。由于长期雌激素刺激作用，子宫内膜可不同程度增厚。

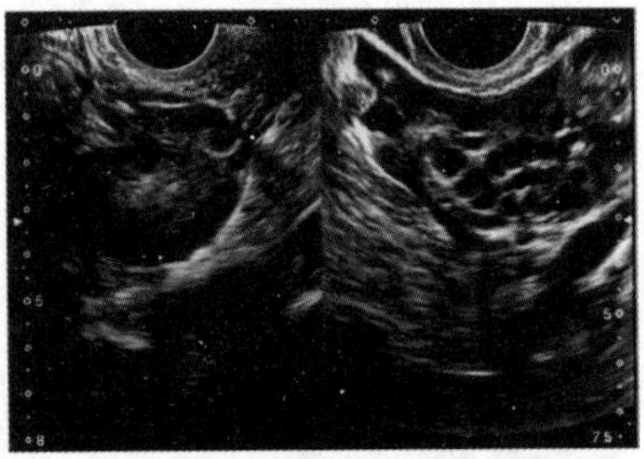

图 6-1 多囊卵巢综合征典型声像图

注：双侧卵巢内各可见大于 12 个小囊泡

需要注意，卵巢多囊样改变不等同于 PCOS，超声只能诊断卵巢的多囊样改变，而不能直接诊断 PCOS；实际临床工作中遇到的 PCOS 多不典型，有时可能只包含 1 ~ 2 个典型征象，或仅表现为激素水平的异常。上述情况要求检查医师在检查过程中结合超声声像、临床病史及激素检测结果综合评估。

PCOS 患者的促排卵治疗，包括减轻体重、药物治疗和手术治疗，其中药物治疗包括胰岛素增敏剂、二甲双胍及氯米芬、促性腺激素治疗，手术治疗主要包含腹腔镜下卵巢楔切术、卵巢电疗（打孔术）等。

二、卵巢早衰

卵巢早衰（POF）占女性人群的 1.0% ~ 3.8%，是指女性初潮以后到 40 岁以前因多种因素引起闭经、不育及其一系列相关症状，激素表现较为典型，即低雌激素和高促性腺激素血症，卵巢组织学呈围绝经期或老年妇女绝经后的变化。POF 的定义于 1967 年由 Ruehsn 与 Jones 首次提出。POF 产生原因有许多，常见感染性、医源性损伤、免疫因素源性及不良生活饮食习惯等。POF 有一定遗传倾向，也可能与自身免疫性疾病相关，其主要临床表现为闭经，其余还有低雌激素症状，如多汗、潮热、抑郁、失眠、阴道干涩、性交痛、泌尿生殖系统症状等，相关疾病表现（如甲状腺体征等）。由于卵巢合成性激素功能低下，降低对下丘脑 - 垂体 - 性线轴的负反馈作用，FSH 升高、雌激素下降，导致排卵障碍，更年期症状提前，严重影响患者正常生活及生殖功能。

临床主要诊断标准为女性 40 岁前出现至少 4 个月以上闭经，两次或以上检测血清 FSH 水平升高（> 40IU/L），雌激素水平下降（E2 < 73.2pmol/L），阴道 B 超（TVS）可作为有效辅助支持诊断方法。

POF 患者典型 TVS 表现为双侧卵巢明显缩小，皮质逐渐变薄，皮、髓质比例失调，髓质回声增强，表现为中等实性回声，皮质内无明显卵泡或仅可见少量小卵泡；长期低雌激素水平导致子宫内膜变薄、不发育（图 6-2A、B）；CDFI 探及卵巢内血流信号稀少（图 6-2C）。由于卵巢间质部纤维组织增生，管壁降低、有效血流灌注不足，因此 POF 患者卵巢间质动脉收缩期及舒张期血流速度均较正常女性减低，而阻力指数明显升高。

POF 的治疗主要为雌孕激素替代治疗，对于有生育需求的患者可使用外源性激素 GnRH-a 抑制内源性 FSH 分泌，促使卵泡生长同步化，提高卵巢内残存卵泡对外源性促性腺激素的敏感性，尽量恢复卵巢功能；也可应用 CC、HMG/hCG 等方案进行促排卵治疗，但该方法慎用。在多种方法均无法恢复排卵情况下，有生殖需求的女性患者可接受赠卵、体外受精（IVF）。

三、卵巢不敏感综合征

Jones 于 1969 年首次提出卵巢不敏感综合征（ROS）的概念，即原发性闭经或 30 岁以前继发性闭经。其特征是：①卵巢形态饱满，表面光滑，包膜厚，组织学见多数始基卵泡及少数初级卵泡。②内源性促性腺激素，特别是 FSH 升高。③卵巢对外源性促性腺激素不敏感。④闭经但性征发育正常。此类综合征又称为 Savage 综合征。ROS 占高促性腺激素闭经患者的 11% ~ 20%，其特征性表现为原发闭经、患者卵巢内有卵泡存在、高促性腺激素。ROS 的病因尚未明确，可能与卵巢内 FSH 受体蛋白不足、自体产生促性腺激素受体位点的抗体等相关。目前普遍认为，ROS 属于特发性 POF，也有研究者认为当 ROS 疾病进展，由卵巢抵抗发展为无卵泡时，可演变为 POF。

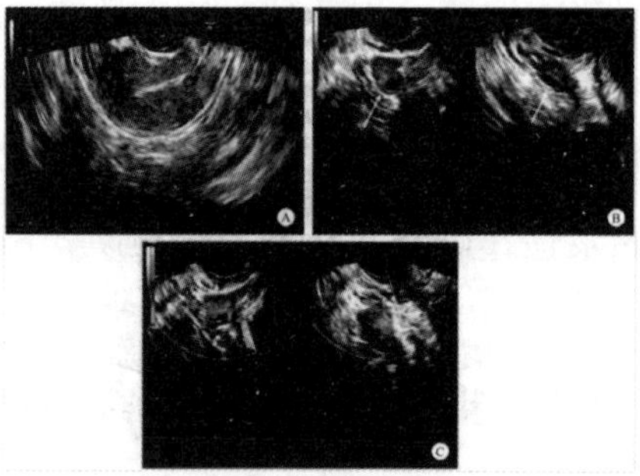

图 6-2 卵巢早衰典型声像图

注：A. 子宫内膜薄、不发育；B. 双侧卵巢小，髓质回声强，各仅可见 1 个窦卵泡回声；C.CDFI 卵巢内血流稀少

ROS 典型 TVS 声像表现为“小卵巢，少卵泡”，即双侧卵巢体积较小，内可见少量直径＜ 10mm 卵泡，但在卵泡监测及诱导排卵治疗中，即使增加外源性促性腺激素使用剂量，也很难使卵泡发育及排卵，其 CDFI 表现与 POF 类似。

ROS 的临床治疗方案可参照 POF，即激素替代（补充）治疗，可诱导人工月经、维持患者性征、预防生殖器萎缩；有生育要求的患者可接受供卵 IVF。

卵巢储备功能异常的治疗是一个漫长的过程，TVS 可在治疗前提供相应辅助支持诊断信息，在治疗过程中结合激素水平可进行长期、动态的监测评估，及时将卵巢及内膜的相应变化反馈给临床，以指导药物使用方案及剂量的调整，促使患者尽早恢复卵巢功能。

第二节　子宫输卵管超声造影检查

一、适应证和禁忌证

（一）适应证

1）怀疑为输卵管因素导致的不孕症。

2）对碘油过敏、输卵管介入复通术后复查。

3）输卵管结扎再通术和异位妊娠药物治疗后疗效评估。

4）不想接受射线或着急怀孕的患者。

5）下腹部手术史（阑尾、剖宫产等）、盆腔炎史、子宫内膜异位症患者。

6）腹腔镜发现盆腔粘连，术后 3 ~ 6 个月仍然未孕的患者。

7）怀疑子宫畸形或宫腔病变的患者。

（二）禁忌证

阴道流血，急性生殖道炎症，本周期检查前 3 天有性生活的患者。

二、造影前准备

1）白带清洁度Ⅰ ~ Ⅱ度，患者签署检查同意书，为减少疼痛及防止输卵管痉挛，置管前 30 分钟可肌内注射 0.5mg 阿托品或间苯三酚 20mg。

2）宫腔置管，常规消毒铺巾，暴露宫颈，插入 12 号双腔导管，于导管的斜管注入生理盐水 1.5 ~ 2.0ML。

3）造影剂的配置，将 5ML 注射用生理盐水加入 Sono Vue 瓶中，振摇后即形成所需乳白色混悬液，术前抽取 2.5ML 加入 18ML 生理盐水中配成造影混悬液。

三、仪器调节

采用配备经阴道三维探头及编码对比成像软件彩色超声诊断仪，如 GE Voluson E6/E8/E10 系列，声学造影机械指数 0.12 ~ 0.18，频率 5.0 ~ 9.0MHz，扇扫角度 0° ~ 179° 。

四、检查步骤与技巧

（一）检查步骤

1）常规经阴道二维超声检查子宫、卵巢大小，输卵管、盆腔有无积液和粘连带，以及卵巢有无病变，根据患者舒适度及宫腔容受性，适度调节球囊管大小及位置，球囊管直径为 1.4 ~ 1.8cm。宫腔容受性小，则球囊管稍小，宫腔容受性大，则球囊管稍大；球囊位于宫腔中下段为宜，建议超声引导下调节球囊大小及位置。

2）将探头横切，置于子宫冠状切面水平，选取合适的三维预扫描初始平面，显示双侧宫角及宫旁组织进行预扫描，尽量将双侧卵巢包括在图像内，保持探头不动。

3）启动四维造影模式，拉大感兴趣区域框后，嘱助手经导管直管匀速推注 20ml 造影液，动态观察造影液在子宫输卵管流动过程和伞端有无溢出，适时按 P2 动态图像存储键存储图像；切换到静态三维造影模式，存储 1 ~ 2 幅静态图像，接着在对比成像模式下（CCI），观察卵巢周边造影剂包绕及盆腔弥散情况并存图；最后，在二维超声引导下经导管继续推注 10 ~ 20ML 生理盐水，观察液体在双侧宫角流动的方向、输卵管伞端液体溢出性及盆腔粘连带的有无，回放动态存储图像，通过“魔术剪”观察剪切子宫输卵管显影形态及伞端造影液溢出量，并结合推注造影剂混合液时的压力和患者的疼痛反应，综合判断输卵管通畅度。

（二）检查技巧

进行实时 3D-HyCoSy 检查，为获得清晰完整的图像，操作仪器时应注意以下技巧。

1）选择合适的三维冠状预扫描平面（使双侧宫角及卵巢显示完整）。

2）静态容积扫描帧为 6 ~ 12 帧 / 秒，动态容积扫描帧为 0.6 ~ 1 帧 / 秒，容积帧频率相对高时，图像边界清晰、平滑、连续。动态容积帧频是仪器自动计算，与采集框大小、线密度、扫查深度、聚焦数等参数有关。

3）患者肥胖及子宫较大时，应适当调节扫查深度。

4）推注造影混合液时，同步进行实时扫查，仔细观察输卵管全程显影及伞端造影液溢出情况，以鉴别输卵管远段显影增粗是由伞端阻塞引起还是由造影剂溢出片状所致。静态扫描有助于观察盆腔造影剂弥散相，以及对比成像扫查时观察卵巢周围有无造影剂强回声环状包绕；然后结合二维超声引导下经导管推注10 ~ 20ml 生理盐水，观察液体在双侧宫角流动方向、输卵管伞端溢出情况及盆腔有无造影液弥散等，均有助于鉴别正常输卵管远段显影增粗与伞端阻塞引起的输卵管显影增粗，此为输卵管超声造影最重要的一个环节。

5）当显示屏右下方时间显示 2 秒时，开始匀速缓慢推注造影液，以 50 秒匀速推注 10ml 的速度为宜，双侧输卵管显影后，如输卵管伞端造影液溢出显示不清时，可适当增加推注速度，以观察伞端造影液溢出情况。造影后，如显示阳性图像，应 20 分钟后进行二次推注造影液再次检查，以降低假阳性发生率，减少患者因紧张引起子宫或输卵管痉挛导致的假阳性，提高诊断的准确性。

6）图像出现明显逆流时，应立即停止推药，等造影剂代谢后（20 ~ 30 分钟），适当调整球囊大小和位置，缓慢推注造影液进行二次检查成像，以减少逆流率发生。如果图像出现明显逆流，建议患者 2 ~ 3 天后再次检查成像，可降低逆流的发生率，有助于获得准确的诊断报告。

7）造影后，在二维超声引导下，推注 10 ~ 20ML 生理盐水观察宫腔、输卵管伞端及盆腔粘连带分布情况。

8）在三维造影过程中，可适时旋转 X、Y、Z 轴，多角度观察输卵管显影形态，也可轻微调整声束方向，以获得最佳观察平面（图 6-3）。X 轴表示图像的前后旋转，Y 轴表示图像左右旋转，Z 轴表示图像的顺时针旋转。旋转 X 轴、Y 轴及 Z 轴选择最佳观察角度时，Y 轴旋转时尽量小于 180°，以免图像左、右完全翻转后造成左、右输卵管的错误。

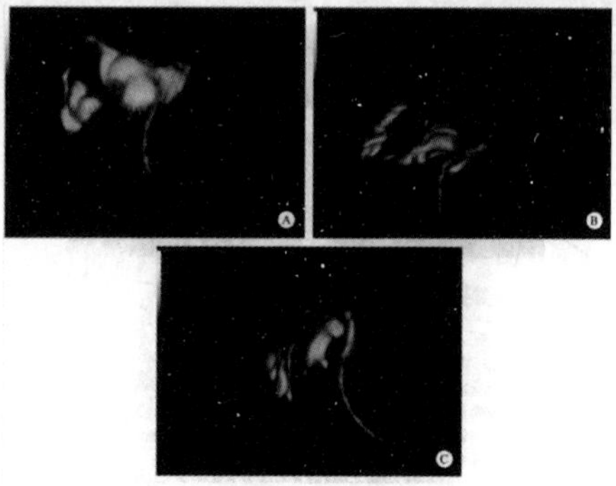

图 6-3 三维超声造影多角度观察输卵管显影形态

注：A.RT 3D-HyCoSy 造影 Z 轴，图像正面观；B、A 图由 X 轴旋转 180°，图像背面观，显示子宫输卵管背面；C. 将 A 图沿 Y 轴向左旋转 90°，显示子宫输卵管侧面

（三）图像质量影响因素与预防

1. 球囊导管位置与充盈大小

球囊应位于宫腔中下段位置，球囊大小应根据患者宫腔大小而定，以患者未出现明显不适感为宜。球囊过大，患者疼痛明显，宫腔压力增大，容易出现逆流，影响造影图像质量；球囊过小，宫腔显影欠佳，造影剂易沿宫颈管反流，影响输卵管伞端造影剂溢出性的观察。经产妇宫腔较大，球囊充盈应相应较大。

当球囊置管过深或宫腔稍小时，球囊导管顶端插入一侧宫角，推注造影液时容易造成对侧输卵管不显影或延迟显影，此时将球囊管下移至宫腔中下段或向外适当牵拉球囊管推注造影液，可减少假阳性结果的发生和改善一侧输卵管延迟显影。牵拉时注意力度，勿使球囊管脱出。

2. 造影剂逆流及预防

造影剂逆流是指造影剂通过子宫肌层及周围静脉、盆腔淋巴管回流至循环系统的现象。造影剂发生逆流后弥散入肌层内的微小静脉，或进入宫旁静脉丛，使这些管壁结构异常显影，与正常的输卵管显影混淆不清。子宫肌层逆流表现为宫体或肌层弥漫的云雾状和斑片状强回声（图 6-4A）；而宫旁静脉丛逆流则表现为子宫输卵管周围条带状、“枯树枝状”或“细网状”强回声影像，常与输卵管显影图像重叠，二者难以分辨（图 6-4B、C）。

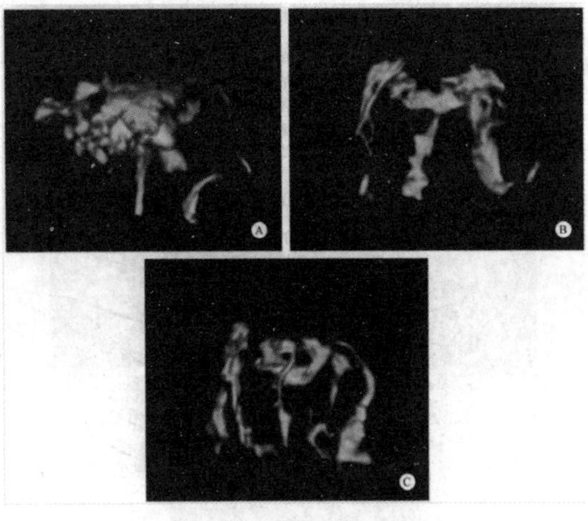

图 6-4 造影剂逆流现象

注：A. 子宫肌层为主逆流：子宫肌层显示斑片状强回声；B. 静脉丛为主逆流：子宫输卵管周围显示条带状强回声；C. 混合性逆流：二者显影图像同时出现

造影剂逆流原因与子宫输卵管痉挛或器质性病变、推注造影液速度过快、压力突然升高、内膜过薄或损伤后修复不良等有关。各种原因引起的宫腔粘连、缩小或输卵管梗阻，需要缓慢加压注入造影液方能获得良好的显影图像。推注造影液压力过高时，造影剂易通过损伤或过薄的内膜而逆流子宫肌壁及周围静脉丛；导管置入过深，导管末端紧贴一侧宫角时，因导管刺激会引起近段输卵管发生痉挛，亦会导致宫腔压力增高，产生逆流；人工推注造影液速度过快时，也会导致逆流发生率明显升高。月经干净后检查时间过早，子宫内膜过薄或尚未完全修复，亦可能造成造影剂经黏膜下小静脉逆流入子宫肌层。

造影剂逆流常引起患者呕吐、腹痛等人流综合征反应，此时需停止推注造影液，让患者休息放松，待症状好转后，调节球囊大小及位置，再次缓慢推注。宫腔置管时动作应轻柔，可减少反复插管人为造成的内膜损伤。推液时，造影剂轻度逆流或肌层局限性逆流，可通过回放动态图像，从宫角起始部辨认追踪输卵管显影全程，静脉丛逆流无方向性，由近至远，一般显影图像逐渐暗淡，正常输卵管显影有方向性，显影图像不会出现逐渐暗淡。此外，还可以结合二维造影编码对比成像模式、彩色多普勒显像和利用二维常规谐波显像模式追踪输卵管走行和伞端造影剂的溢出，以提高诊断结果的准确性。

3. 其他影响因素

适当增加推注造影液压力，可使输卵管内轻微黏液栓被分离，输卵管缓慢显影，显示为通畅声像。中位子宫或过度肥胖患者，子宫底部位于声束远场，双侧卵巢位置较远，不能完全包含在三维图像扫查容积数据内。因此，检查前静态三维预扫描时，应选择合适的中心平面，提高仪器扫查深度，并垫高患者臀部，获得良好的输卵管全程显影图像。同时，在扫查过程中适当轻微移动探头声速方向，也有助于观察输卵管伞端造影剂溢出性。

（四）输卵管造影检查时机

子宫输卵管超声造影检查时机以月经干净后 3 ～ 7 天为宜，月经间隔周期大于 35 天或内膜菲薄患者，可于月经干净后 5 ～ 8 天检查。该次月经后检查前三天禁止同房，术前体温正常。造影时间过早，部分患者子宫内膜尚未完全修复，插管时导管易损伤内膜造成造影剂逆流；造影时间太迟，宫角部增厚的内膜及推注造影液时宫腔的压力，患者紧张等因素易使子宫平滑肌痉挛，导致输卵管间质部假性阻塞。因此，宫腔置管前最好采用经阴道超声检查评估子宫内膜厚度，以 5 ～ 7mm 为佳。术后禁止性生活 2 周，避免坐浴。

（五）输卵管通畅度的判断标准

1. 输卵管通畅

输卵管显影自然、粗细均匀、造影剂自伞端呈片状溢出，卵巢周边可见环状强回声，注入造影剂时无阻力、无反流。

2. 输卵管通而不畅

输卵管显影粗细不均，显影明显迂曲或反折，伞端显影扭曲膨大，无或仅有少量造影剂溢出；卵巢周围可见少许造影剂增强回声；注入造影液有阻力。

3. 输卵管阻塞

输卵管不显影或显影明显增粗迂曲，伞端无造影液溢出，双侧卵巢周围未见环状增强回声；推注造影液阻力大，见液体沿宫颈管反流，患者疼痛明显。

第三节　子宫相关疾病

子宫是女性重要的生殖脏器，位于小骨盆中央，直肠与膀胱之间，呈倒置的梨形，前后略扁。子宫宫腔具有产生月经、储存和输送精子、受精卵着床及孕育胎儿等多种功能。宫颈管是子宫与阴道的连接部位，在精子运输、分娩中起重要作用。

常见引起女性不孕症的子宫相关因素，主要包括子宫体及宫颈解剖结构异常、宫颈黏液异常、免疫学功能异常、宫腔粘连、炎症性因素等，这些因素可阻碍精子、受精卵的运输及胚胎顺利着床，导致不孕症的发生。

一、先天性子宫畸形

胚胎时期，子宫发育主要取决于性激素和性染色体核型。子宫发育异常是由于副中肾管发育及融合异常所致，在不孕女性中的发病率为0.16% ~ 10%。先天性子宫畸形患者，可合并卵巢发育不全及功能低下，月经不调，严重影响女性的正常生育功能。先天性子宫畸形常合并泌尿系统发育异常，如肾脏和（或）输尿管缺如、畸形及异位等。

（一）先天性无子宫

1. 临床概述

先天性无子宫是由于双侧副中肾管缺如，或双侧副中肾管中段及尾段未发育/未汇合所引起，此类患者常合并先天性无阴道畸形。患者可无明显不适，由于卵巢正常发育，女性第二性征无明显异常，多因原发性闭经而就诊。患者行双合诊或三合诊时未能触及子宫。

2. 对生殖功能的影响

先天性无子宫患者，无月经周期，不具备正常生殖功能。

3. 典型声像图

下腹部各切面扫查均未探及正常子宫声像，部分患者可在弧形骶骨强回声上方探及薄层组织回声，双侧卵巢较小或正常。因为先天性无子宫常合并先天性无阴道畸形，故超声常无法探及阴道强回声气线。

4. 鉴别诊断

先天性无子宫需要与始基子宫、幼稚子宫相鉴别。前者无子宫回声，而始基子宫可在膀胱后方探及条索状实性回声，幼稚子宫可探及较小的子宫回声。

5. 临床处理原则

除无生育功能外，先天性无子宫患者可无任何不适症状。由于卵巢及第二性征发育正常，患者可有正常的性欲需求，对于此类患者可行人工阴道成形术，提高患者生活质量。

（二）始基子宫

1. 临床概述

始基子宫是由于双侧副中肾管融合后，短期内停止发育所致，又称痕迹子宫。该病患者子宫较小，多数无子宫内膜及宫腔，仅表现为一实体肌性结构。患者女性第二性征发育正常或稍受影响，多数因原发性闭经就诊，常合并先天性无阴道畸形。

2. 对生殖功能的影响

始基子宫小，缺少功能性子宫内膜。因此，没有月经来潮，也不具备正常生殖功能。

3. 典型声像图

盆腔内无正常子宫声像，于膀胱后方可探及条索状实性结构回声，其长径为 1 ~ 3cm，大多数无宫腔线及子宫内膜回声，宫体宫颈分界不清（图 6-5），双侧卵巢大小正常或稍小。

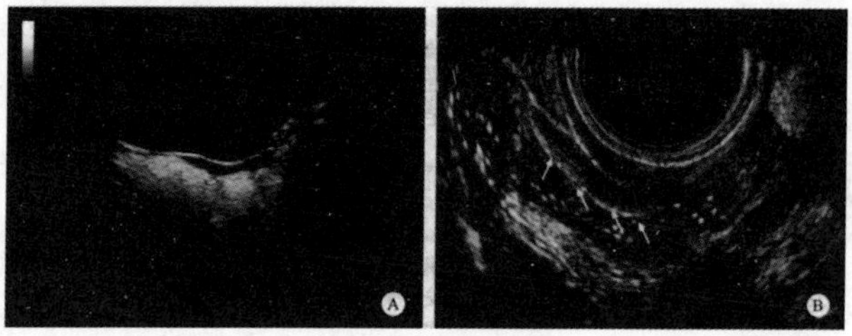

图 6-5 始基子宫

注：A. 经腹部扫查；B. 经直肠扫查（箭头所示）

4. 鉴别诊断

始基子宫主要与幼稚子宫进行鉴别，二者在声像图上均可见类似子宫回声，但前者一般无子宫内膜及宫腔回声，仅表现为一实体肌性结构，后者可探及内膜及宫腔回声，但整体子宫明显较正常小。

5. 临床处理原则

与先天性无子宫相似，始基子宫患者除了不具备生育功能外，可无明显异常症状，由于其多合并先天性无阴道，必要时可行阴道成形术。

（三）幼稚子宫

1. 临床概述

幼稚子宫是子宫发育异常较为常见的类型，因双侧副中肾管融合后，在短期内停止发育所致。青春期前任何时期子宫停止发育都会引起子宫发育不良，常表现为子宫体明显较正常小，一般仅维持幼儿期大小，内膜发育不良，宫腔形态狭窄，子宫壁较薄，宫颈较长，宫体与宫颈比例为 2 ∶ 3 或 1 ∶ 1。

幼稚子宫患者可具有正常卵巢，第二性征发育正常或稍受影响，月经量稀少，多因原发不孕就诊。

2. 对生殖功能的影响

幼稚子宫由于子宫、内膜及宫腔发育不良，不能正常储运精液，也不利于孕卵着床、植入。

3. 典型声像图

子宫各径线测值均较正常者小，其前后径小于 2.0cm；可探及宫体内膜回声，内膜菲薄，回声纤细或显示不清；宫颈与子宫体等大或稍长，宫体与子宫颈比例为 2 ∶ 3 或 1 ∶ 1；双侧卵巢发育正常。

4. 鉴别诊断

见始基子宫鉴别诊断。

5. 临床处理原则

如早期发现，可应用雌激素促进子宫继续生长发育；但若发现时期较晚，服用雌激素的疗效不明显。

（四）单角子宫

1. 临床概述

单角子宫的发生是由一侧副中肾管发育良好，另一侧副中肾管停止发育，且宫腔偏向发育良好的一侧所形成。据统计，约65%的单角子宫合并残角子宫。单角子宫患者双侧卵巢多正常，若另一侧副中肾管完全未发育时，未发育侧卵巢、输卵管和肾脏可缺如。由于此类患者多以不孕或习惯性流产为主诉就诊，单角子宫的诊断容易被漏诊或误诊。

2. 对生殖功能的影响

单角子宫可妊娠，但易流产和早产。如果与单角子宫腔不相通的残角子宫腔内存在正常的子宫内膜，容易形成经血滞留或经血逆流入腹腔，引起经期不适、子宫内膜异位症等，严重者可导致不孕。

3. 典型声像图

建议在子宫内膜分泌晚期行超声检查，这有利于宫腔形态及子宫内膜的显示。子宫横切面显示单角子宫常偏于一侧（图6-6），横径较小。从宫底向宫颈方向扫查时可见宫腔呈梭形，三维超声及子宫输卵管造影可有助于确诊。合并残角子宫时，可在单角子宫旁探及实性回声团。

4. 鉴别诊断

单角子宫需要与正常子宫相鉴别，二者皆只有一个宫腔，但声像图上内膜及宫底表现不同；单角子宫还需与一侧宫角的宫腔粘连相鉴别，后者常有清宫术、子宫内膜息肉切除术等手术病史，治疗后可恢复正常宫腔形态。

5. 临床处理原则及预后

单纯单角子宫无须手术治疗，当合并残角子宫时，建议患者在妊娠前切除有功能的残角和该侧附件结构，以有效减轻痛经症状，减少异位妊娠的发生，预防因经血倒流所导致的子宫内膜异位症。

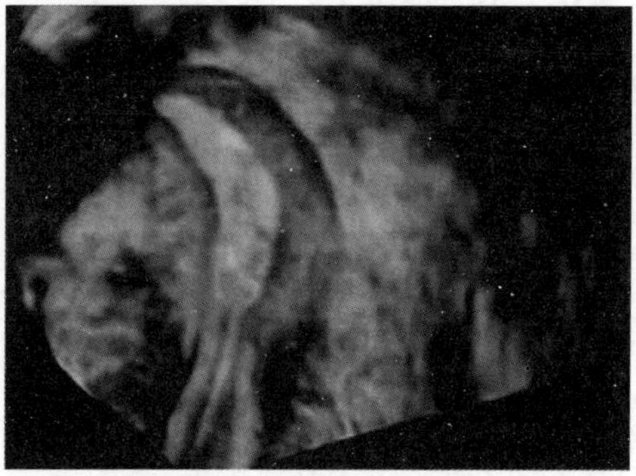

图6-6 右侧单角子宫三维成像图

注：可见宫腔呈梭形，偏于一侧

（五）残角子宫

1. 临床概述

残角子宫的主要成因是一侧副中肾管发育正常（发育侧子宫），而另一侧副中肾管发育不全而形成。残角子宫可有正常输卵管和卵巢，往往伴有同侧泌尿器官结构发育畸形。根据结构不同可将残角子宫划分为三种类型。

Ⅰ型（残角子宫存在宫腔，并与单角子宫宫腔相通）：此型可受孕。残角子宫妊娠需中止妊娠时，人工流产或药物流产均不可刮出或排出妊娠囊。

Ⅱ型（残角子宫存在宫腔，与单角子宫宫腔不相通）：此型残角子宫易发生宫腔积血及周期性腹痛，以痛经为主要症状，可发展为子宫内膜异位症。

Ⅲ型（无宫腔及内膜）：该型残角子宫多无明显不适症状，但残角子宫体位改变时可以发生扭转。

2. 对生殖功能的影响

Ⅲ型残角子宫不具备生殖能力，Ⅰ型及Ⅱ型残角子宫可受孕（Ⅱ型受孕概率小），但妊娠至 12 ~ 16 周容易破裂，导致急腹症，严重危及患者的生命安全。

3. 典型声像图

Ⅰ型：在单角子宫一侧可显示向外突出的实性包块，内可见内膜回声；宫腔超声造影时，可显示残角子宫包块内有造影剂流入。

Ⅱ型：当伴有残角子宫积血时，声像图表现为单角子宫的对侧可见圆形或椭圆形包块，包块周围厚度均匀，回声强度与单角子宫肌层一致，内为无回声伴细小光点，无回声区周围显示稍高的内膜回声。

Ⅲ型：单角子宫对侧可见实性椭圆形包块，边界清晰，内部回声与子宫肌层回声一致，无子宫内膜显示。当残角子宫发生扭转时，内部无明显彩色血流信号。

4. 鉴别诊断

（1）无内膜的残角子宫需与子宫浆膜下肌瘤相鉴别：后者常呈类圆形，形态规则，内部呈漩涡状低回声。此外，前者多合并单角子宫，因此对子宫角形态的评估有助于鉴别诊断。

（2）与卵巢肿瘤相鉴别：残角子宫无宫腔、无内膜，或残角子宫内合并积血时，声像图与卵巢肿瘤相似。但卵巢肿瘤多数形态不规则、回声不均匀，而残角子宫不伴宫腔积血时，回声较均匀。此外，对正常卵巢的寻找及结合病史均有助于鉴别诊断，如周期性腹痛病史有助于诊断残角子宫合并宫腔出血。

5. 临床处理原则

当残角子宫合并宫腔积血时，可适当进行扩宫，若能引流干净则无须进一步手术治疗；若宫腔积血引流失败，则需行手术切除残角子宫；未出现扭转的Ⅲ型残角子宫，可定期复查观察，当发生扭转时，则需进行手术治疗。

（六）双子宫

1. 临床概述

双子宫是因两侧副中肾管未完全融合所致，未融合的两侧副中肾管各自发育形成两个子宫体。双子宫宫颈的发育有多种类型，可表现为双宫颈、单宫颈双宫颈管或单宫颈。部分患者可伴有阴道发育畸形如阴道纵隔和斜隔，双侧子宫各有单一的输卵管及卵巢。双子宫患者通常无特殊不适，多于人工流产、产前检查及分娩时发现。偶尔表现为月经期延长，月经量增多。当伴有阴道纵隔或斜隔时，可伴随性生活不适。

2. 对生殖功能的影响

双子宫可不影响生育能力。患者表现为经血较多，常由于带环怀孕、早孕阴道出血及人工流产失败等原因行超声检查而发现。

3. 典型声像图

纵切面可显示两个宫体、宫颈和阴道（阴道较难显示）。而冠状切面可见子宫体呈“蝴蝶翅膀”样，各有独立宫腔回声。宫体横切面可见两个子宫体分离，两子宫肌壁间有明显的分界，有时两个子宫可不对称，略有高低；宫颈横切扫查可见宫颈表现为双宫颈、单宫双宫颈管或单宫颈回声。

4. 鉴别诊断

（1）浆膜下子宫肌瘤：不对称的双子宫极易与浆膜下肌瘤混淆。月经前期超声检查，仔细观察目标结构中央有无内膜，若有内膜并与宫腔相通，并可探及宫颈管异常则为双子宫，超声造影有助于鉴别诊断。

（2）单角子宫合并Ⅰ型残角子宫：大小明显不对称的双子宫易与单角子宫合并Ⅰ型残角子宫相混淆，后者可探及偏向一侧的宫腔及另一个宫颈，超声造影及宫腔镜可协助诊断。

5. 临床处理原则及预后

双子宫患者妊娠期间较正常子宫更容易发生流产、早产等并发症，如不慎意外怀孕，其终止妊娠的风险较正常女性明显增高。临床上如遇到此类患者一定要格外小心，务必仔细查体并积极完善必要的相关检查，尽量避免相关意外的发生。

（七）双角子宫

1. 临床概述

双角子宫是因副中肾管宫底水平融合不全，子宫左右两侧各有一角突出形成，可分为完全和不全双角子宫两种类型。完全双角子宫从子宫颈内口或以下分开，不全双角子宫从子宫颈内口以上分开。双角子宫患者一般无明显临床症状。

2. 对生殖功能的影响

双角子宫患者可有反复流产史，妊娠后可出现胎位异常，以臀位居多。因此，妊娠结局较差，有较高的流产率和早产率，产时可能出现胎膜早破、宫缩异常、胎位异常性难产和胎盘滞留，产后出血的发生率也较高。

3. 典型声像图

1）子宫底部横径增宽，宫底浆膜层在中央内陷＞1cm。

2）内膜被隔膜分开左、右两部分，隔膜较厚，多为肌性三角形，其夹角＞90°。

3）完全双角子宫，宫腔呈“V”字形，其内隔膜深度达宫颈内口或以下水平，宫颈多为正常形态，部分可有两个宫颈管（图6-7A）。

4）不全双角子宫，宫腔呈“Y”字形，其内隔膜深度达宫颈内口以上水平，宫颈多为正常形态。

5）三维超声冠状面直观显示宫底中央凹陷，形成左右双角，因两侧副中肾管融合受阻的程度不同，双角间的切迹深浅亦不同，可呈“心形”或“弧形”子宫，内膜呈“蝴蝶翅样”（图6-7B）。

4. 鉴别诊断

（1）双角子宫与双子宫：前者宫底部内陷，宫底浆膜层连续；后者为两个独立宫体，宫底浆膜层不连续。

（2）双角子宫与纵隔子宫：前者宫底浆膜层内陷深度＞1cm，夹角＞90°；后者宫底浆膜层内陷深度＜1cm，夹角＜90°。

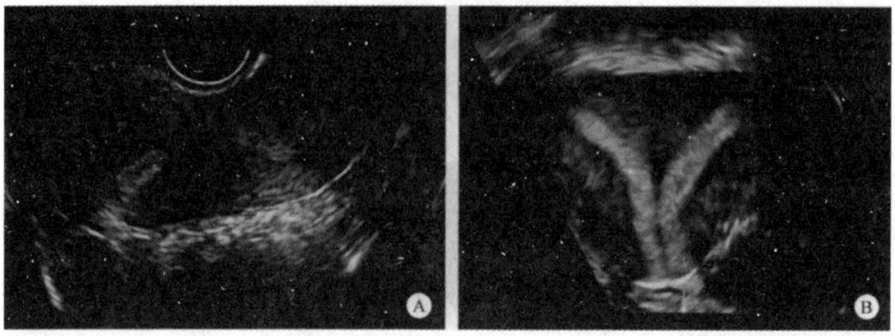

图 6-7 双角子宫（完全性）

注：A. 二维横切面，子宫体部增宽，宫腔分为左、右两部分；B. 三维冠状面，子宫底部宫底浆膜层凹陷＞ 1cm，内膜夹角＞ 90

5. 临床处理原则及预后

目前认为，双角子宫一般可不予处理，对于复发性流产、早产等患者，排除其他原因后可行手术治疗。

（八）纵隔子宫

1. 临床概述

纵隔子宫是由于副中肾管间隔在结合时无法完全被吸收所致，是最常见的子宫发育异常疾病。纵隔子宫可分为完全纵隔和不完全纵隔，完全纵隔子宫的纵隔末端到达或超过宫颈内口水平；而不全纵隔子宫的纵隔部分吸收，其终止端在子宫颈内口水平以上，将子宫腔部分分开。纵隔子宫一般无明显临床症状，患者易发生流产、早产或胎位不正，产后易发生胎盘粘连或胎盘滞留等。

2. 对生殖功能的影响

纵隔子宫对生殖功能的影响，包括不育、自然流产、习惯性流产、宫颈功能不全、早产和胎儿宫内发育迟缓等。纵隔子宫是临床上造成习惯性流产最常见的子宫畸形，其原因可能是子宫腔空间变小，正常宫腔形态被破坏，纵隔组织中平滑肌、纤维组织及血管数量的构成比异常，导致纵隔处血液循环不足、纵隔组织引起子宫收缩不协调等。多项针对该人群的研究显示，子宫纵隔可致不孕、反复自然流产、胎位异常、胎膜早破，并可影响妊娠结局。无论是大于 1.5cm 或相对较小纵隔（1.3 ～ 1.5cm），其流产率均高于宫腔正常女性，其主要原因在于子宫发生了结构性改变，影响受精卵着床及胚胎发育。Shahrokh 等，对 263 例子宫纵隔患者手术切除前、后的妊娠结局进行了对比，结果显示，术后流产率、异位妊娠率、早产率均显著下降，足月产率上升。

一篇 Meta 分析比较了先天性纵隔子宫畸形、行宫腔镜子宫纵隔切除的子宫畸形及正常子宫女性三者妊娠结局，研究表明，先天性纵隔子宫畸形的妊娠率降低，流产率增高，早产率、先露异常、低体重儿和围生期死亡率显著增加；和未矫正的先天性纵隔子宫畸形相比，行宫腔镜子宫纵隔切除术可降低自然流产的发生。

3. 典型声像图

1）子宫横径稍增宽，宫底部可似正常宫底或略凹陷（深度＜ 1cm）。

2）内膜被隔膜分开为左、右两部分，隔膜较双角子宫薄，其夹角＜ 90%。

3）完全纵隔子宫，宫腔呈“V”字形，其内隔膜深度达宫颈内口或以下水平，宫颈多为正常形态，部分可有两个宫颈管。

4）不全纵隔子宫，宫腔呈“Y”字形，其内隔膜深度达宫颈内口以上水平，宫颈形态多数正常。

5）三维超声冠状面直观显示，宫底部正常或略凹陷，内膜呈“V”或“Y”字形，内膜夹角＜ 90°。

4. 鉴别诊断

（1）纵隔子宫与双角子宫鉴别：纵隔子宫的宫底浆膜层内陷＜ 1cm，内膜夹角＜ 90°，双角子宫的宫底浆膜层内陷＞ 1cm，内膜夹角＞ 90°。

（2）与弓形子宫鉴别：详见弓形子宫鉴别诊断。

5. 临床处理原则及预后

目前认为，小于 1cm 的纵隔子宫可暂不予矫正，或采用宫腔镜子宫成形术切开纵隔，而非切除术；合并不良孕产史或不孕的患者应考虑子宫成形术。

（九）弓形子宫

1. 临床概述

目前，临床上尚无统一的弓形子宫诊断标准，最为常用的是修改后的美国生殖协会先天性子宫畸形分类标准（MAFSC），也有说法将弓形子宫归类为不全纵隔子宫。

2. 对生殖功能的影响

弓形子宫对生殖能力有无影响一直存在争议。一项前瞻性研究发现，在行辅助生殖技术助孕患者中，弓形子宫较为常见，占所有研究对象的 11.8%，但弓形子宫组患者 ART 术后，妊娠早期流产率与正常子宫组比较差异无统计学意义。

3. 典型声像图

子宫体部增宽，子宫底外部轮廓向外隆突或向内凹陷深度＜ 1.0cm，子宫下段的宫腔回声与正常子宫一致。三维超声冠状面内膜略呈“Y”形，子宫底凹陷内膜顶点与双侧内膜形成的夹角为钝角（＞ 90° ）。

4. 鉴别诊断

弓形子宫需与不全纵隔子宫鉴别，具体指标参照修改后的美国生殖协会先天性子宫畸形分类标准：

1）子宫底凹陷内膜顶点与双侧内膜形成的夹角为钝角（＞ 90° ），子宫底外部轮廓向外隆突或向内凹陷深度＜ 1.0cm 诊断为弓形子宫。

2）以子宫内纵隔顶点与双侧子宫内膜形成的夹角为锐角（＜ 90° ），子宫底外部轮廓向外隆突或向内凹陷深度＜ 1.0cm 诊断为纵隔子宫，根据纵隔是否达宫颈内口分为不全纵隔和完全纵隔子宫。三维超声有助于弓形子宫与纵隔子宫的鉴别诊断。

5. 临床处理原则及预后

在临床中弓形子宫合并复发性流产或原发不孕患者，在充分排除其他不孕不育因素后，可考虑行宫腔镜矫形手术以改善妊娠结局。

（十）T 形子宫

1. 临床概述

在 20 世纪 80 年代，Kaufman 提出，传统苗勒管上畸形的发生和在母体子宫内胎儿受到己烯雌酚（DES）刺激作用有关，己烯雌酚可引起子宫肌层形成收缩带样发育异常，宫腔为 T 形，称为 T 形子宫（T-shaped uterus），特点是子宫体积小、宫腔狭窄及宫颈功能不全。

近年来发现，各种原因导致的子宫内膜及部分肌层损伤，也可导致宫腔形态改变，致宫腔呈 T 形，也称为缩窄型宫腔形态异常。2011 年，Fernandez 等提出，T 形子宫可因后天因素形成，如宫腔粘连综合征。

2. 对生殖功能的影响

T 形子宫宫腔变形，不易受孕，易造成自然流产、异位妊娠及宫颈功能不全，足月妊娠率低。

3. 典型声像图

宫腔呈“T”形，宫腔上段宽或下段窄。因内膜及部分肌层损伤导致宫腔缩窄，二维声像图多显示为内膜回声薄，形态僵硬，缺少周期性变化或周期性变化小；三维超声显示宫腔呈“T”形。超声在诊断 T 形子宫方面存在一定局限性。

4. 临床处理原则及预后

治疗上述临床症状，可考虑于怀孕后行宫颈环扎术，以有效减少流产或早产发生的概率。

各类子宫畸形鉴别见表 6-1 及图 6-8。

表 6-1 子宫畸形鉴别诊断

宫	体部形态	宫底部横径	内膜 / 宫腔	宫颈
双子宫	两个独立宫体纵切面：两个宫体横切面：宫体分离冠状切面：蝶状	单侧宫底横径较窄	左右各一，呈梭形	双宫颈或单宫颈或单宫颈双宫颈管
双角子宫	宫底浆膜层凹陷＞1.0cm 纵切面：宫体底部内陷 横切面：宫底部蝶状	宫底部横径增宽	“V”形或“Y”形内膜夹角＞90°	单宫颈或单宫颈双宫颈管
纵隔子宫	正常或宫底浆膜层凹陷＜1.0cm	宫底部横径稍增宽	“V”形或形内膜夹角＜90°	单宫颈或单宫颈双宫颈管
弓形子宫	宫底浆膜层向外隆突或稍向内凹陷＜1.0cm	宫底部横径增宽	“Y”形内膜夹角＞90°	正常

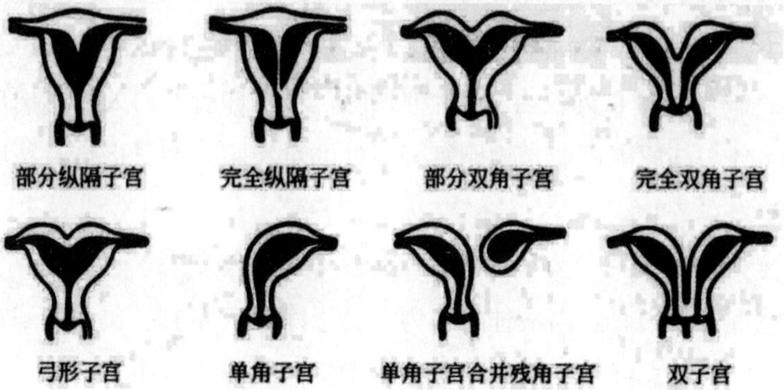

图 6-8 常见子宫畸形示意图

二、内膜息肉

1. 临床概述

子宫内膜息肉（EP）是不孕症子宫因素中重要且常见的原因之一，也是影响胚胎种植的一个独立因素。子宫内膜息肉一般是指子宫内膜局灶性增生，腺体、纤维性间质和粗大血管突向宫腔内，其发生原因多为雌激素绝对或相对增多使局部子宫内膜腺体及间质增生，部分因炎症等因素的刺激作用而形成，总发病率约为25%，可发生于任何年龄段，好发于35岁以上妇女。早期息肉较小时，患者可无症状，息肉较多或较大时半数以上患者出现异常子宫出血，通常表现为月经过多、经期延长、不规则出血；也有少部分患者无明显症状，仅在接受超声或内镜检查时偶然发现。

2. 对生殖功能的影响

一项研究结果表明，在行宫腔镜检查的不孕妇女中20%患有EP。EP导致不孕的可能机制包括：EP导致的宫腔占位及异常子宫出血，妨碍精子运输（机械性阻止精子通过，增加免疫抑制性糖蛋白浓度，抑制精子穿过透明带）、孕卵着床和胚胎发育；合并感染时，宫腔内环境改变，子宫内膜容受性降低，不利于精子和孕卵的存活；合并输卵管或卵巢炎症时，可引起梗阻性或无排卵性不孕。EP还可增强芳香化酶的表达，促进局部雌激素合成，导致雌、孕激素受体异常表达，进而影响子宫内膜蜕膜化。Karakug等对合并EP的不孕症患者进行一项回顾性研究，分析宫腔镜检查息肉的大小、部位、数目等对妊娠的影响，结果显示，EP大小对妊娠结局无影响，而发生在子宫输卵管连接部位的息肉及多发性息肉对妊娠的影响更为明显。此外，另外一项研究对230例患有EP的不孕女性行宫腔镜下EP电切术或刮除术发现，子宫后壁内膜是EP最常见的发生部位，约占32%，输卵管开口处仅占8%，但切除位于输卵管开口处的息肉后，妊娠率提高至57.4%，其原因可能是输卵管开口处的息肉阻碍精子运行及精卵结合，从而影响受孕。

3. 典型声像图

超声检查子宫内膜息肉最佳时机为月经干净3天左右。典型的子宫内膜息肉周围有“高回声标志线”，为息肉与正常子宫内膜分界。子宫内膜息肉通常呈类圆形或椭圆形，多为中高回声，少数呈等或低回声，与正常内膜不易区分；内膜息肉伴腺囊样改变时，声像图可显示病变内有不规则形小无回声区。多发息肉时可表现为内膜增厚，回声增强且分布不均匀。

CDFI：较大的息肉蒂部可探及动、静脉血流信号。

4. 鉴别诊断

EP需要与黏膜下肌瘤、子宫内膜增生及子宫内膜癌等相鉴别。内膜增生多表现为内膜均匀性增厚，宫腔线居中，但当内膜增生表现为内膜不均匀性增厚时，难以与多发小息肉鉴别；内膜囊性增生表现为增厚的子宫内膜内见多发散在、大小不一的无回声区；子宫内膜癌内膜回声明显不均，与肌层分界不清，CDFI 可见内膜癌病灶内及肌层受累部位异常丰富血流信号；部分多发子宫内膜息肉声像图表现不典型时，难以与内膜癌鉴别，最终鉴别诊断依靠宫腔镜和病理检查。

5. 临床处理原则及预后

对于无临床症状、直径＜ 1cm 的子宫内膜息肉，可观察随诊；对于直径较大、突出于宫口外的子宫内膜息肉及多发息肉应该切除治疗。不孕合并 EP 的患者，无论息肉大小，均具有宫腔镜检查和切除的指征，尤其是对于多发性和子宫输卵管连接部位的息肉。大量研究表明，宫腔镜下 EP 切除可以提高妊娠率和改善妊娠结局。Kalampokas 等，将 191 例不孕合并 EP 的患者随机分组并分别给予宫腔镜下 EP 切除、单纯检查及术后人工授精，结果显示 EP 切除组术后妊娠率显著高于检查组。另有研究，将 TVS 发现 EP 的患者随机分为宫腔镜下息肉切除组和未切除组，术后随访观察 IUI 结局，结果显示息肉切除组妊娠率达 63%，而未切除组的妊娠率仅为 28%。

三、宫腔粘连

1. 临床概述

宫腔粘连即子宫颈或子宫腔内粘连导致子宫腔全部或部分闭塞，常发生于生育、流产、宫腔操作、宫内放置节育器及急性或慢性子宫内膜炎后。另外，如子宫肌瘤切除、剖宫产、化学物质刺激、结核性子宫内膜炎等亦是常见的病因。生殖器的感染可导致子宫内膜炎，从而造成宫腔粘连。其病理表现为宫腔形态不规则，出现不规则粘连带，局部可出现积液或积血等。粘连带可由内膜、结缔组织或平滑肌形成，粘连带组织成分的不同与子宫内膜损伤的程度有关。根据粘连的程度可将宫腔粘连分为部分性粘连和完全性粘连。当内膜损伤程度较轻时，仅为子宫内膜层的相互粘连；随着损伤程度的加重，内膜层破坏加深，从而造成黏膜下层的结缔组织增生或平滑肌组织增生，形成相应的粘连带。

患者临床表现有痛经、闭经、月经量减少、不孕症、反复性流产等，可并发嵌入性胎盘。诊断方式主要为子宫输卵管造影或宫腔镜检查。

2. 对生殖功能的影响

宫腔粘连会影响子宫内膜层的完整性，并可引起宫壁组织瘢痕粘连而导致宫腔闭锁，降低子宫内膜容受性，不利于精子储存、成活和获能，也不利于孕卵着床、胎盘植入和胚胎发育。

3. 典型声像图

宫腔粘连病理组织成分的多样性造成超声表现的多样性。有学者将宫腔粘连的超声表现分为四型，Ⅰ型：宫腔内膜显示清晰，宫腔内膜线局部不连续，于不连续处可见不规则低回声区或低回声带，且与子宫肌层相连，范围小于宫腔长径的 1/2；Ⅱ型：宫腔轻度分离，分离内径在 1cm 以内，分离宫腔内有稍高回声带，与宫腔前后壁相连；Ⅲ型：宫腔内膜显示欠清，厚度较薄，一般＜ 2mm，与周围肌层分界不清，可见多处不规则的蜂窝状无回声，累及宫腔长径的 1/2；Ⅳ型：宫腔重度分离，积液宽径＞ 10mm，周边见带状强回声，为宫颈内口完全粘连引起宫腔积血。

宫腔粘连也可根据粘连累及部位进行划分。宫腔部分粘连：子宫内膜回声部分缺失，可见粘连带，部分病例可伴有宫腔内积血。宫腔广泛粘连：子宫内膜大部分缺失，内膜无周期性改变。宫颈粘连：宫腔线分离，内见暗区，宫颈内口正常。完全粘连患者无正常月经。

4. 鉴别诊断

宫腔粘连出现闭经及下腹痛时，应与异位妊娠鉴别，可依据典型声像及妊娠试验进行鉴别；还需与盆腔粘连鉴别，后者无周期性发作史，并有发热、白细胞增多等感染表现。

5. 临床处理原则及预后

宫腔镜下宫腔粘连松解术为主联合其他治疗（性激素、宫内放置机械性支撑装置、防粘连制剂等）是目前宫腔粘连治疗的主要手段，可有效改善轻、中度粘连患者预后。可应用宫腔造影进行疗效追踪。

四、子宫内膜增生症

1. 临床概述

子宫内膜增生症是内膜腺体和间质异常增殖伴有腺体和间质的比例失调，好发于育龄期妇女，无排卵性功能的子宫内膜受雌激素持续作用而无孕激素拮抗，内膜可发生不同程度的增生。雌激素对子宫内膜的长期持续刺激是导致子宫内膜增生的主要因素，内源性雌激素增高的原因包括不排卵、肥胖及内分泌功能性肿瘤；外源性雌激素的来源包括雌激素补充治疗及三苯氧胺（TAM）的应用。内膜增生病理分型为单纯性增生、复杂性增生及不典型增生。

2. 对生殖功能的影响

子宫内膜增生症患者，常表现为月经周期延长或无正常月经期、阴道不规则出血伴有大血块、月经稀发、闭经或闭经一段时间后出血不止，出血较多者可导致贫血甚至出血性休克。生育期无排卵功血的患者可表现为不孕。

3. 典型声像图

月经周期正常者，于月经干净后 3 天内（即子宫内膜增生早期）检查。超声表现为子宫增大或大小正常，内膜多有不同程度的增厚，呈弥漫性或局灶性；局灶性增厚可呈息肉样；内膜回声不均匀，伴腺囊样改变者可见微小无回声区。部分病例内膜与肌层分界不清，具体分型表现如下：①单纯性增生表现为内膜均匀性增厚，厚度常＞ 1.2cm。②复杂性增生内膜可呈局限性或非对称性增厚，亦可呈腺囊样改变；增厚的内膜与肌层分界清晰。

CDFI：增厚的内膜可探测到点状或短条状血流信号，当非典型增生时内膜血流信号增多，血流阻力指数偏低。

4. 鉴别诊断

内膜增生与内膜息肉鉴别：内膜息肉宫腔内可见单发或多发实性回声团，CDFI 可探及自基底向息肉内延伸的血流信号。

内膜增生与子宫内膜癌鉴别：内膜癌超声检查见局部或弥漫性宫腔内不均匀性中高回声，与子宫肌层分界不清，形态不规则，合并宫腔积液时可呈“菜花样”。CDFI 提示：子宫内膜癌血流信号丰富，诊断性刮宫是明确诊断的最佳方法。

5. 临床处理原则及预后

内膜增生、内膜非典型增生的年轻患者需用孕激素对症治疗，无生育要求者可上曼月乐环。治疗目的是控制异常子宫出血、逆转子宫内膜及防止少数患者发展为子宫内膜癌，绝经后妇女内膜非典型增生建议切除子宫。

五、子宫肌瘤

1. 临床概述

子宫平滑肌瘤简称子宫肌瘤，是妇科最常见的良性肿瘤，多发于 30 ~ 50 岁。子宫肌瘤可位于肌壁间、浆膜下、黏膜下及宫颈，浆膜下肌瘤向阔韧带内生长，称为阔韧带肌瘤，其病因不明，普遍认为子宫肌瘤的发生与性激素有关，镜下肌瘤组织由平滑肌细胞及纤维结缔组织构成。

肌瘤较小时一般无明显临床表现，瘤体较大时可出现下腹部包块或压迫周围脏器而出现相应临床症状。若巨大肌瘤突向宫腔，可引起经期延长、经量增多、大血块、痛经、白带增多，可伴有贫血；若肌瘤突向浆膜下，向前方压迫膀胱可引起尿频尿急、排尿困难，向后压迫直肠可引起便秘症状及疼痛。

2. 对生殖功能的影响

子宫肌瘤占不孕症病因的1%～2.4%。目前认为，肌瘤导致不孕的机制包括：子宫内膜变形、子宫收缩异常、堵塞输卵管开口、慢性子宫内膜炎（CE）、异常的子宫血管形成、子宫内膜容受性下降，肌瘤压迫着床或肌瘤侧内膜静脉曲张导致着床于同侧的受精卵萎缩等。子宫体部的肌瘤改变肌层及内膜血流分布，使子宫底部内膜组织血供不足，导致内膜炎症、溃疡、萎缩，破坏受精卵着床和发育；间质部附近的壁间肌瘤和黏膜下肌瘤，可使宫腔变形，压迫和闭锁输卵管导致不孕；黏膜下肌瘤或者过大的肌瘤造成子宫腔或子宫颈的阻塞，可干扰胚胎着床导致不孕。肌瘤可影响子宫肌纤维的正常分布，改变子宫收缩的极性，使精子运输及受精卵着床受到影响。

子宫肌瘤的位置不同，对生育的影响不同。有学者研究发现，黏膜下子宫肌瘤患者的妊娠率、种植率和分娩率均明显低于无子宫肌瘤的不孕症患者，并且肌瘤切除术后妊娠率会显著上升，而浆膜下肌瘤基本不影响受孕。肌壁间肌瘤对妊娠的影响，主要与肌瘤的大小及肌瘤是否影响宫腔形态有关。有学者回顾性分析认为，肌壁间肌瘤的部位和数目对IVF-胞质内单精子注射（ICSI）结局无相关影响；肌瘤直径＜4cm且未压迫宫腔的肌壁间肌瘤患者，在接受IVF、ICSI前可不予治疗；对于肌壁间肌瘤直径＞4cm的患者，则应在接受辅助生殖技术前给予治疗；距离子宫内膜＜5mm的子宫肌瘤，即使不影响宫腔形态，也影响辅助生殖结局。

3. 典型声像图

根据发生部位及数目不同，子宫肌瘤有不同的超声表现。仅有小肌瘤（＜1.0cm）时子宫大小正常，当较大或多个肌瘤时子宫明显增大，形态失常。肌瘤一般为类圆形或椭圆形，边界清晰。多发性肌瘤因肌瘤之间相互挤压，可以呈不规则形。

黏膜下肌瘤完全位于宫腔内时，由于宫腔内肌瘤的存在，将正常的两层子宫内膜分离，宫腔内可见带蒂、与宫壁相连的低或等回声团，与周围组织界限清楚，若带蒂黏膜下肌瘤脱垂至宫颈管内或阴道内，于宫颈管或阴道内可见低或等回声团，上方有蒂部呈条状低回声伸向宫腔；黏膜下肌瘤部分位于宫腔内时，则可见自宫壁突向宫腔的低回声或中低回声结节。肌壁间肌瘤与周围肌层界限较清楚，影响宫腔时，可以造成宫腔线的变形或相对移位。浆膜下肌瘤向子宫浆膜下生长，突出于子宫表面，完全突出于宫体的浆膜下肌瘤与宫体仅以一蒂相连；宫颈肌瘤则表现为宫颈肥大，宫颈内低回声团，边界清晰；阔韧带肌瘤超声显示瘤体位于子宫侧方，将子宫推向对侧，子宫宫体形态可正常。

CDFI 示：小型子宫肌瘤周边及内部可见短线状或点状血流信号；较大肌瘤可于瘤体假包膜中见半环状或环状的彩色血流包绕；带蒂的肌瘤可见蒂部条状血流。

当子宫肌瘤变性时，声像图表现为以下几点：

（1）玻璃样变：瘤体内表现为相应的低回声区，后部回声略增强，边界不清楚。

（2）囊性变：瘤体内表现为大小不等的无回声区，后方回声增强，无回声区周围组织境界清楚；若有坏死或液化不全，则在无回声区中出现散在的点状和条状回声。

（3）脂肪变性和钙化：脂肪变性时肌瘤回声增强，包膜仍清晰，后方无声影。钙化时，可见肌瘤包膜呈弧形或环状强回声，或瘤体内弥漫性钙化或局灶性钙化斑，后方衰减明显伴声影。

（4）红色样变性：多见于妊娠期妇女，表现为以低回声为主、合并不规则无回声的混合回声团，为囊实性包块。

（5）肉瘤变：如果子宫肌瘤体积迅速增大而且血流异常丰富时，应警惕肌瘤恶性变或子宫肉瘤的可能。声像图表现为肌瘤内部回声不均质，部分可见不规则无回声区，呈囊实性相间或呈蜂窝状回声，边界不清。CDFI：子宫肌瘤内血流信号丰富，分布无规律，动脉阻力指数较低。

4. 鉴别诊断

（1）卵巢肿瘤与浆膜下肌瘤鉴别：主要观察肿物的血供来源，如找到浆膜下肌瘤与子宫相连的蒂及蒂内的血管，则可明确诊断为子宫肌瘤。另外，显示同侧正常结构的卵巢也是除外卵巢肿物的要点。

（2）黏膜下肌瘤与子宫内膜息肉鉴别：黏膜下肌瘤多为低回声且回声不均匀，而内膜息肉的回声多为中高回声，内部回声多均匀；肌瘤多为类圆形，而息肉为椭圆形。CDFI：息肉内可见滋养血管自蒂部伸入病灶中央，而黏膜下肌瘤则以周边环绕血流为主。

（3）子宫腺肌瘤与子宫平滑肌瘤的鉴别：见表 6-2。

表 6–2 子宫平滑肌瘤与子宫腺肌瘤鉴别

	子宫平滑肌瘤	子宫腺肌瘤
临床症状	无痛经	有痛经
子宫肌层	正常	增厚，回声粗杂，分布不均匀
内部回声	低回声，漩涡状	栏栅样声影，散在小无回声区
边界	多数清晰	多数不清晰
CDFI	环绕型（周边较内部丰富）	穿入型（内部较周边丰富）

5. 临床处理原则及预后

2009 年，Pritts 等对 23 项子宫肌瘤与不孕关系的研究进行 Meta 分析发现，不孕症患者合并或不合并黏膜下肌瘤，其在受孕、自然流产、妊娠时间、足月产率等方面均存在差异。肌瘤切除术后患者的妊娠率优于未手术者，与正常人群妊娠率相比差异无统计学意义，提示不孕患者肌瘤切除的必要性。

子宫腔内黏膜下的小肌瘤者伴有不明原因的不孕或习惯性流产时，需进行手术治疗。在手术中应尽量切除肌瘤，并予以适当的止血；肌瘤侵犯到子宫腔时须予以雌激素，以减少宫腔粘连的可能。体积庞大、手术困难的肌瘤，在手术前使用 GnRH 激动剂治疗 3 个月以上，可有效地减少子宫肌瘤的体积及手术中的出血量。预后随访情况表明，肌瘤切除术后受孕的概率较前增加。

六、子宫腺肌症

1. 临床概述

子宫内膜异位症为激素依赖性疾病，约 76% 发生于 25 ~ 45 岁的育龄期女性。近年来随着宫、腹腔镜及剖宫产手术的增多，其发病率逐年上升。当子宫内膜腺体及间质异位侵入子宫肌层时，称子宫腺肌症，多发生于生育期妇女（约占 15%），半数左右合并子宫肌瘤，是女性常见不孕症病因之一。目前认为，该病是由于子宫基底层内膜受高雌激素的影响所致，或由于多次妊娠、分娩、人工流产、慢性子宫内膜炎损伤子宫内膜基底层。弥漫性生长者称为弥漫性子宫腺肌症；

少数病灶呈局限性生长，在局部形成肌瘤状结节，称为子宫腺肌瘤，即局灶性子宫腺肌病。

子宫腺肌症临床表现主要为继发性痛经进行性加重，经量过多、经期延长伴疼痛（经前1周至月经结束），可引发贫血，少部分病情较轻患者无症状。常合并卵巢肿物（卵巢子宫内膜异位囊肿）。

大体病理：子宫增大呈球形，一般小于孕3个月大小，病灶呈弥漫性或局部肌层增厚变硬，肌层内常见黄褐色或蓝色小囊腔，腔内为咖啡色稀薄液体。显微镜下可见，肌层内呈岛状分布的子宫内膜腺体和间质，内膜腺体常处于增生期改变。

2. 对生殖功能的影响

子宫腺肌症患者子宫肌层形态改变、内膜受压变薄，影响正常月经周期及胚胎着床；可使子宫肌层及内膜血供异常，内膜容受性下降，导致着床障碍及流产。

3. 典型声像图

子宫均匀性增大或呈球形增大，部分浆膜层可与周围组织粘连。子宫肌层明显增厚肥大，多数呈不对称性增厚，后壁增厚较为常见。肌层可见弥漫性或局灶性不均质低回声、等回声或稍强回声，典型表现为病灶内多个线样衰减区，呈“栅栏征”，有时肌层内可出现小囊腔。子宫内膜常见受压偏移。子宫腺肌瘤形成时，增大的子宫内可见类圆形低回声团，边界不清晰，内部回声不均匀。

CDFI：单纯腺肌症病灶内部血流分布杂乱，呈高阻动脉血流，腺肌瘤内部可见散在点状血流信号。

4. 鉴别诊断

局灶型子宫腺肌症（腺肌瘤）需要与子宫肌瘤鉴别，详见表5-2。

5. 临床处理原则及预后

既往子宫腺肌症的主要治疗措施是子宫切除，但近年来要求保留子宫的患者越来越多。目前，保留子宫的治疗方式主要有高能聚焦超声、子宫动脉栓塞术、子宫减灶术和放置曼月乐环等。

七、宫颈囊肿

1. 临床概述

宫颈囊肿，亦称宫颈腺囊肿，绝大多数情况下是宫颈的生理变化，是慢性炎症等因素导致宫颈腺管口堵塞，腺上皮鳞化和上皮下间质的纤维化导致腺体颈部狭窄或阻塞，分泌物潴留而形成。肉眼下可见宫颈表面突出多个小囊泡，内含无色黏液；镜下表现为囊壁被覆单层扁平子宫颈黏膜上皮。患者一般无特殊症状，合并感染时可出现分泌物增多、炎症相应症状。

2. 对生殖功能的影响

宫颈囊肿的发生是宫颈慢性炎症的结果，慢性炎症可影响宫颈正常环境；囊肿较大时可产生机械性压迫，均可能阻碍精子运输至宫腔。

3. 典型声像图

宫颈内可见圆形或类圆形无回声区，边界清晰，可伴侧方声影，后方回声增强（图 6-9）；合并感染或出血时，囊内可见密集悬浮光点。

CDFI：上述无回声区周边及内部未见明显彩色血流信号。

4. 临床处理原则及预后

囊肿较小且无明显临床症状时，无须特殊处理，应定期复查。囊肿较大引起相应症状或合并不孕时，可进行穿刺抽液。

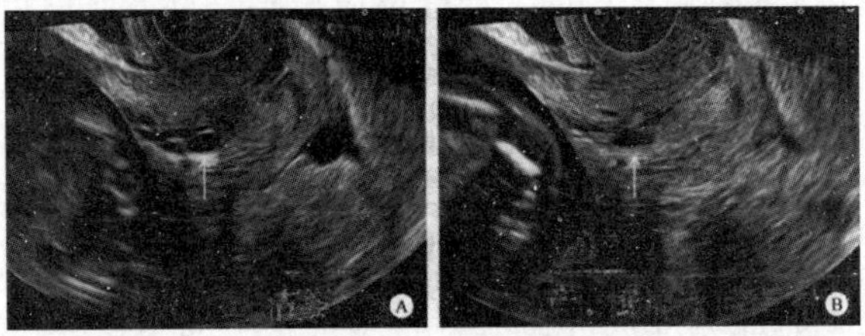

图 6-9 宫颈囊肿声像图

注：A. 宫颈后唇内可见一类圆形无回声区，边界清晰，后方回声增强；B. 宫颈无回声区内未见彩色血流信号

八、宫颈息肉

1. 临床概述

宫颈息肉绝大部分来自宫颈管内膜，大多数由炎性刺激引起。慢性宫颈炎时，宫颈内膜表面上皮、腺体和间质增生，使宫颈管的皱襞肥大而突出，渐渐向外生长并垂悬而成为息肉。一般宫颈息肉较小，多在数毫米，也可大至数厘米，呈红色或淡红色，表面光滑或分叶状，质软而脆，单发多见，有蒂与子宫颈管黏膜相连，蒂部多附着于子宫颈外口，也可在子宫颈管内。患者临床表现为不规则阴道出血、接触性出血或绝经后出血，阴道分泌物增多，或无明显临床表现，而仅在

查体时才发现。

2. 对生殖功能的影响

宫颈息肉可导致宫颈形态的改变及宫颈黏液异常，阻碍精子顺畅地进入宫腔；息肉较大时可阻塞宫颈管。

3. 典型声像图

子宫颈管内或子宫颈外口可见中、等、低或高回声团，呈椭圆形或条状，边界清晰，内部回声尚均匀。一般宫颈管线仍可清晰显示，较小宫颈息肉超声诊断困难。

CDFI：可见条状血流自子宫颈异常回声团向上延伸至子宫颈内壁，以此判断其蒂部位置，血流信号一般为高阻力频谱，也可为静脉血流。

4. 临床处理原则及预后

息肉较小时可无须特殊处理，应定期复查；息肉较大引起症状时可手术摘除。

第四节　阴道相关疾病

阴道因素占不孕症病因的 1% ~ 5%，主要影响精液或精子进入储存在阴道内，或由于阴道内环境变化影响了正常精子的细胞生物学和生殖免疫学功能而致不孕。影响生殖的常见阴道因素，包括阴道闭锁、先天性无阴道、阴道横隔、阴道纵隔、阴道斜隔及处女膜闭锁等阴道发育异常，常伴严重阴道炎症。

一、阴道闭锁

1. 临床概述

阴道闭锁指阴道完全或部分闭锁，可伴有功能正常的子宫内膜。阴道由泌尿生殖窦的窦阴道球及阴道子宫始基（融合的副中肾管）发育形成，其上 1/3 来源于副中肾管，下 2/3 来源于尿生殖窦。阴道闭锁与先天性无阴道不同，前者是泌尿生殖窦发育缺陷造成，子宫多发育正常，可合并宫颈发育不良；而后者则是副中肾管发育不良的结果，常表现为子宫阴道均缺如。先天性无阴道的发生率为 1/5000 ~ 1/4000，大部分阴道缺如者为先天性无阴道无子宫，仅小部分为阴道完全性闭锁。阴道闭锁临床表现主要为无月经初潮、周期性腹痛及盆腔包块。根据阴道闭锁的解剖学特点将其分为两型，Ⅰ型阴道下段闭锁，有发育正常的阴道上端、宫颈及子宫，主要是阴道窦发育障碍。Ⅱ型阴道完全闭锁，多合并宫颈发育不良（完全或部分闭锁），子宫体发育正常或虽有畸形但内膜有功能，可以认为是阴道窦和阴道索、阴道板均无分化发育。

2. 对生殖功能的影响

阴道闭锁患者可有正常内膜功能，但由于经血不能排出而积聚于闭锁上方的阴道、宫颈及宫腔内，容易并发炎症，且经血无法正常引流，易合并输卵管积血及盆腔子宫内膜异位症，影响生殖系统功能。此外，由于结构异常，精子无法顺利进入宫腔，也是导致不孕的主要原因之一。

3. 典型声像图

宫颈以下未见阴道气线，子宫内口及宫颈管分离，闭锁上方宫腔内及宫颈管内充满液性暗区，显示阴道上段圆形细小密集光点的液性暗区，透声差（图 6-10）。子宫一侧或双侧出现不规则囊性包块，亦与宫腔内液性暗区相连通，如合并宫颈闭锁则无宫颈管回声及宫颈管内积液。严重者宫腔及输卵管可积血。

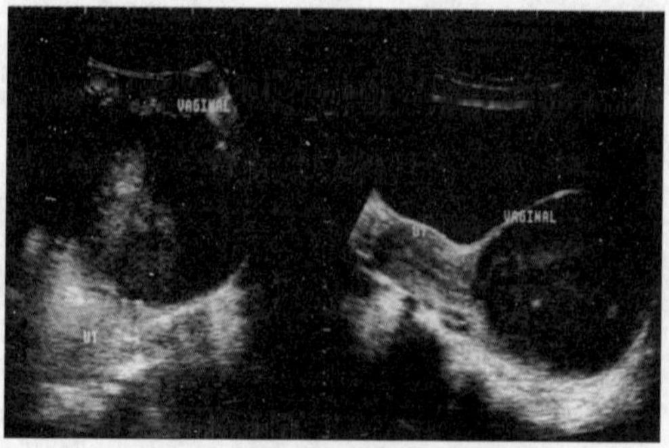

图 6-10 阴道闭锁声像图

注：可见阴道上段圆形细小密集光点的液性暗区，内透声差。可探及正常子宫回声

4. 鉴别诊断

阴道闭锁与处女膜闭锁的临床及声像图表现相似。但前者内部液性暗区多呈圆形，后者由于阴道的缓冲作用使积血无回声区呈上小下大的长椭圆形，结合妇科检查即可鉴别。

5. 临床处理原则及预后

阴道闭锁为生殖道梗阻，手术是根本的治疗措施，故一经诊断，应择期手术治疗。

二、先天性无阴道

1. 临床概述

先天性无阴道病因尚未明确，可能与染色体异常、雄激素不敏感综合征及药物作用有关。该病常合并无子宫或仅有始基子宫，偶伴有功能性子宫内膜，一般输卵管、卵巢发育正常，故第二性征为正常女性表现，核型为 46XX，称为先天性无阴道综合征，又名 MRKH（Mayer-Rokitansky-Kuster-Hauser）综合征。目前国际上 MRKH 综合征主要分为 3 型：1 型即经典型，也最为常见，单纯无子宫无阴道，输卵管、卵巢与泌尿系统发育正常；2 型为非经典型，伴有卵巢或泌尿系统发育畸形；3 型也叫 MURCS 综合征，除苗勒管和肾脏发育畸形外，还合并有颈胸体节的发育畸形，包括心脏畸形和肌无力，以及骨骼、泌尿系统畸形。

先天性无阴道的临床症状主要如下：

1）原发性闭经，在幼年时无症状，大多是在青春期因原发性闭经而就诊时被发现。

2）性交困难，少数患者结婚后，发现性交困难而就诊。也有一些患者通过长期性交的顶压作用，而形成一阴道穴，甚至可过正常的夫妻生活，这种情况多见于农村，类似于顶压法阴道成形术。

3）周期性腹痛，有少数患者有功能性子宫，呈实性圆球状，随着月经周期可能有规律的周期性腹痛，部分腹痛剧烈，严重影响生活与工作，有时可形成盆腔子宫内膜异位症。

4）合并其他器官畸形和异常，泌尿系统畸形最常见，占 30% ~ 40%。合并骨骼系统畸形约占 12%，主要发生在脊柱。其他系统异常，包括心脏畸形、听力异常、神经系统异常等。

先天性无阴道的体征主要如下：

1）多数先天性无阴道患者的女性第二性征发育正常。

2）患者外阴发育正常，阴道前庭处有时可见处女膜。患者阴道闭锁，但用手指轻压前庭，均有不同程度的凹陷，称之为前庭凹陷，浅者为 1 ~ 2cm，深者可达 4 ~ 5cm 甚至更深。

3）子宫大多为始基子宫，位于双侧输卵管的前端；少数向中线融合，在膀胱顶部后方形成一个纤维性小结节，有时呈纤维条索状。

2. 对生殖功能的影响

阴道是女性性交器官，也是精子进入宫腔、输卵管的必经之路。因此先天性无阴道患者一般无法进行正常性交。先天性无阴道可合并子宫发育畸形，影响生殖功能。

3. 典型声像图

常显示为无子宫或仅有始基子宫，可见双侧正常卵巢回声，子宫发育正常者一般合并宫内积血，表现为宫腔液性暗区，内伴细小密集光点，宫颈以下未探及阴道气线回声。

4. 鉴别诊断

先天性无阴道与阴道闭锁，妇科检查时不易区分，而且均有闭经及周期性下腹痛，下腹均可扪及包块。超声检查阴道闭锁可见正常的子宫与阴道连接关系，阴道及宫腔内充满积聚的经血。但先天性无阴道伴子宫或残角子宫时，虽然盆腔内可显示圆形或椭圆形液性暗区包块，但无子宫与阴道的连接征象。

5. 临床处理原则及预后

阴道成形术是其主要治疗方式。

三、阴道横隔

1. 临床概述

阴道横隔是两侧副中肾管会合后的尾端与尿生殖窦相连接处未贯通或部分贯通所致，横隔可位于阴道内任何部位，多位于阴道中上段，多为单发，也可多发，可同时合并宫颈闭锁、子宫发育不良、泌尿系统、骨骼系统及其他部位的多发畸形，根据横隔上是否有孔分为不完全性横隔和完全性横隔。

（1）不完全性阴道横隔：若横隔位置较高，位于阴道上部，患者多无症状，不影响性生活及月经血排出；若经血引流不畅，间歇流出，可表现为经期延长，经血淋漓不尽，容易继发感染。若横隔位置较低，位于阴道中下部，则容易影响性生活或引起性生活不适。阴道分娩时表现为胎先露下降受阻，影响第二产程的进展。

（2）完全性阴道横隔：青春期前患者多无症状，少数因阴道及子宫积液引起的下腹疼痛或下腹包块就诊；青春期及以后，患者出现原发性闭经，多因经血潴留引起的周期性腹痛或盆腔包块就诊。积血较多时，可压迫尿道、直肠，可伴有大小便排出障碍，部分患者还出现发作性的尿潴留和尿路感染，如不及时治疗容易出现上行生殖道感染和子宫内膜异位症。

阴道横隔患者妇科检查时，可探及阴道较短，顶端呈盲端或见小孔，不能窥见宫颈，但在其上方可扪及子宫。若经血潴留，可在横隔上方触及肿块。

2. 对生殖功能的影响

阴道横隔可导致性交困难、性交疼痛，经血瘀积可导致宫腔、输卵管感染，还可阻碍胎儿分娩。

3. 典型声像图

经腹部超声检查，横隔呈条索状高回声，横隔之下可见阴道气线，横隔之上未见阴道气线。宫腔及宫颈管分离，其内充满液性暗区，子宫一侧或双侧出现不规则透声差的囊性包块，亦与宫腔内液性暗区相连通。如经血可以外流，声像图可无明显异常。

4. 鉴别诊断

阴道横隔需要与阴道闭锁、先天性无阴道及阴道斜隔、纵隔相鉴别，主要通过观察阴道强回声气体线、经血淤积无回声的位置等进行鉴别，鉴别困难者需要结合临床检查情况及妇科检查。

5. 临床处理原则及预后

无症状者、隔膜较薄者，可暂不做特殊治疗；阴道横隔位置低、性交困难而有生育需求患者，可进行手术治疗。无孔横隔患者应及时手术，避免进一步生殖系感染。阴道横隔阻碍分娩时，可进行横隔切开术或进行剖宫产。

四、阴道纵隔

1. 临床概述

阴道纵隔是由于胚胎时期副中肾管下端发育异常，双侧副中肾管会合后，其中膈未消失（形成完全性阴道纵隔）或未完全消失（形成不完全性阴道纵隔）所致。完全性阴道纵隔，纵隔一般附着在阴道前、后壁的正中线上，纵向行走，此时两侧的阴道孔道等大；若纵隔不在中线上，而是偏于一侧，则一侧孔道大，一侧孔道小。不完全性阴道纵隔是指隔膜未将阴道完全分开，通常仅隔开阴道下端，上段阴道仍相互沟通。阴道纵隔有时合并其他生殖系统畸形，如双子宫、双宫颈、完全子宫纵隔等。

绝大多数阴道纵隔无症状，当遇到下列情况时，要考虑阴道纵隔可能：妇科检查时发现阴道中间有隔膜，性交困难，分娩时第二产程进展缓慢或受阻，阴道一侧积血，宫腔积血，有周期性痛经，超声检查见积血包块。

2. 对生殖功能的影响

当阴道纵隔偏向一侧以致该侧阴道闭锁时，可有经血潴留。阴道完全性纵隔者，性生活时阴茎可能进入到阴道盲端，精子无法进入宫腔造成不孕。

3. 典型声像图

完全性阴道纵隔和不完全性阴道纵隔，除部分显示双子宫双宫颈外，超声检查多无异常发现。一侧阴道闭锁时可见其内有经血潴留。

4. 临床处理原则及预后

如果阴道纵隔妨碍性生活或分娩，应予以手术切除。完全性阴道纵隔通常相对宽大的一侧可连通宫腔，如不影响性生活或分娩可以不做特殊处理。

五、阴道斜隔

1. 临床概述

阴道斜隔综合征（OVSS）于 1922 年由 Purslow 首先提出，是由于副中肾管两侧融合时，仅尾端会合，而中隔未完全消失，从而形成双子宫、双宫颈、双阴道，一侧阴道完全或不完全闭锁的先天性畸形，多伴闭锁阴道侧泌尿系统畸形，以肾缺如多见。阴道斜膈是一片膜样组织，从两个宫颈之间斜行附于一侧阴道壁，将该侧宫颈覆盖，隔的后方与宫颈之间形成“膈后腔”。国内称其为阴道斜隔综合征，国际上也称其为 Herlyn-Werner-Wunderlich 综合征（HWWS）。

根据 Gruenwald 理论，在胚胎发育过程中，中肾管和副中肾管均起源于泌尿生殖嵴，一侧中肾管发育不全时影响同侧副中肾管的发育。而斜隔可能是副中肾管向下延伸未到尿生殖窦形成的盲端。因此，存在任何因素妨碍中肾管的发育，同侧副中肾管亦将受影响，从而形成一系列泌尿系及子宫、阴道的畸形。

根据斜膈有无裂孔及有无瘘管可将阴道斜膈综合征分为三型：

Ⅰ型（无孔斜膈型）：一侧阴道完全闭锁，膈后的子宫与外界及对侧子宫完全膈离，两子宫间和两阴道间无通道，宫腔积血聚积在膈后阴道腔。

Ⅱ型（有孔斜膈型）：一侧阴道不完全闭锁，膈上有一个直径数毫米的小孔，膈后子宫亦与对侧膈绝，经血可通过小孔滴出，但引流不畅。

Ⅲ型（无孔斜膈合并宫颈瘘管型）：一侧阴道完全闭锁，在两侧宫颈之间或膈后阴道腔与对侧宫颈之间有一小瘘管，有膈一侧的经血可通过另一侧宫颈排出，但引流亦不畅。

阴道斜膈综合征患者的临床表现，主要为痛经、周期性下腹痛和月经淋沥不尽等，具体表现依赖于阴道闭锁的程度。Ⅰ型主要表现为月经初潮后不久的痛经和包块，Ⅱ型和Ⅲ型主要表现为阴道异常分泌物。

2. 对生殖功能的影响

本病引起不孕的发生率约为 35%，多为双子宫畸形所致。尽管双子宫畸形患者可有较高的受孕率，但其早产和流产发生率同样较高，依据报道其发生率分别为 22% 及 74%。另有报道认为，双子宫女性患者具有较高的胎儿存活率，但仍然需要重视胎膜早破、胎儿发育迟缓等异常妊娠现象。

数据显示，对于有生育要求的女性，94%的患者至少会有一个子宫成功受孕，89%的女性至少会有一个子宫成功分娩，但阴道斜膈综合征患者仍然存在合并子宫内膜异位症、盆腔粘连及不孕等疾病的风险。

3. 典型声像图

盆腔内检查可见双子宫、双宫颈图像。不同类型阴道斜膈表现不一致。

Ⅰ型的超声表现为：阴道内大量液性暗区，暗区内见细弱回声光点及片状稍强回声，部分可合并宫颈及宫腔积液（图 6-11）。

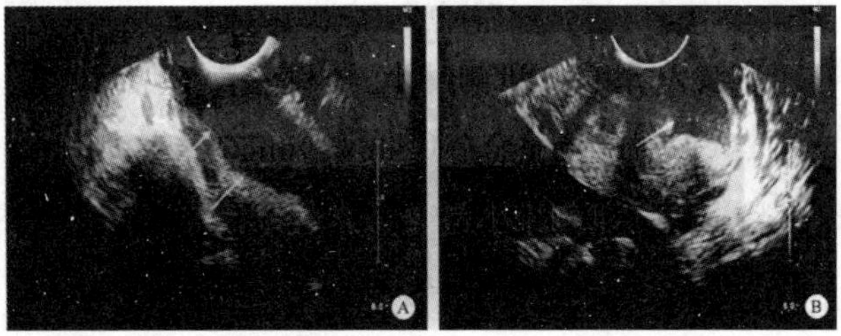

图 6-11 阴道斜膈

注：A. 纵切面，可见阴道内大量液性暗区；B. 横切面，可见阴道及宫颈积液

Ⅱ型和Ⅲ型的超声表现为阴道或宫颈管内少量液性暗区，部分可见带状强回声连于两侧阴道壁。

4. 鉴别诊断

阴道斜膈综合征需要与阴道壁囊肿相鉴别，前者可能存在通道与宫腔相连，穿刺后可频繁复发，其内可见细弱光点回声。后者形态规整，内透声较好。

5. 临床处理原则及预后

传统的阴道斜膈切除术是首选的术式，操作简单、安全有效，可并行阴道成形术，避免仅行斜膈穿刺术或切开术，后者术后易发生切开部位粘连闭锁，手术宜在月经来潮时进行。

六、处女膜闭锁

1. 临床概述

处女膜闭锁即无孔处女膜，属于泌尿生殖窦上皮增生的下界未向前庭贯穿所致。月经来潮前患者可无明显症状，青春期由于处女膜闭锁，经血不能排出，女性月经不来潮，多数合并进行性周期性下腹痛，可在下腹部扪及逐渐增大的包块。阴道积血较多时，可压迫尿道、直肠，出现排尿、排便困难等症状。查体时可探及膨胀的处女膜，呈紫蓝色，无阴道开口。

2. 对生殖功能的影响

处女膜闭锁患者，经血积聚于阴道、宫颈、宫腔及输卵管内，不仅精子无法通过，且经血引流不畅可导致宫腔形态失常、内膜及输卵管受损，严重影响女性生育功能。

3. 典型声像图

显示宫颈下方阴道内边界清晰的液性暗区，暗区内可见点状回声。随着积血增多，阴道扩张呈长椭圆形。当阴道内积血进一步增多，其张力逐渐增大，可造成宫颈及宫腔扩张积血，声像图上可见由宫腔及阴道积血形成的两个无回声区，中间相通，上方多为无回声，下方为伴密集光点的液性暗区。积血严重时，宫腔内充满无回声区，可致双侧输卵管扩张。

4. 鉴别诊断

处女膜闭锁需要与阴道闭锁相鉴别，详见阴道闭锁鉴别诊断。

5. 临床处理原则及预后

主要采用手术治疗辅以抗感染治疗。已出现积血者应立即手术治疗。

第五节　盆腔多普勒超声评估

超声已成为女性盆腔检查的重要检查方法。当怀疑机体发生病理改变时，解剖学检查具有重要的价值。随着技术的进步，超声已广泛应用于成人和儿童的评价。超声具有操作简便、无创及高分辨率等优势，已成为妇科疾病的首选检查方法。

多普勒成像技术可以观察月经周期不同阶段的盆腔结构，如子宫、卵巢的病理变化。超声检查是女性盆腔最基本的影像学诊断方法，可用于确定病变的大小、位置、轮廓、血管，内部回声情况及有无腹水。

多普勒超声是评价盆腔病理和生理的重要检查方法。文献报道，许多病理状态都会引起盆腔器官的血流量增加，可能是由于良性或恶性肿瘤的新生血管生成、炎症状态下的充血，以及正常和异常的血流模式。多普勒成像为研究者提供了大量信息，本章主要介绍多普勒超声在女性盆腔中的应用。

一、病史和现病史

超声检查前，应询问病史，有助于疾病的诊断、鉴别诊断以及病理随访。

病史包括患者的年龄、末次月经、月经周期是否正常、孕次、产次、是否使用激素疗法以及个人或家族中肿瘤发生情况。还应记录：临床症状，如是否有腹痛或阴道流血等，是否有盆腔感染或手术史，实验室检查结果，以及其他相关的手术或操作，包括任何活组织检查或侵入性检查。获取全面的病史后，向患者介绍检查流程并指导患者上检查台。

二、检查规范

许多研究机构已制定出盆腔超声检查规范。包括超声医学诊断学会、美国超声医学学会、美国放射学会（ACR）和国际妇产科超声学会（ISOUG）。所有的这些规范都在各个学会自己的网站上有介绍，并鼓励大家使用。本章依据美国放射学会（ACR）制定的标准，如 ACR 网站上所说，这些规范适应于临床医生、患者、超声技师以及质量控制人员等。

ACR 对于女性盆腔超声检查的规范指南总结如下：

1）女性盆腔超声检查，必须在书面或电子医学申请后方可操作，便于更好的操作、解释和医疗费用的报销。

2）设置尽可能低的超声波频率来获取必要的诊断信息。

3）了解经腹或经阴道超声检查所有相关的解剖结构。在多数情况下，需要两者联合使用。

4）患者信息需要专业的文件管理。超声检查应永久保存。记录所有检查区域的超声图像，包括正常和异常结构的图像采集及超声报告的书写。

5）女性盆腔的超声检查时，采用实时扫描仪，根据临床需要选取合适的探头，调至最佳频率。

6）检查完毕后根据制造商推荐清洁探头，经阴道超声探头在检查前应套上合适的保护套，检查完毕后扔掉保护套，清洁探头。

ACR 也列出了检查者、超声报告、质量控制、质量改进、安全措施、感染控制以及患者教育的标准，详见第 1 章。

三、经腹和经阴道扫查声像图

完整的女性盆腔扫查需要经腹和经阴道超声联合使用，两者互补，经腹扫查可显示盆腔解剖及病变的整体情况。经阴道超声分辨率较高，能更详细地显示盆腔器官，但检查视野也更受限（表 6-3）。

文献报道，经腹超声和经阴道超声均有各自的优缺点。因此一个最佳的盆腔超声检查应联合采用两种检查方式，以达到正确的临床诊断。每个检查室应该有标准化操作流程规范，指导超声技师或超声专家行相应的检查，全面评估女性盆腔。

（一）经腹扫查声像图

经腹超声检查在腹前壁进行。探头使用基于超声成像原理，保证足够的穿透深度，最佳的分辨率。经腹超声探头可根据需要选择曲线，扇形或线性。根据患者体型选择合适的腹部探头，探头频率为 2.5 ～ 5.0MHz。

经腹超声检查需要患者充盈膀胱，可排挤肠管气体充分暴露检查视野。因此要求患者在检查前 1 小时喝完约 900ml 的液体。子宫正中矢状切面的最佳声像图为腹正中线上充盈的膀胱后方显示阴道、子宫颈及子宫体。曾认为膀胱充盈可能影响多普勒频谱检查，其阻抗指数明显高于膀胱空虚时，但现已证实该理论是错误的。当膀胱充盈时，很容易显示子宫体。但不是子宫动脉的最佳显示切面，因为此时多普勒超声束与血管长轴成角。膀胱过度充盈可推挤盆腔器官，使得盆腔器官无法显示，此时可嘱患者适当排空膀胱。

表 6-3 经腹和经阴道超声检查的优缺点

超声检查方法及优缺点	评估
经腹超声检查优缺点	完整显示盆腔全貌 评估巨大包块
	评估远离正中线或中线两侧包块
	适用于检查无性生活女性
	侵入性检查可能引起患者身体或心理伤害的
经腹超声检查的缺点	检查前必须充盈膀胱
	膀胱充盈可能会导致腹痛
	不适用于无法充盈膀胱的患者
	后位子宫很难完全显示
	穿透越深分辨率越差
经阴道超声检查的优点	更接近盆腔器官
	探头频谱越高分辨率越高
	无须充盈膀胱
	避免腹壁脂肪衰减
	避免腹壁瘢痕或创伤遮挡
经阴道超声检查的缺点	检查视野受限
	无法评估巨大包块
	不适用于无性生活女性
	不适用于身体和心理无法接受的患者
	可能漏诊视野以外小病灶
	不适用于绝经后有急性腹痛且不能耐受阴道

经腹扫查盆腔声像图包括子宫、附件和膀胱。正确识别充盈膀胱，勿将其误诊为盆腔囊性包块。可通过排空膀胱鉴别诊断。若为盆腔囊性包块，表现为排空膀胱后囊性包块仍然存在且大小无明显改变。

（二）经阴道扫查声像图

经阴道扫查需要将超声探头插入患者阴道内进行检查。与经腹扫查相比，经阴道扫查距离盆腔更近且探头分辨率更高，能更好地显示盆腔器官的解剖结构。子宫动脉从上到下的走行，要求检查者尽可能调整入射角度获取最佳的多普勒波形。

检查前必须告知患者经阴道超声检查的整个操作流程以及检查目的，超声技师必须得到患者同意后方可行经阴道超声检查。在任何侵入性检查如经阴道超声检查前，超声技师应询问患者是否对耦合剂过敏，如过敏则应避免使用该耦合剂。

检查开始前应嘱患者排空膀胱，使患者放松，子宫处于前倾状态。耦合剂涂于探头的顶端，且必须覆盖保护套。应确保探头顶部没有气泡，因为气体会产生伪像。检查前可在保护套外涂少许润滑剂，检查者将探头置于阴道前穹窿。探头插入阴道 3 ~ 4 英寸或 7 ~ 8cm。通过从前往后，从左往右旋转，调整探头，全面扫查盆腔器官。

经阴道超声检查需要妇科检查床，若没有，可嘱患者躺在床的末端，臀部用枕头或泡沫垫抬高，即可行经阴道超声检查。采取截石位的患者图像与患者体位相反。头低脚高位可让盆腔液体积聚在子宫直肠陷窝。如有积液存在，积液可产生固 - 液界面，有利于盆腔器官的显示，有时头低脚高位可使肠管远离盆腔器官。当扫查附件时，可移动探头至侧穹窿，更易显示。

经阴道超声检查通常采用 7.5MHz 或更高频率，以便更好地显示子宫和附件。检查完成后，取下探头的避孕套或保护套。按照制造商的建议和浸泡时间，将探头浸泡在特定的溶剂里。

（三）多普勒波形分析

近年来，多普勒超声已成为评估血流阻力无创的检查方法。当采用脉冲多普勒时，超声检查能够测量取样容积的速度范围以及整个心动周期的速度变化。文献已详细阐述多普勒效应及其基本原理，本章仅作简要概述。

多普勒超声检查分为定性和定量两种测量方式。定性多普勒指数为“半定量”指标，通过波形特征反映血流的方向、宽度以及范围，间接地反映了取样容积中的血流速度和阻力。定性评价指标主要包括收缩期 / 舒张期比值（S/D 比值）、阻力指数（RI）（也叫 Pourcelot 指数）及搏动指数（PI），通过最大多普勒频移公式计算得来，没有角度依赖性。定量多普勒超声是最有用的无创检查，用于估测绝对血流速度、评估血管阻抗以及量化血流干扰。这些定量指标的准确性很大程度上取决于取样夹角是否正确以及所测量血管的直径。

1974 年 Pourcelot 首次提出阻力指数，认为是类似 S/D 比值的数学公式。阻力指数是收缩期峰值流速与舒张期末期血流速度之差再除以收缩期峰值流速，详见（图 6-12）。1976 年，Gosling 和 King 提出多普勒波形可反应血管阻抗。与阻力指数不同，搏动指数用于评估舒张期血流，定义为收缩期峰值流速与舒张末期血流速度之差除以平均血流速度，均值由超声仪器自动计算。1980 年，Stuart

及同事首先提出 S/D 比值。定义为收缩期峰值速度与舒张末期血流速度之比。这些指标通过公式计算得来，不依赖于入射角度，且不需要测量血管的直径，因此比定量指标更易获得。这三个定性指标如下：①阻力指数（RI）。②搏动指数。③ S/D 比值。

三者已广泛应用于妇科超声检查。当取样夹角小于 60° 时，多普勒波形可被记录，但并不绝对。

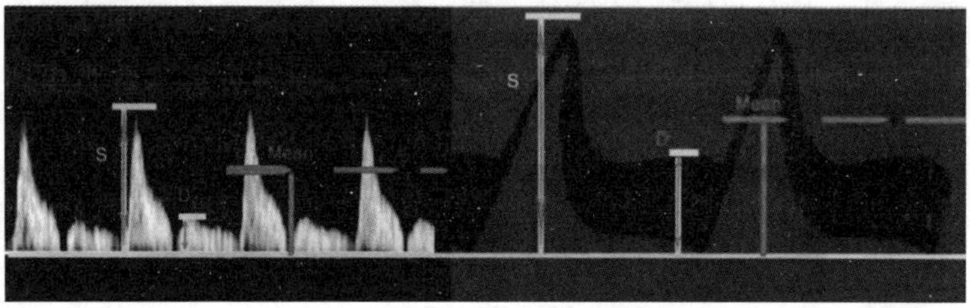

阻力指数 RI =（S − D）/D
搏动指数 PI =（S − D）/ 均数
S/D 值= S/D

图 6-12 多普勒波形计算公式

注：D，舒张期；S，收缩期；Mean，均数

多普勒血流频谱可分为高阻和低阻两种。高阻表现为收缩期峰值流速高，舒张末期血流速度低。低阻表现为收缩期峰值流速和舒张末期血流速度都较高，因此表明低阻血管内有更多的血流量通过，或血流量较恒定或血流量的增加与减少相抵消。

依据多普勒波形的计算公式，超声技师能够发现感兴趣区的异常波形。若本身为高阻的区域表现为低阻血流频谱，可怀疑有血管的闭塞或异常血管形成。若正常为高阻的器官如增殖期卵巢，表现为低阻血流，表明可能有新生血管形成。彩色多普勒，能量多普勒及频谱多普勒，可以帮助评估盆腔病变的血流情况。

四、多普勒技术

如前所述，脉冲多普勒可检测取样容积的血流速度和深度。应避免邻近血管的干扰，对取样容积内的血流情况单独评估。脉冲波多普勒可反映血流的方向，表现为频谱位于基线上方或下方。血流方向朝向探头时频谱多普勒位于基线上方，血流方向背向探头时频谱多普勒位于基线下方。当彩色标尺反转时，频谱多普勒显示的方向也反向。

当已知收缩期峰值流速及取样夹角时，可计算取样容积的血流速度。为获取较为准确的血流速度，要求取样夹角应小于 60°，否则通过公式计算的血流速度不够准确。脉冲多普勒测量标准是速度，单位是 m/s 或 cm/s。

五、血流模式

动静脉血流频谱有一定的特异性。静脉频谱表现为收缩期和舒张期恒定的血流。动脉血流频谱表现为收缩期峰值流速升高，舒张期血流速度降低。

彩色多普勒是血管内红细胞叠加显像，成像原理是基于频率变化以及红细胞流动方向不同，从而反映血流的速度。与脉冲多普勒波形相同，二者计算公式的基本原理相同。可通过移动探头的位置或者调整取样容积或者调整取样夹角来实现血流测量。

通常血流方向朝向探头显示为红色，血流方向背离探头显示为蓝色。可利用缩写“BART”帮助记忆：蓝色（blue）远离（away），红色（red）朝向（to-ward）。位于图像一侧的彩色标尺，可确定血流的方向。颜色的亮度可反映血流的速度。通常，速度越快颜色越明亮，速度越慢颜色越暗淡。然而，彩色多普勒速度图未标准化，不同的超声仪器显示不同的颜色谱。若为湍流显示为明亮和暗淡的混杂色。用户可在超声仪器中按需求使用彩色多普勒速度图，可显示血流颜色和亮度的变化。

通常血管中心的血流速度最快，靠近血管壁的血流速度最慢。这一原理称为层流。当血流速度或血管结构不规则时，可使靠近血管壁的血流速度增快，常出现于卵巢恶性肿瘤或血管病变时。

彩色及能量多普勒可显示子宫及卵巢的血流灌注。彩色血流波形可随月经周期和患者年龄的不同而变化，这时可通过脉冲多普勒定量分析血流情况。

能量多普勒显示红细胞的运动而非频移。不受入射角度的限制，可显示所选区域各个方向的血流信号。与彩色多普勒相比，能量多普勒对小血管的低速血流更敏感。能量多普勒广泛应用于血管形态的主观评价。当评估血供较少的附件区病变时，能量多普勒能够更好地明确血流位置，再利用脉冲多普勒进行全面评估，彩色多普勒可帮助鉴别低回声的实性肿块。

六、子宫多普勒血流频谱

子宫的血供来源于子宫动脉血管网，子宫动脉起源于髂内动脉前干分支。经腹和经阴道超声扫查，都可在盆腔侧壁显示髂内血管，可作为寻找卵巢的标志。当使用彩色多普勒超声检查髂血管时，血流信号完全填盈，且动脉通常位于静脉的前方。髂内动脉的前干分支发出子宫动脉，在腹膜后沿骨盆侧壁向下向前走行，经阔韧带基底部及宫旁组织到达子宫外侧，相当于宫颈内口水平外侧约 2cm 处，横跨输尿管至子宫侧缘，继续走行至子宫角与卵巢动脉吻合。子宫动脉走行迂曲。彩色多普勒超声有助于显示子宫动脉在子宫体内的走行，最易在子宫颈水平显示子宫动脉。

子宫动脉主干环绕宫体表面，形成弓状动脉分支供应子宫肌层，弓状动脉的声像图表现为子宫肌层内的管状无回声。在绝经后女性患者中，可发现钙化的弓状动脉，与年龄增长相关。钙化的弓状动脉超声表现为线状强回声后方伴声影。

子宫动脉在子宫肌层分支为弓状动脉为肌层提供血供达宫腔，在宫腔再发出螺旋动脉。螺旋动脉和子宫动脉为子宫内膜功能层提供血供。排卵期的内膜或内膜基底层血流可通过彩色多普勒和脉冲多普勒波形显示。月经期，内膜功能层的螺旋动脉塌陷及内膜脱落，经血流出。

子宫体积的大小与月经周期相关，很大程度取决于血供差异。与卵巢动脉类似,子宫动脉血流速度随月经周期而变化,在早孕期血流速度急剧升高,阻抗降低。多普勒超声检查易获得子宫动脉血流测量数据，易重复操作。在非孕女性中，子宫动脉血流速度为中—高速血流。在月经周期的增殖期子宫动脉阻力指数 RI 较高（0.88 ± 0.05），排卵前和黄体期略有下降（0.84 ± 0.06）。目前，已证实子宫动脉周期性的变化与生育功能有关。由于子宫动脉血流随月经周期变化，应随着月经周期变化评估生殖生理功能，而非孤立检查。注意，绝经后女性子宫动脉血流的平均值与绝经前黄体期子宫动脉血流相似。

子宫周围的静脉伴随动脉走行。初产妇子宫周围的静脉管径不应超过 5mm，血流速度为 5 ～ 10cm/s，否则将疑诊盆腔瘀血综合征。

七、生育期女性

（一）月经周期中卵巢动脉血流变化

卵巢动脉起源于肾脏下缘水平的腹主动脉。在腹膜后沿腰大肌走行，向外下行至骨盆缘处，跨过输尿管和髂总动脉下段，经骨盆漏斗韧带向内横行，再向后穿过卵巢系膜，分支经卵巢门进入卵巢。卵巢动脉与子宫动脉的卵巢支相吻合，为卵巢提供充足血供。由于卵巢有两套独立的动脉供血系统，因此能够充分满足卵巢需求。卵巢动脉走行迂曲，通常在一个切面仅能显示卵巢动脉的一段。

卵巢动脉以及卵巢皮质的血流随着月经周期而改变。这些变化主要是由于卵巢组织的血流动力学改变引起，比如窦卵泡的生长发育、排卵及黄体的产生。可应用彩色能量多普勒观察卵巢内的血流，与卵泡期和排卵期相比，通常更易在黄体期观察卵巢血流。

卵泡期，卵巢动脉通常表现为低速高阻血流。舒张期血流速度降低或缺失，m 的平均值约为 0.92 ± 0.08。不排卵侧卵巢血流的峰值流速相对恒定；排卵侧卵巢动脉在排卵期和黄体期 RI 值显著降低，黄体晚期 RI 值升高。排卵期，卵巢动脉的峰值流速升高，RI 降低至 0.44 ± 0.08。优势卵泡的低阻抗可能是由于新生血管所致，成熟前几小时血流速度升高，并持续至黄体形成后 72 小时。绝经前女性卵泡期的卵巢血流与绝经后女性相似，但卵巢的周期性变化消失。由于子宫动脉存在周期性的变化及个体差异，因此可用卵巢动脉的阻抗评估卵巢功能。

妊娠早期，黄体囊肿通过分泌孕酮维持妊娠。彩色多普勒显示，囊肿周边环绕血流信号，称为“火环”，是囊肿的血供。频谱多普勒提示舒张期血流阻力降低。

（二）动静脉畸形

动、静脉未通过毛细血管网连接，而是直接相通，称为动静脉畸形（AVM）。动静脉畸形虽然罕见，但可发生在身体任何部位。在子宫中常发生于子宫肌层，因为子宫肌层血流丰富，阻力指数较低；有时亦可累及子宫内膜。与身体其他部位的动静脉畸形相同，子宫动静脉畸形可发生于创伤或手术等应急事件后，也可继发于妊娠滋养细胞疾病。临床表现为月经过多，血红蛋白降低。盆腔先天性动静脉畸形也可存在，但其发生率显著低于获得性。

子宫动静脉畸形超声表现无特异性，可表现为微小的管状无回声，也可表现为盆腔巨大管状无回声。需与卵巢多房囊肿、肠管积液及输卵管积水等相鉴别。

彩色多普勒超声显示管状无回声内充满血流信号，通常彩色多普勒比二维灰阶显示的异常范围更广，这是由湍流的性质决定。频谱多普勒显示为高速低阻的动脉血流与高速的静脉血流相混淆，通常不易与动脉血流相鉴别。彩色多普勒和脉冲多普勒能够很好地诊断动静脉畸形，从而鉴别输卵管积水、卵巢多房囊肿、肠管积液或盆腔静脉曲张。通常明确诊断后，可采用血管造影介入栓塞治疗子宫动静脉畸形。

（三）卵巢静脉多普勒频谱

卵巢静脉回流通过卵巢静脉丛，与阔韧带内的子宫静脉丛相连。卵巢静脉来自卵巢静脉丛，沿腰大肌向上延伸。卵巢静脉在盆腔两侧走行不同。左侧卵巢静脉以直角方式向上汇入左肾静脉，右侧卵巢静脉以锐角方式直接汇入下腔静脉。由于静脉血压力较低，故静脉管壁较动脉管壁薄弱。

文献报道，初产妇卵巢静脉平均直径约为2.6mm，经产妇约为3.4mm。妊娠期，静脉管径可大幅度扩张以适应增加的血容量。整个心动周期，卵巢静脉血流频谱显示血流恒定。超声检查具有快速、经济等特点，通常作为盆腔静脉检查的首选检查方法。然而，当肠管明显胀气时会影响检查。

（四）盆腔瘀血综合征

盆腔瘀血综合征的病理生理机制尚不完全清楚。但许多学者认为，卵巢静脉功能不全导致阔韧带和蔓状静脉丛的静脉曲张，引起盆腔疼痛。当静脉瓣膜关闭不全时，血液逆流并瘀积，导致该区域压力升高。盆腔瘀血综合征的患者通常表现为慢性盆腔疼痛，当腹内压增加，如弯曲、起立、长时间站立或步行时，腹痛加重。

患者可表现为月经前、月经期、性交时及会阴部疼痛。盆腔瘀血综合征常与外阴、会阴和下肢静脉曲张有关，常见于经产妇。妊娠期卵巢静脉可代偿性扩张60倍以满足增加的血流量，从而继发性导致静脉功能不全。

诊断盆腔瘀血综合征的金标准是静脉造影，是一种需要镇静和照射的有创检查。文献报道，卵泡的数量和直径与静脉充血有关，盆腔越充血卵泡数量越多，体积越小。经阴道超声如能量多普勒超声，能够帮助鉴别多囊卵巢、宫旁扩张的血管等，有助于诊断盆腔瘀血综合征。超声检查也可排除引起患者盆腔疼痛的其他病理改变。

当发现子宫和卵巢周围有多个迂曲扩张的静脉时（直径大于4 ~ 5mm，流速约3cm/s），应高度怀疑盆腔瘀血综合征。

（五）卵巢扭转

卵巢扭转可表现为盆腔低位局限性疼痛。卵巢扭转是由于卵巢血管蒂扭转引起，可导致动脉、静脉及淋巴回流受阻。依据卵巢扭转持续时间和程度不同，卵巢扭转的超声表现不同，可表现为实性包块、囊性包块、实性包块周围，合并卵泡、盆腔积液、囊壁增厚以及囊肿出血。卵巢扭转典型的超声表现为卵巢增大，水肿（表现为低回声），外周有小卵泡，几乎无血流信号以及盆腔积液。当卵巢扭转表现为扭转的中心或外周有血流信号时，可认为卵巢尚未坏死。此时，应及时行腹腔镜下卵巢松解术保留卵巢。

卵巢扭转的多普勒波形是变化多端的，主要取决于扭转的程度。部分患者的声像图表现为血流信号丰富区即为扭转的位置。典型的卵巢扭转表现为患侧卵巢内血流信号缺失。当发现这一征象时，必须记录健侧卵巢的血流。此时应保证多普勒超声设置正确，波形缺失是由于血流缺失引起。当发现患侧卵巢无血流信号时，应开腹行卵巢切除术。当血流信号正常时可采取保守治疗。

（六）卵巢肿瘤

文献报道，多普勒超声有助于鉴别附件区的良、恶性包块，由于肿瘤血管缺乏肌层，因此常为低阻血流信号。这种阻力可通过 RI 或 PI 定量测量。通常认为，$RI \leq 0.4$ 或 $PI \leq 1.0$ 多为恶性肿瘤。然而，许多其他生理性囊肿和良性肿瘤 RI 值也较低。为了鉴别良恶性病变，学者们基于卵巢体积和囊肿的复杂性制定了一些评分系统，主要包括：囊壁的厚度，囊肿的数量、乳头状突起，隔膜的厚度，有无赘生物，以及是否合并腹水。然而也有部分良性肿瘤声像图表现复杂，因此超声不能有效地鉴别良、恶性肿瘤。

黄体通常表现为低阻血流信号，因此患者应该在月经周期的前 10 天来检查，以避免卵巢肿瘤与黄体血流信号混淆。然而，即使排除了生理性囊肿，RI 测值的敏感性及特异性也无法取代良恶性病变的形态学改变。迄今为止，灰阶成像观察肿瘤形态学改变对于鉴别良恶性肿瘤更为敏感，容积成像技术的出现为鉴别良恶性肿瘤提供了更有效的帮助。

第六节　女性盆腔良性病变

女性生殖系统超声检查方便易行，因此诊断性超声检查已经成为评估女性盆腔脏器的常规检查手段。由于恶性病变和良性病变可能具有相似的超声特征，超声检查必须与临床、实验室检查和病理检查相结合。本章主要讲述女性盆腔的良性病变，从子宫平滑肌瘤到卵巢生理性囊肿，再到结构复杂的病变，如输卵管—卵巢脓肿或肿瘤。

一、子宫

（一）宫颈

子宫发育异常相对比较常见，分为子宫融合异常所致、宫颈功能异常所致（宫颈功能不全）以及由于母体暴露于已烯雌酚（DES）所致。多种良性病变可以引起宫颈增大，比如宫颈平滑肌瘤、纳博特囊肿和宫颈息肉（表 6-4），本部分只介绍纳博特囊肿。

纳博特囊肿或包涵囊肿位于宫颈内纳博特腺导管开口处，由于纳博特腺体的分泌受阻所致。是成年女性宫颈一种无症状的正常变异，常见于妊娠后或罹患慢性宫颈炎后。

表 6-4 阴道、宫颈、子宫的良性病变

病灶	发病年龄	超声特征
Gartner 导管囊肿	生育期	无回声的充满液体的肿块，边界清楚，透声性好，位于阴道前侧壁
纳博特囊肿	常见于妊娠后	位于宫颈管的充满液体的肿块，常见侧方声影
息肉	围绝经期和绝经后	回声强于周围内膜，可为局限性或弥散性
平滑肌瘤（肌瘤、纤维瘤）	生育期	可能为强回声、弱回声或等回声。透明变性：透声差的无回声团块；囊性变：透声好的无回声团块；钙化：局部回声增强伴后方声影

（1）超声检查：超声，特别是经阴道超声可以观察宫颈管内的囊肿，囊肿大小从 3mm 到 3cm。囊肿的超声表现为边界光滑、充满液体的肿块。常出现后方增强伪像和侧方折射声影，技术改进可能消除这些伪像，选择适合的成像模式有助于鉴别纳博特囊肿与发育卵泡或盆腔局部积液。

（2）MRI：纳博特囊肿在 MRI 上易于成像，病灶在 T2 加权像显示为中—高信号，这种包含囊肿常与宫颈恶性病变表现相似。

（3）治疗：较小或无症状的纳博特囊肿一般无须治疗。如果不能排除恶性病变或囊肿长大，可能需要进行囊肿切开引流。

（二）内膜

1. 内膜增生

内膜过度生长称为内膜增生。高雌激素水平 [如促排卵治疗、激素替代治疗（HRT），或使用他莫昔芬治疗] 可促使内膜增厚。糖尿病、肥胖、持续无排卵月经周期以及多囊卵巢综合征的患者也常发生内膜增生。产生雌激素的卵巢肿瘤，如卵泡膜细胞瘤和粒层细胞瘤也可以引起子宫内膜增厚。由于内膜增生增加了女性罹患子宫内膜癌的风险，严密监测非常重要。

内膜增生是引起妇女异常子宫出血的最常见原因。内膜厚度的上限值：绝经前妇女 14mm，使用他莫昔芬的妇女 10mm，绝经后妇女为 8mm，所有测值均包括子宫内膜前后两层。

（1）超声成像：内膜增厚是最主要的超声表现。内膜回声均匀，或不均匀，当伴随腺体扩张、囊性萎缩或内膜息肉时，内膜内可见小的囊性区域，表明病变为良性。由于内膜增生的超声表现无特异性，活检对于明确诊断必不可少。

内膜增生患者行三维超声检查有助于补充二维超声缺少的解剖信息，通过三维多平面重建显示的冠状切面可以更进一步评估宫腔线。将彩色多普勒信息叠加到三维重建的图像上有助于鉴别病变的良恶性。Hosney 等的研究证实，当增生的内膜周边出现规则的分散的血管，同时彩超发现内膜血流的 RI 大于 0.5（0.85 ± 0.08）时，病变为良性的可能性大。

（2）治疗：美国妇产科协会建议，对子宫内膜增生患者采用宫腔镜手术或吸刮术（D&G）。其他治疗取决于内膜增生的类型和患者的生育要求，包括口服避孕药行孕激素治疗或使用宫内节育器（IUCD），某些严重的病例需行子宫切除术。

2. Asherman 综合征 / 宫腔粘连

子宫内膜损伤可以引起内膜粘连，病因包括剖宫产（cesareansection，C/S）史、选择性流产时进行吸刮术或妊娠失败的并发症。胎盘残留行吸刮术也会增加粘连的风险。宫腔操作以后，损伤的内膜表面修复形成粘连，患者可能出现不孕或复发性流产。

（1）超声成像：子宫超声造影、子宫输卵管超声造影和超声子宫造影具有相似的定义，用于描述在超声监测下将生理盐水注入宫腔的过程。

宫腔镜下松解子宫粘连带（子宫成形术）可以直接治疗宫腔粘连，腹腔镜联合宫腔镜可以用于较复杂病例的粘连松解。

（2）子宫输卵管造影：子宫输卵管造影（HSG）是目前诊断宫腔和输卵管病变的金标准。操作时，先通过宫颈向宫腔内注射造影剂，再使用 X 线透视成像进行观察。为了避免早孕期的放射暴露，该检查一般在妇女月经周期的第一阶段（月经第 7 ~ 12 天）进行。检查并发症包括出血、感染、造影剂过敏、子宫穿孔和早孕期放射暴露。

子宫输卵管造影成像过程中，粘连表现为宫腔内的充盈缺损。这些区域显示比周围的造影剂更黑而且接近子宫壁。需要注意与子宫反折相鉴别，子宫反折表现为与子宫壁平行的线状充盈缺损。

（3）治疗：宫腔镜直视下切除或切断粘连带，该操作可采用粘连切断、使用剪刀切割粘连带，以及通过电外科或使用激光切除。

（三）子宫破裂

剖宫产（C/S）在发达国家非常普遍，其安全性已被认可。但是，任何手术均可能增加盆腔粘连、子宫破裂（瘢痕断裂）和未来发生胎盘种植并发症（前置胎盘和胎盘植入）的风险。其他引起子宫瘢痕的原因包括肌瘤挖除和器械穿孔。子宫瘢痕破裂是妊娠期罕见而严重的并发症，常常导致母儿死亡。子宫破裂时，子宫肌层分离而腹膜完整。如果是妊娠子宫，则胎膜仍然保持完整，本节重点关注非妊娠子宫的瘢痕断裂。

（1）超声成像：明确剖宫产子宫瘢痕最好的方法是使用阴道探头扫查子宫下段（LUS）。剖宫产分娩绝大部分采取的是膀胱上方子宫下段横切口行子宫切开，因此瘢痕大多位于宫颈内口上方子宫前壁下段。Offli-Yebovi 等的研究证实，阴道超声可以分辨 95%或更高比例的剖宫产瘢痕，他们大多数的位置接近宫颈内口。

子宫下段由子宫肌层、膀胱浆膜层（包含腹膜脏层和壁层）组成。该部分的子宫成像显示两层浆膜层高回声和低回声子宫肌层。瘢痕位于子宫下段，显示为线状或三角形低回声区域，该处肌层和子宫内膜均较薄。翻转的子宫下段由于伤口修复引起的张力使得瘢痕形成的可能性增加 50%。

（2）治疗：可采取宫腔镜、腹腔镜—阴道联合以及开腹手术缝合剖宫产切口的缺陷，严重病例可能需要行子宫切除。

二、子宫外的盆腔肿块

（一）脓肿

炎症波及输卵管、卵巢、阑尾、肠道、腹膜或肠穿孔均可以形成盆腔脓肿，产生原因是由于组织坏死或生成脓性物质。腹膜炎（腹腔浆膜面感染）是手术的并发症之一。肠穿孔、阑尾炎或输卵管 - 卵巢脓肿的扩散也可以引起盆腔脓肿。

疑诊盆腔脓肿的患者，可出现术后发热、盆腔触痛或疼痛、手术部位肿胀，还可能伴随寒战、不适、虚弱。实验室检查，可出现白细胞计数升高，败血症时细菌培养可能出现阳性。

（1）超声成像：由于病灶内有气泡形成，超声成像比较困难。感染区域可能是盆腔内的腔隙，结肠旁沟，或延伸到盆腔外；左上腹和右上腹均可出现或浑浊或清亮的液体集聚围绕在肾周，病灶内残渣沉积可能使液平面上升，仔细观察可疑团块的蠕动情况有助于与来自肠道的病变相鉴别。

（2）CT：CT 是诊断盆腔内感染性疾病非常准确的检查方法，脓肿具有特征性 CT 表现，局部分隔的液体集聚，对周围结构可能产生占位效应。

（二）血肿

由于外伤或疾病，导致器官内或任何潜在腔隙的血液集聚，均可形成血肿。内出血患者出现血色素下降、可扪及包块，有高血压及肾功能减退。盆腔血肿的病因包括异位妊娠或囊肿破裂，肾移植术后出血，手术或外伤。

超声检查可以发现边界清楚的分隔状团块。这些区域可能出现杂乱回声，从旋涡状活动团块到囊实性再到完全无回声，其表现取决于血肿形成的时间。

（三）淋巴囊肿

淋巴囊肿是淋巴液的局部集聚，多由于盆腔内淋巴管受到外伤引起。外渗的淋巴液周围出现纤维组织增生，导致出现占位效应，这是肾移植术后常见的并发症，发病率约 12%。

淋巴囊肿与盆腔其他边界清楚的分隔状肿块具有相似的超声表现，鉴别诊断主要与压迫膀胱形成压迹的肿块相鉴别，包括尿潴留、血肿或脓肿。

为缓解症状，临床医生对较大的淋巴囊肿可通过手术排液或经腹（经皮）穿刺或采取开窗减压术。

（四）阑尾炎

急、慢性阑尾炎均可以引起阑尾脓肿，常常由于管腔内结石阻塞或淋巴增生引起，疾病也可能和盲肠癌、卵巢肿块、Crohn 病或憩室炎类似。由于缺乏特异性的体征和实验室检查发现，这种常见的炎性疾病很难诊断。右下腹 McBurney 点疼痛是最常见的表现，McBurney 点的定位方法是在肚脐和髂前上棘间作一连线，McBurney 点位于此连线距肚脐 5cm 处，该处也是检查反跳痛的位置。

（1）超声成像：阑尾的超声表现具有特征性的肠道结构，可清晰显示肠道三层结构，特别是被感染的阑尾。为显示阑尾，应从可以显像的最低频率开始选择，通常探头频率 5 ~ 12MHz，聚焦部位在阑尾深度检查时可经腹部加压（分级压力）来定位疼痛部位，并且可排开肠管。横切面上，阑尾显示为髂血管旁、腰大肌前方或中间的牛眼样结构。

由于患者体型、肠气干扰或阑尾位置影响，阑尾在超声上常难以显示。如果可以显示阑尾，则能看到由于管壁厚度正常，阑尾腔因受压出现塌陷。阑尾发炎时，管壁增厚，回声减低，因为管壁水肿，阻止了阑尾塌陷。测量阑尾径线可以帮助诊断阑尾炎症。测量从外壁到外壁，正常阑尾不超过 6mm，叠加彩色和能量多普勒超声可以显示炎症病灶特征性的充血现象。如果阑尾穿孔，唯一的发现可能是围绕盲肠和阑尾出现肠壁增厚、分隔、脓肿、蜂窝织炎、积液和明显肿大。

（2）X 线摄像：X 线摄像显示输尿管移位至腰大肌边缘，异常的团块、腹腔积气。钡灌肠检查时阑尾不充盈。

（3）CT：CT 是另一种诊断阑尾炎和继发脓肿的检查手段。子宫增大使阑尾位置移出盆腔，导致超声定位极其困难，更难以进行准确诊断。因为患者很可能出现穿孔、早产、胚胎丢失。对某些超声无法显示的病灶，可以选择 CT 作为检查手段。盲肠局部出现因肿块压迫形成的凹痕。

（4）治疗：手术是主要的治疗选择。

三、卵巢冠纵管囊肿

卵巢冠纵（Gartner）管囊肿通常没有症状，是常规盆腔检查最常见的现象。这种囊肿是阴道常见病变，可以单发或多发，是胚胎泌尿生殖结构—中肾管的残迹。囊肿很少引起症状，但一旦长大也可引起一些压迫症状和性交困难。引起症状的囊肿一般来自阴道上段与宫颈连接处并且可延伸自阴道开口处的阴唇内。

（1）超声成像：超声有助于阴道前侧壁的囊肿定位，病灶表现为无回声或混合回声团块，边界清楚、透声性好。

（2）治疗：无症状的 Gartner 管囊肿无须随访，如果出现症状，可切开引流或切除以缓解症状。

四、子宫切除术后阴道断端

子宫切除术后患者，盆腔检查可显示阴道断端，前后径（AP）测值不超过2.1cm。肿块、癌肿或放射诱导的纤维化可使阴道断端长大，阴道长度取决于外科医生在子宫切除时切除的程度。

五、输卵管

正常输卵管比较狭长，常规经腹部超声扫查无法显示输卵管，除非输卵管周围被液体包绕。经阴道扫查，短轴切面可见输卵管与子宫悬韧带连接部，常可帮助定位卵巢。当周围被液体环绕时，这一正常结构很容易显示，输卵管良性病变仅限于盆腔炎性病变。

（一）炎性病变

炎性病变包括盆腔炎（PID），输卵管积脓和输卵管—卵巢脓肿，以及非妇科脓肿。PID 主要与妇科感染和放置宫内节育器有关。盆腔脓肿的患者会出现发热、疼痛和白细胞计数升高。

盆腔脓肿超声表现多样，包括透声性好、边界可不规则、内部间隔、絮状沉积和其他。脓肿内的气体产生高亮回声，可能出现声影。

输卵管积脓的超声表现可能与输卵管积水类似，但内部回声常较低，表示其内有脓液。在脓肿一侧壁发现卵巢，则更支持输卵管—卵巢脓肿的诊断。

盆腔脓肿的鉴别诊断包括血肿、子宫腺肌瘤、异位妊娠、妇科肿瘤发生坏死、非妇科来源脓肿（如憩室脓肿、阑尾周围脓肿、Crohn 氏病、腰大肌脓肿、术后脓肿）。因为此类病变多具有相似的超声表现，完整的病史可以揭示疾病的发生发展过程，对鉴别诊断至关重要。

（二）输卵管积水

输卵管积水是由于输卵管瘢痕或阻塞引起的液体集聚，通常继发于输卵管积脓，当脓性物质被浆液所取代时，输卵管积脓转变为输卵管积水。为慢性或陈旧性感染。通常情况下，患者没有急性症状，仅在经阴道检查时偶然发现。

输卵管积水超声表现为管状，走行扭曲，充满液体的团块，囊壁较光滑，边界清楚。输卵管积水可单侧或双侧发生，输卵管可明显长大。其显著的超声特征是输卵管与宫角相连，形成充满液体的纺锤形结构。这种液体积聚与附件囊肿或围绕在周围的肠管的超声表现相似。但团块缺乏蠕动，有助于与周围肠管鉴别。膀胱憩室、尿囊囊肿、肠系膜囊肿是一些非妇科来源的肿块，也表现为充满液体的盆腔肿块。

六、卵巢

（一）良性囊肿

大多数盆腔内充满液体的团块都来源于卵巢。单纯性囊肿的超声诊断标准：①边界清楚，囊壁光滑。②内部为无回声。③后方回声增强。囊壁厚而不规则或隔膜较厚（＞3mm）可能与炎症、内膜异位病灶或恶性肿瘤有关。含有强回声病灶的附件肿块可能是良性的囊性畸胎瘤，较均匀增强回声肿块倾向于实性肿块、出血或子宫内膜异位囊肿。表 6-5，列举了附件的良性囊性团块。

所有生育期妇女（包括妊娠期）超声均有可能检出卵巢囊肿。最大直径小于 3cm 的囊肿常可自行消退，是卵泡或正常卵巢的生理性功能性囊肿，任何卵巢囊肿都需要进行详细的超声评估，检查其分隔或实性成分，特别是直径大于 5cm 的团块。大约 60%隔膜薄、没有实性成分的卵巢囊肿在 3 个月内可以自行消退。如果囊肿最大直径超过 10cm，即使表现符合单纯性囊肿的诊断标准，也很少消退。这种大小的囊肿具有更大的恶性或侵蚀的潜在风险，常常需要切除。在妊娠期出现的大小超过 8cm 的囊肿一般在中孕期行切除术，因为它可增加妊娠或分娩并发症的发生，也可能是恶性。

表 6-5 附件良性的囊性团块

生理性或功能性
卵泡
滤泡囊肿
黄体囊肿
卵泡膜黄素化囊肿（高反应性黄素化）
表面包涵囊肿
Miscellaneous
卵巢旁囊
肿腹膜包涵囊肿
出血性囊肿
子宫内膜异位囊肿
输卵管积水
输卵管旁囊肿
多囊卵巢
炎性病灶

（二）功能性囊肿

卵巢功能性或生理性囊肿包括卵泡、滤泡囊肿、黄体囊肿、卵泡膜黄素化囊肿。卵泡表现为卵巢上无回声结构，超声测量大小为 5mm。大约排卵前 10 天，卵巢内包含许多小卵泡。并非所有的卵泡都能成熟达到排卵要求。一般只有一个卵泡能成为优势卵泡，最大直径达到 2 ～ 2.5cm。在月经中期，黄体生成素（LH）的释放导致排卵，卵泡破裂并转化为黄体。一旦受孕，黄体就继续产生孕激素直到大约妊娠 11 ～ 12 周，胎盘形成并产生孕激素。如果没有受孕，黄体常在排卵后 2 周内退化。

CT 和 MRI 作为补充的影像检查可以显示妇女盆腔正常生理变化，超声检查者必须能识别这些功能性囊肿，功能性囊肿常可以自行吸收。

1. 滤泡囊肿

滤泡囊肿可以由优势卵泡未破裂形成，或一个不成熟卵泡经历正常的闭锁过程，但卵泡液未吸收所形成。可以多发，但一般为单侧，直径从 3 ～ 10cm 不等，平均 2cm。孤立性的滤泡囊肿比较常见，可以从胎儿时期一直存在直到绝经。由于囊肿可以自行消退，绝大多数生理性囊肿患者没有症状。

滤泡囊肿符合如前所述超声对于单纯性囊肿的诊断标准。一般来说，对于有排卵的妇女，任何大小不超过 5cm 的单纯性囊肿，都应在 6 ～ 8 周后再次进行超声评估。常常可见囊肿大小形态改变，或完全消失。某些滤泡囊肿患者可能出现从轻微到严重的程度不等的盆腔疼痛。囊肿发生出血、扭转或破入盆腔时，可引起临床症状。囊肿内出血可因回声不同而有不同的超声表现。囊肿破裂时，囊肿形态的变化和子宫直肠窝的游离液体有关。

2. 黄体囊肿

滤泡囊肿如果未吸收常形成黄体囊肿，黄体形成来自排卵后数小时内的囊肿滤泡，当优势卵泡破裂时生成黄体。黄体大小一般 1.5 ~ 2.5cm，可能表现为低回声，围绕中心的无回声区出现不规则或较厚的边界。由于它们形态多变，被称为“出色的伪装者”。经阴道扫查，一般均可显示这些囊肿；但经腹部扫查常无法显示。除非黄体直径至少到达 3cm，否则不能简单将黄体等同于黄体囊肿。由于囊内出血，超声表现为低回声或囊内出现液体与絮状回声分层现象。大多数患者急性腹痛不超过 24 小时，但也有约 1/4 患者腹痛可持续 1 ~ 7 天。黄体囊肿一般是单房单侧性，大小 6 ~ 8cm，平均直径 4cm，除非发生扭转，都无须治疗，2 ~ 3 个月经周期后，一般自行消退。扭转破裂可造成直肠窝和腹腔其他部位积液，出血和破裂可引起临床症状。

一旦发生受精，将形成妊娠黄体囊肿。妊娠期，典型的黄体囊肿可长至最大约 3cm，但也有长大到 5 ~ 10cm，在妊娠 16 周左右吸收。这期间的任一时段均可发生出血或破裂，引起盆腔疼痛，威胁母儿安全。

彩色或能量多普勒显像可以显示囊肿的周边血流信号，一般称为“环状血流”。频谱多普勒测量显示为低阻血流，收缩期血流明显。

3. 卵泡膜黄素化囊肿

卵泡膜黄素化囊肿（又称高反应性黄素化）是最大的功能性囊肿，大小 3 ~ 20cm。出现卵泡膜黄素化囊肿代表患者对黄体过度反应，人绒毛膜促性腺激素（HCG，妊娠期产生的一种激素）水平高。卵泡膜黄素化囊肿和妊娠滋养细胞疾病，如葡萄胎、侵蚀性葡萄胎和绒癌有关，也可见于卵巢过度刺激综合征（不孕药物治疗的并发症之一），正常单胎或多胎妊娠偶尔也可出现卵泡膜黄素化囊肿。

卵泡膜黄素化囊肿通常采用保守治疗，因为一旦消除促性腺激素的来源，囊肿常可自行消退，虽然也有部分可能持续到滋养细胞被清除后数月内。某些患者的囊肿会持续很长时间，直到 HCG 水平下降到无法检出。同其他功能性囊肿一样，卵泡膜黄素化囊肿偶尔也可发生出血、扭转或破裂，引起患者腹痛。如果囊肿明显增大或出现破裂，腹腔内出血，可能需要手术治疗。

卵泡膜黄素化囊肿超声表现，为双侧较大的多房分隔状液性团块，囊壁较薄。双侧发生被视为对激素刺激的反应。因为其与妊娠滋养细胞疾病相关，一旦发现卵泡膜黄素化囊肿，必须仔细检查子宫，完整的病史有助于判断卵泡膜黄素化囊肿的病因。

4. 表皮包涵囊肿

卵巢周边分布的表面包涵囊肿，最常见于绝经后妇女，但也可发生在任何年龄。是由于卵巢表面上皮的皮质内陷所形成。可通过检测沙粒体来诊断这类微小的单房薄壁囊肿。这些结构通常被认为是卵巢常见上皮肿瘤的前体。

（三）出血性囊肿

囊肿内出血，不管是功能性还是黄体，都可以引起急性盆腔疼痛。超声上，新鲜出血显示为无回声，进展至亚急性表现为混合回声，最后又转变为无回声。在急性期的后期，因为出血与实性团块相似，囊肿呈现高回声。和卵巢肿块的鉴别包括后方回声增强、后壁光滑、病灶内没有血流信号。出血性囊肿的后部可以见到絮状回声。超声随访可监测血凝块溶解和分隔形成。血凝块回缩时，常出现固体 - 液体分层或混合性囊性团块。因出血性囊肿与异位妊娠或输卵管炎症具有相似的超声特征，必须小心鉴别。

怀疑囊肿出血可随访确定是否吸收。如果团块不吸收或没有变小，需要怀疑其他新生物可能。这些混合性肿块可发生扭转，如果引起血管闭塞则需要治疗。

（四）扭转

卵巢合并卵巢蒂部的附件囊肿，或肿瘤发生部分完全扭转，可引起突然发作的疼痛。虽然扭转可以发生于正常卵巢，但目前报道的大多数病例，主要是合并卵巢肿块的儿童或年龄小于 30 岁的年轻妇女。卵巢过度刺激的患者、输卵管发育异常或输卵管系膜囊肿患者，发生扭转风险较高，既往发生过扭转的患者风险也较高。虽然妊娠妇女发生扭转的风险较高，对于发生急性腹痛的非妊娠妇女，不管查体是否发现肿块，首要诊断也应包括卵巢出血和扭转。

附件扭转一般为单侧，由于左侧腹腔空间被肠道占据，右侧发病率稍高于左侧。临床表现，包括局部腹痛和压痛反复发作或急性发作，恶心、呕吐，以及腹部触及肿块。由于扭转引起的闭塞，血循环和淋巴回流不同程度受阻，导致水肿和梗死，最严重的可导致坏疽，是影像学改变的病理基础。

（1）超声成像：由于缺乏特异性超声表现（囊性、实性或混合性团块，伴或不伴盆腔积液、囊壁增厚、出血），诊断卵巢扭转非常困难。尽管存在困难，超声仍然是诊断卵巢扭转首选的检查方法。如果扭转不完全或呈间歇性，卵巢可能水肿长大，超过 4cm。最特征性的表现是卵巢长大但失去特征性的杏仁样外观，变成圆形或球形。卵巢上的回声减低和增强区域代表出血、梗死或坏死的声像。青春期女性卵巢扭转引起卵巢长大伴周边分布的多发囊性结构。由于循环不良导致卵巢充血，可引起液体渗入卵泡使多个卵泡长大。包膜内液体可因静脉及淋巴回流受阻而继发性增多，导致液体从卵巢包膜渗出。如果整个血管蒂部发生扭转，则出现低回声环与中央条状低回声图像，被称为靶形外观，也可出现内部回声不均质的椭圆形或管状结构。

彩色血流显像（频谱、彩色和能量）可协助诊断卵巢扭转，大约 3/4 病例出现动脉血流缺失、超过 90%病例出现静脉血流减少或缺失。卵巢扭转可导致血流部分或完全阻塞。一侧卵巢无血流显示，而对侧卵巢血流存在时应怀疑卵巢扭转的可能。彩色多普勒对间歇性扭转以及子宫动脉分支存在侧支循环的病例，可能没有太大帮助。多普勒评估可能有助于确定卵巢是否有血液供应，因为扭转最初累及卵巢静脉，但它可以进展为同时累及卵巢动脉。观察卵巢的血流是中央性还是边缘性非常重要，因为血流为中央性时，卵巢存活的可能性增加。受累附件内出现卷曲的、螺旋状或环状的血管（漩涡征），是附件扭转的另一个超声征象。

（2）治疗：治疗常选择附件切除术，但也有解除受累卵巢血管蒂的扭转，恢复血供的成功案例。对绝经后妇女可选择卵巢切除术。

（五）多囊卵巢综合征

多囊卵巢综合征（PCOS）是最常见的雄激素分泌失调，与肥胖、闭经、无排卵、多毛和不孕有关。该综合征最初由 Stein 和 Leventhal 描述，因此被命名为 Stein-Lev-enthal 综合征，它具有 4 个特征性标准：不孕、肥胖、月经稀发和多毛。最初的分类存在的问题是患者病变的多样性，包括生理的和代谢的。2003 年建立的鹿特丹标准，采用三联征—月经稀发、高雄激素血症和（或）雄激素增多症，且排除其他相关的内分泌失调，作为 PCOS 的诊断标准。

目前认为，此类患者不排卵是卵巢周围异常增厚的假包膜和相关的内分泌异常，但是这个综合征具有错综复杂的生理过程。雌激素和雄激素产生异常使得血清 LH 和 FSH 失衡。PCOS 患者 FSH 水平降低、LH 水平升高，使 LH/FSH 比值升高。对卵巢间质的慢性刺激使雄激素分泌增加，雄激素可转化为雌激素。雌激素使 LH 增加而抑制 FSH 的分泌，这种形式的激素周期形成无排卵月经周期及子宫内膜增生和不孕。

患者临床表现多变，激素失衡的程度和持续时间，以及同时伴发的综合征或疾病也各不相同（表 6-6）。最常见的临床和影像学发现是双侧卵巢长大。因为某些特定的肾上腺肿瘤也可引起月经稀发或闭经，在对患者进行临床鉴别诊断时应考虑肾上腺肿瘤。

表 6-6 和多囊卵巢有关的综合征或疾病

病各	相关疾病
雄激素增多症不伴胰岛素抵抗	类固醇生成酶缺陷
	先天性肾上腺增生
	芳香酶缺陷
	分泌雄激素的肿瘤
	卵巢的
	肾上腺的
	外源性雄激素
	蛋白同化甾体
	变性者激素替代
	其他
	粉刺
	特发性多毛
雄激素增多症先天性伴胰岛素抵抗	先天性
	A 类综合征
	B 类综合征
	矮妖综合征
	脂肪萎缩性糖尿病
	黑棘皮 - 多毛 - 胰岛素抵抗综合征（Rabson-Mendenhall 综合征）
PCOS	获得性
	库欣（Cushing）综合征
	胰岛素抵抗
	糖原累积症
	2 型糖尿病
	其他
中枢神经系统病变	外伤 / 病变
	高泌乳素血症
	非激素用药
	丙戊酸
	遗传性血管源性水肿
	贪食症
	特发性（包括月经周期正常的雄激素正常的妇女）

（1）超声成像：多囊卵巢患者卵巢的超声表现多种多样，且超声检查被认为是诊断 PCOS 的金标准。典型病例出现双侧卵巢长大，其内可见多发性环绕卵巢周边的小囊泡，有时被称为“珍珠串”征或“黑珍珠项链”征。小囊泡（大于

或等于 12 个）直径 2 ~ 9mm，导致卵巢体积长大，超过 10cm。因为囊泡非常小，常常只能见到线状回声。囊泡可能位于卵巢包膜下，也可随机分布在整个卵巢实质内。多达三分之一的临床诊断 PCOS 的患者，盆腔超声检查显示卵巢正常，实质回声增强是 PCOS 最常见的超声表现。

三维超声可获得卵巢容积数据，有助于诊断 PCOS。3D 可以在三个平面显示卵巢，获取容积数据可以使卵巢体积测量更准确。

一项为确定彩色多普勒和频谱多普勒测量价值的研究发现，PCOS 患者子宫动脉搏动指数（PI）较高。阻力指数高表明阻力增加、血流量减低。

某些患有多囊卵巢疾病的妇女，虽然可能没有临床症状，但超声检查显示双侧卵巢均有多囊样改变。多囊卵巢的超声改变也可见于正在使用FSH治疗的妇女，新生女婴因为对母体激素的反应也可能出现类似改变。由于雌激素水平升高，多囊卵巢综合征罹患心血管疾病、内膜癌及乳腺癌的风险升高。

（2）治疗：调节复杂的雄激素失衡是治疗 PCOS 的第一步。对于希望妊娠的患者，卵巢消融治疗，如通过卵巢打孔术或部分切除术破坏卵巢间质具有一定效果。

（六）良性肿瘤

卵巢肿瘤 80%是良性。根据肿瘤内卵巢组织的成分和分化，卵巢良性肿瘤分为以下几类：生殖细胞肿瘤、上皮性肿瘤、或间质肿瘤，最常见的附件良性肿瘤是良性囊性畸胎瘤（生殖细胞肿瘤）和囊腺瘤（上皮性肿瘤）。间质肿瘤包括纤维瘤和卵泡膜细胞瘤。表 6-7 对良性肿瘤进行了总结。

Koonings 和他的同事，对经手术证实的 861 例卵巢肿瘤患者，进行了一项跨度 10 年的回顾性研究（包括实时超声）。在他们的病例中，囊性畸胎瘤是最常见的肿瘤，大约占所有卵巢肿瘤 44%（表 6-8）。28%的肿瘤大小不超过 6cm，53%的肿瘤大小 6 ~ 11cm，19%大于 11cm。生育期妇女的卵巢肿瘤 75%是良性，而绝经后妇女仅 25%是良性（表 6-9）。

表 6-7 良性卵巢新生物

病灶	发病年龄	症状和体征	偏侧性	超声表现
生殖细胞肿瘤				
成熟性（囊性）畸胎瘤（皮样囊肿）	任何年龄，常是生育期或年轻女性	中到重度腹痛、扪及附件包块 / 饱满、压迫膀胱和（或）直肠	15% 双侧	囊性至混合性、液体—固体或脂—液分层，钙化伴声影、强回声斑，漂浮的毛发束
上皮性肿瘤				
浆液性囊腺瘤	20 ~ 50 岁	盆腔受压、腹胀、腹痛急性发作、扪及盆腔包块	25% 双侧	单房或多房囊性结构，内见少许絮状回声，囊壁薄而光滑、可出现分隔和乳头状突起
黏液性囊腺瘤	20 ~ 50 岁	与浆液性囊腺瘤相同	5% 双侧	多房分隔肿 瘤体积较大、多种液性回声、壁较厚，形态规则、腹水、同周围组织分界不清
Brenner 瘤	任何年龄，常见 50 岁左右	常无症状	6.5% 双侧	实性、低回声、可能出现回声增强，大小从显微镜下可见到直径 8cm
间质肿瘤				
卵泡膜细胞瘤，又名纤维卵泡膜细胞瘤	通常见于围绝经或绝经后妇女，但年龄跨度从 15 岁到 86 岁	如果具有激素分泌功能，症状与粒层细胞瘤相似	多为单侧，10% 病例为多发性	低回声、声衰减可形成远场声影；大小 5 ~ 16cm，Meigs 综合征，卵巢长大、钙化、囊性变
粒层细胞瘤（GCTs）	任何年龄	青春期前：早熟、假性早熟绝经前，排卵稀发、月经过多、腹围长大。绝经后，出血、胸部触痛	单侧	大小超过 12cm、实性至混合性、等回声至稍低回声和不均质回声，内部低回声、如果扭转呈多个分隔
性腺母细胞瘤	20 +岁	原发性闭经、男性化、生殖器发育异常	33% 双侧	软组织密度、钙化
支持细胞 - 间质细胞（Sertoli-Leydig）肿瘤	30 +岁	男性化，Cushing 综合征、月经稀发继之出现闭经、粉刺、乳腺增生、多毛、声音低沉、暂时性秃头、阴蒂肥大、腹胀、疼痛	单侧	高回声或低回声肿块

表 6-8 卵巢良性肿瘤的发病率

类型	发生率（%）
囊性畸胎瘤	58
浆液性囊腺瘤	25
黏液性囊腺瘤	12
良性间质肿瘤	4
Brenner 瘤	1

表 6-9 卵巢肿瘤（861 例）

类型	发生率
绝经前	85%（13%恶性）
绝经后	25%（45%恶性）
良性	85%
恶性	21%
低度潜在恶性	4%

（七）良性囊性畸胎瘤

良性囊性畸胎瘤是最常见的盆腔生殖细胞肿瘤，也是年龄小于 20 岁女性最常见的卵巢肿瘤，肿瘤来源于胚胎卵黄囊的生殖细胞。畸胎瘤可发生在任何年龄，但最常见于 20 ~ 40 岁这个年龄段。虽然畸胎瘤包含了 3 个胚层的组织（外胚层、中胚层、内胚层），皮样囊肿仅含有外胚层组织，但术语“皮样囊肿”和“畸胎瘤”还是常互换使用。畸胎瘤的病理标本中，可见牙齿、头发和腺体组织（汗腺、顶浆腺、皮脂腺）。在组织病理检查时，还可以见到神经组织和甲状腺组织（卵巢甲状腺肿）。畸胎瘤的恶性潜能和它的组织成熟度呈负相关，但良性囊性畸胎瘤很少发生恶变（小于 1%）。

畸胎瘤患者通常没有症状，但也可能出现疼痛、腹胀，或扪及肿块。畸胎瘤的蒂可发生扭转，但因为壁厚所以很少破裂。畸胎瘤通常在双合诊时被首次发现。畸胎瘤因为含有很多脂肪成分使得它容易位于子宫底部上方。大约 10% ~ 15% 的患者为双侧性。因为肿瘤的活动度较大，畸胎瘤可能发生扭转引起破裂并发展为腹膜炎。

虽然成熟性和不成熟性囊性畸胎瘤具有相似的表现和症状，却是不同种类的肿块。首先，成熟性畸胎瘤是良性病变，未成熟性畸胎瘤是恶性病变。未成熟畸胎瘤除含有同样的三个胚层的组织外，还含有胚胎组织，是年龄小于 30 岁妇女最常见的恶性肿瘤，大约一半患者会出现甲胎蛋白升高。组织学检查显示，某些畸胎瘤内同时含有成熟和不成熟成分，需要根据每种组织的含量对肿瘤进行分级。第三种类型是皮样囊肿，为单胚层畸胎瘤，仅包含一种组织类型。这种情况还包括卵巢甲状腺肿，肿块内包含甲状腺组织。

（1）影像学表现：畸胎瘤的超声表现多种多样，包括囊性为主肿块、混合回声肿块伴钙化、混合回声肿块内出现脂—液分层，弥漫性强回声团不伴声影。畸胎瘤最多见的超声表现，是实性为主的混合性团块，内含代表钙化或脂肪的强回声斑，伴或不伴声影。这种类型的畸胎瘤，因为超声表现与肠气相似，是最难以被超声发现的。囊性团块内的强回声结节称为“皮样囊肿塞”或 Rokitansky 结节，其内可能包含牙齿、毛发或脂肪。偶尔可表现为“冰山之巅”征，指的是前方极强回声伴后方大片声影，这会影响团块后方更多结构的显示。脂—液分层征是指液体成分位于较深的位置，而强回声的脂肪漂浮于液体的上方。畸胎瘤的超声表现根据其所含有的成分（皮肤、毛发、牙齿、骨骼、脂肪）不同而复杂多样。有时可见毛发束漂浮于液体内，这是畸胎瘤较特异性的表现，称为“皮样网格”。如果团块内骨骼和牙齿成分含量较高，超声检查会呈现强回声斑块后方伴声影。

当发现与畸胎瘤表现相似的病变时，一定要注意仔细扫查，鉴别是否为畸胎瘤。处于吸收阶段的出血性囊肿和子宫内膜异位囊肿囊壁上也可能出现结节，但这些团块会出现后方增强，与畸胎瘤出现后方声影不同，可以作为鉴别点。带蒂浆膜下肌瘤和多孔性阑尾结石，具有与畸胎瘤相似的超声表现，不蠕动的肠管也和畸胎瘤相似。

（2）超声检查注意事项：平卧位经腹部超声扫查，有助于显示脂—液分层或液体 - 残渣分层，因为团块内相互混杂的不同成分，在平卧位时会因密度不同发生位移。检查中用另一只手触诊肿块可以引起脂—液界面发生移动。水灌肠时，由于肠道产生微泡，可以提供超声对比将直肠与盆腔肿块区分开，从而与畸胎瘤鉴别。

（3）治疗：对良性囊性畸胎瘤一般采用手术切除。卵巢囊肿切除术可以保存年轻患者未受累的卵巢组织和生育功能。可以在腹腔镜下切除畸胎瘤而不必切除整个卵巢。

（八）上皮性肿瘤

浆液上皮是覆盖于器官和体腔表面的一层组织。上皮性肿瘤发生在多个部位，包括肝脏、肺、唾液腺、输卵管和卵巢，此类肿瘤最常见的组织学特征是纺锤形柱状上皮细胞。本节重点讲述来源于卵巢表面上皮的良性浆液性囊腺瘤和黏液性囊腺瘤，与之相对应的恶性类型分别为浆液性囊腺癌和黏液性囊腺癌，比较少见的良性上皮肿瘤是 Brenner 瘤、透明细胞肿瘤和混合性上皮肿瘤。

1. 囊腺瘤

囊腺瘤是来源于腺体组织的良性肿瘤。来自被覆上皮肿瘤的分泌物包括浆液性和黏液性，可发生在唾液腺、前列腺或卵巢。囊腺瘤是最常见的卵巢良性囊性肿瘤，大约占到全部卵巢肿瘤的 1/4。囊腺瘤一般可长到很大，多见于绝经后妇女，但偶尔也可见于生育年龄妇女。如它们的名字所示，浆液性囊腺瘤含清亮的浆液性液体，而黏液性囊腺瘤含较黏稠液体。浆液性囊性瘤较黏液性囊性瘤更常见，且恶性可能性更大。肿瘤通常为单房性，大约 25% 的病例是双侧同时发生，浆液性囊腺瘤可能含纤细分隔，偶尔还会出现乳头状突起。

黏液性囊腺瘤是最大的卵巢肿瘤，双侧发病不超过 5%，大小一般大于浆液性囊腺瘤（超过 5cm 左右）内见多个较厚的分隔和絮状物。发病年龄范围 20 ~ 50 岁。可以根据液体回声的差异与浆液性囊腺瘤进行鉴别。超声难以鉴别良性或恶性囊腺瘤，因此寻找恶性肿瘤的继发改变非常重要，比如腹水、肿瘤固定等。确诊需要组织病理学检查。

浆液性或黏液性囊腺瘤患者的症状包括盆腔压迫症状、腹胀以及由破裂所致的急性腹痛。因为肿瘤体积较大，体格检查可扪及盆腔肿块。

（1）超声成像：浆液性囊腺瘤超声检查，表现为单房或多房结构，多为单侧，也可为双侧。肿瘤大小 5 ~ 15cm，囊壁可出现乳头状突起。黏液性囊腺瘤常为单房性肿瘤，破裂时可引起腹水，形成腹膜假性黏液瘤。超声显示，液性暗区内有点状强回声，肿瘤具有较厚的不规则的囊壁及分隔。因为这些肿瘤的超声表现很相似，仅凭图像几乎是不可能确定的。

（2）治疗：囊肿切除是生育期妇女最好的选择，绝经后妇女则选择患侧卵巢输卵管切除术。如果肿瘤为双侧性，需考虑行子宫全切术。对已经确诊的卵巢黏液性囊腺瘤，因为发生阑尾黏液瘤的风险增高，常常需要同时行阑尾切除术。

2.Brenner 瘤

移行细胞是一类上皮组织，它伸展入囊壁，延伸变形从立方上皮转变为鳞状上皮。除了卵巢，还可以在膀胱、输尿管和前列腺发现这种细胞。Brenner 瘤或移行细胞肿瘤是比较罕见地来源于卵巢表面上皮的实性肿瘤，大约占所有卵巢肿瘤的 2%。

Brenner 瘤可发生于任何年龄，但最常见于 50 ~ 70 岁这个年龄段，患者可无症状，或体检扪及肿块、出现疼痛、异常子宫出血等症状。大约 6.5%的患者为双侧发生肿瘤，大小范围从显微镜下可见到直径 30cm。Brenner 瘤常常是在因其他盆腔疾病切除的标本中通过组织病理学检查偶然发现而诊断，最多见于浆液性或黏液性囊腺瘤。Brenner 瘤很少发生恶变，肿瘤恶变常表现为团块长大、内见液性区域。

（1）超声成像：通常超声表现为实性低回声团块，可能伴周边钙化。团块外形稍呈分叶状。图像上出现小囊腔提示可能同时合并囊腺瘤，因为内含纤维间质成分，Brenner 瘤的超声表现和组织学特征与平滑肌瘤、纤维瘤或卵泡膜细胞瘤近似。

（2）治疗：Brenner 瘤常规治疗，包括肿瘤切除加部分或全子宫切除。

3. 卵巢性索间质肿瘤

世界卫生组织（WHO）将粒层细胞瘤和卵泡膜—纤维瘤归类为粒层间质细胞肿瘤。此类肿瘤来源于胚胎性腺或卵巢间质。因为这类良性间质肿瘤具有相同的症状、体征和影像学表现，它们也与支持细胞—间质细胞肿瘤（也指胚细胞瘤和男性细胞瘤）一样，根据细胞种类来进行分类。比如纤维瘤、卵泡膜细胞瘤、支持细胞 - 间质细胞瘤和 Brenner 瘤。超声检查分别表现为低回声或等回声的附件肿块，不能与良性或恶性卵巢肿瘤进行区别。如果可以确定肿块来源于卵巢,可借此与子宫肌瘤鉴别。

4. 粒层—间质细胞肿瘤

卵泡膜细胞瘤：

卵泡膜细胞瘤有时称为纤维卵泡膜细胞瘤，是来源于卵巢间质的产生孕激素的实性肿瘤，大约占卵巢肿瘤的 1% ~ 2%，由于肿瘤产生的雌激素，使患者出现异常子宫出血、盆腔疼痛、腹胀和腹部受压等临床症状。因为分泌较多雌激素，此类肿瘤常伴发腺癌。卵泡膜细胞瘤一般单侧发病，大小可达直径 20cm。多发于绝经期及绝经后妇女，偶尔也可见于年龄不超过 35 岁的女性。虽然被认为是非恶性肿瘤，但也可能变得具有侵蚀性，由于雌激素生成增多使患者罹患子宫内膜癌的风险较高。

纤维瘤与卵泡膜细胞瘤非常相似，不同之处在于纤维瘤不产生激素。Meigs 综合征（随后出现的）、肿瘤大小、治疗方法和发病率都与卵泡膜细胞瘤相近。基底细胞痣（Gorlin）综合征患者纤维瘤发病较高，患者可在 30 岁左右发生双侧卵巢肿瘤钙化。

（1）超声成像：卵泡膜细胞瘤的超声表现为实性低回声团块，可出现囊性变和钙化，团块边界清楚，由于肿瘤内含有较密集的纤维组织，吸收声波，肿瘤常出现后方声影。由于卵泡膜细胞瘤受重力影响发生蒂部扭转，较大的卵巢肿瘤可出现水肿。因为超声均表现为实性、圆形，或卵圆形、边界光滑、较均质回声，卵泡膜细胞瘤与带蒂平滑肌瘤无法鉴别。

（2）治疗：年龄是绝经期或绝经后妇女选择行子宫全切除加双侧卵巢切除最主要的决定因素。对希望保留生育功能的妇女，可选择行卵巢囊肿切除术或输卵管卵巢切除术，肿瘤切除术是防止卵巢纤维瘤恶变的唯一方法。

粒层细胞瘤：

所有的粒层细胞瘤均分泌雌激素导致患者出现女性化，粒层细胞瘤分为成人型和幼年型两种类型，最常发生于生育期或绝经期妇女。肿瘤由类似格拉夫滤泡的细胞构成，大约一半病例为绝经期妇女，而另一半为生育期（45%）和青春期女性。肿瘤具有低度恶性潜能，占所有卵巢肿瘤的 1% ~ 2%，约 15%患者因为高雌激素水平可能发生内膜癌。

幼年型粒层细胞瘤在女性的发病年龄大约 30 岁以上，这种卵巢肿瘤与 Oilier 病、Maffucci 综合征相关，在年轻患者则与染色体核型异常有关。

临床症状取决于发病年龄，年轻患者出现性早熟、腹痛、腹围长大；年长妇女出现乳房胀痛和异常阴道出血。与任何实性肿瘤一样，肿瘤一旦发生扭转将引起疼痛和肿瘤破裂，也可能出现假 Meigs 综合征。

（1）超声成像：成年女性的单侧肿瘤可能长得非常大（平均 10 ~ 12cm），外形各异。较小的肿瘤因为出血或纤维化可出现从实性到混合性多种回声。肿瘤的回声可能从等回声到稍低回声和不均质回声。肿瘤内部低回声与子宫内膜异位囊肿或囊腺瘤相似。发生扭转时，肿瘤变为多房结构，内可见血液或液体成分，由于雌激素水平高，可出现内膜增生或息肉。

一项研究发现，粒层细胞瘤的彩色多普勒表现为周边血流，这是提示交界性恶性肿瘤的实际病理性质更趋向于良性的指标。

肝脏的囊性肿块可能是恶性粒层细胞瘤出现肝脏转移的征象。

（2）治疗：年轻女性的治疗，包括切除受累及的卵巢和输卵管，肿瘤的分期决定了肿瘤的恶变潜能。经 10 ~ 20 年的随访，双侧输卵管卵巢切除术联合子宫全切除，可消除绝经后患者术后发生恶变的可能。希望保留生育功能的患者可行卵巢或肿瘤切除术。联合化疗是治疗的另一步骤，有助于阻止恶性病变扩散。

性腺母细胞瘤：

性腺母细胞瘤在男性和女性都是极为罕见的肿瘤，由来源于发育不良的性腺的性索细胞和间质成分构成。核型检测为男性假两性畸形的人群罹患这种肿瘤的概率最高，表现型为男性者和表现型为女性者的发病比率为 4 ： 1。大约一半病例包含无性细胞瘤的细胞形态，约 1/3 的病例为双侧发病，其他和性腺母细胞瘤相关的肿瘤包括卵黄囊瘤、胚胎癌和绒癌。

患者临床症状包括原发闭经、男性化和生殖器发育异常，性腺母细胞瘤最常见于 20 岁左右的女性。

（1）影像学表现：超声检查显示软组织回声，诊断依靠组织病理学分析。肿块大小可达 8cm，其内可见钙化区域。X 线检查可显示任何钙化，MRI 成像可以观察的视野更大，因而可以对性腺发育不良或性腺形态异常的患者进行肿瘤定位。

（2）治疗：由于发育不良的性腺发生性腺母细胞瘤的概率增高，一般主张对其行双侧性腺切除。肿瘤的预后和治疗方案的变化取决于是否出现其他相关的肿瘤，比如胚胎癌或绒癌。

5. 支持细胞—间质细胞肿瘤

这类单侧发病的肿瘤拥有多个名称：Sertoli-Leydig 细胞肿瘤、Sertoli- 间质细胞肿瘤、卵巢雄性细胞瘤或卵巢男性细胞瘤，发生率不超过肿瘤的 0.5%。患者可出现疼痛或腹胀，由于雄激素水平升高，约 1/3 患者出现男性化。肿瘤也和 Cushing 综合征有关。绝大多数病例发生于年龄 30 岁左右的妇女，这类肿瘤偶尔与雌激素分泌增加有关，约 20% 患者可能为恶性。

患者出现月经稀发，继之发展为闭经、粉刺、乳房萎缩、多毛、声音低沉、暂时性秃头和阴蒂肥大。不表现内分泌综合征的患者可出现腹胀和疼痛，其中部分原因是由于肿瘤过大（12 ～ 15cm）。

（1）影像学表现：此类非特异性卵巢实性肿瘤超声表现为强回声或低回声团块，可以显示其内坏死或出血区域。MRI 检查 T1 加权像显示高信号肿块。

（2）治疗：治疗与其他肿瘤一样，取决于肿瘤的组成。肿瘤局限于患侧卵巢而希望保留生育功能的患者，最好的选择是切除患侧的输卵管和卵巢，绝经后妇女通常选择双侧输卵管卵巢切除加子宫全切术。

6. 关于梅格斯综合征的注意事项

腹水、胸腔积液和卵巢肿瘤三联征常被命名为 Meigs 综合征。肿块可能是纤维瘤、卵泡膜细胞瘤或粒层细胞瘤。这种罕见的临床后遗症有很多反复循环，取决于疾病的进程。假 Meigs 综合征虽具有相同的临床表现，但缺乏 Meigs 最初所描述的细胞类型。合并假 Meigs 综合征的卵巢肿瘤包括、成熟性畸胎瘤、卵巢甲状腺肿和卵巢平滑肌瘤，一旦切除肿瘤，胸腔积液和腹水也将吸收。

系统性红斑狼疮患者会出现假 Meigs 综合征的另外一种变异，卵巢长大、腹水和胸腔积液。这类患者的卵巢长大，但不合并 Meigs 综合征或假 Meigs 综合征中可见到的卵巢肿瘤。

（九）残余卵巢综合征

残余卵巢综合征是双侧输卵管卵巢切除术的并发症之一，是由于术后残余的卵巢组织变得具有功能而引起。患者可出现慢性盆腔疼痛、肿块或两者兼具，这种情况最常发生于由于严重的子宫内膜异位症进行过盆腔探查的患者，残余卵巢综合征也可出现在盆腔严重粘连导致卵巢剥离困难的患者。超声检查显示回声与卵巢组织相似的实性组织，伴或不伴囊肿。

（十）其他

1. 卵巢旁或输卵管旁囊肿

卵巢旁或输卵管旁囊肿来自退化的 Wolffian 管结构或输卵管上皮。卵巢旁囊肿位于输卵管系膜，即输卵管和卵巢门之间的阔韧带。囊肿占所有附件肿块的10%，发病年龄跨度较大，最多见于 30 ~ 40 岁这个年龄段，大小 1.5 ~ 19cm。卵巢旁囊肿很难通过查体和超声检查将其与卵巢病变区分开来，多数出现症状的患者表现为月经不规则、下腹部腹围增加，如果囊肿长大可出现疼痛。一些小囊肿可一直无症状，只是在超声检查或术中偶然发现。

卵巢旁囊肿超声表现为壁薄、单房，内部无回声。病变来源于附件但不是卵巢，但这可能不是一个简单的超声诊断，因为肿瘤不会对激素周期变化做出反应，其大小也不会随月经周期而变化。偶然情况下，囊肿与完整卵巢分开，输卵管被囊肿包裹或拉扯，这种表现可提示囊肿位于卵巢旁。借助阴道超声，可以更容易的将输卵管旁肿块与卵巢分开。和其他囊性肿块一样，出血、扭转和破裂都可以出现不同的超声表现。

2. 腹膜包涵囊肿

有盆腔粘连病史或手术史的患者，超声检查可能看到充满液体的肿块，是由浆液聚集于粘连带与腹膜层之间形成，这些液体积聚被称为“腹膜包含囊肿”。

几乎所有患病的绝经前妇女都会出现盆腔疼痛或肿块。患者的病史包括曾经的手术史（频繁的多次操作）、内膜异位症或盆腔炎（PID）病史。

腹膜包涵囊肿常与附件紧邻，使卵巢移位导致卵巢形态扭曲。经阴道超声常常显示内有多个分隔的液性暗区环绕完整的卵巢，形似“网中的蜘蛛”。当包含囊肿较大时，经腹部超声更便于检查。Sohaey 和他的同事使用彩色多普勒和频谱多普勒超声，检测到包含囊肿的隔膜上相对低阻的血流。

鉴别诊断：完整的临床诊疗，对盆腔肿块的鉴别诊断必须包括异位妊娠和子宫内膜异位症。异位妊娠和子宫内膜异位症的超声表现多种多样，从完全的囊性团块到混合性盆腔肿块。

卵巢良性囊性团块和实性团块的鉴别诊断见表 6-10。充满液体的肠管或异常的肠管可能与囊性、混合性或实性的附件肿块相似，超声难以对良性肿块和恶性肿瘤进行鉴别，但可通过分辨组织的特征来提示病变的良恶性。附件实性肿瘤和具有多个分隔或实性壁立结节的囊性肿瘤恶性的可能性更大。出现腹水、腹膜种植或内脏转移更支持恶性可能。

表 6-10 良性附件肿块的鉴别诊断

囊性附件肿块
滤泡囊肿
黄体囊肿
卵巢旁囊肿
附件包含囊肿
出血性囊肿
输卵管积水
内膜异位囊肿
良性囊性畸胎瘤
具有分隔或絮状回声的附件囊性肿块
卵泡膜黄素化囊肿
出血性囊肿
囊腺瘤
输卵管—卵巢脓肿
异位妊娠
附件囊性肿块
附件实性肿块
子宫内膜异位囊肿
出血性囊肿
Brenner 瘤
卵泡膜细胞瘤
纤维瘤

第七章　产科超声

第一节　超声在早孕期的应用

一个健康小孩的出生是一个早在受精前就开始的一个过程的结果。由于具体的受精时间很难确定，妊娠的临床诊断通常是从女性最后一次月经的第一天开始计算，比真正怀孕的时间大概早 2 周。从末次月经的第一天（LMP）开始算起，一个完整的妊娠大概持续 280 天或者 40 周，其通常被分为三个时期。

在早孕期，来自母亲和父亲的含有遗传物质的单个细胞将发展成为一个复杂的生物体。当这些神奇的变化开始发生时，胚胎或者幼小的胎儿尤其容易被外界的物理或者化学的损伤所干扰，从而中断其生长发育。大多数的自然流产也发生在这个时期。

超声在孕早期最重要的关注点是确定孕囊的着床部位、确定妊娠龄、估计预产期，以及评估本次妊娠是否可持续到足月生产。然而，我们越来越多地被要求判断本次妊娠从外观上看是否正常，或者胚胎是否有结构或染色体异常。为此，超声检查医生必须对排卵和配子的形成开始的胎儿发育的最初阶段有一个完整的掌握。

一、怀孕检查

人绒毛膜促性腺激素是一种糖蛋白，由 α 和 β 亚单位组成，它进入母体循环，可以在孕妇的血液和尿液中检测到。因为 α 亚单位与其他激素的成分几乎相同，妊娠测试依赖于对 β 亚单位的鉴定，通常称为 β-hCG。β 亚单位通常是完整的 hCG 分子的一部分，但也可以被独立检测。当发现 β 亚单位未连接到 α 亚单位时，它被称为“游离 β-hCG”。

尿液检查是定性的，也就是说，如果 β-hCG 水平低于男性和未孕女性水平，就为阴性；如果水平达到或超过这个阈值，则为阳性。虽然定量和半定量的尿

β -hCG 检查已在研究中，但目前在美国还没有此类检查。

目前使用的定量妊娠测试是测量母体血清中 β -hCG 的水平。正常情况下，单独的子宫宫内妊娠，β -hCG 水平上升很快。平均来说，妊娠龄从 3.5 周到接近 5 周，hCG 水平每 1.5 天增加一倍以上。在妊娠 5 ～ 6 周，hCG 水平平均每 2.5 天增加一倍。在妊娠 6 周以后，hCG 水平继续上升，但上升速度减慢。hCG 水平在妊娠 8 ～ 12 周达到顶峰，然后进入平台期。

二、早孕期的超声表现

由于其显微尺寸，植入前的胎体不能被超声检测到。然而，早在受孕后 11 天（妊娠龄 3 周 4 天），当胚泡完全嵌入蜕膜时，可以观察到由前、后层子宫内膜（现在称蜕膜）之间坍塌的子宫内膜腔形成中央线性界面，并检测到圆形无回声偏心位于强回声区内，该强回声临近子宫宫腔，而不是位于宫腔里面（图 7-1）。

1986 年，Yeh 等首次描述这种“子宫蜕膜内征”。这个无回声结构就是胚泡的绒毛膜腔，其超声术语叫作孕囊，多个研究已经证实“子宫蜕膜内征”的临床应。

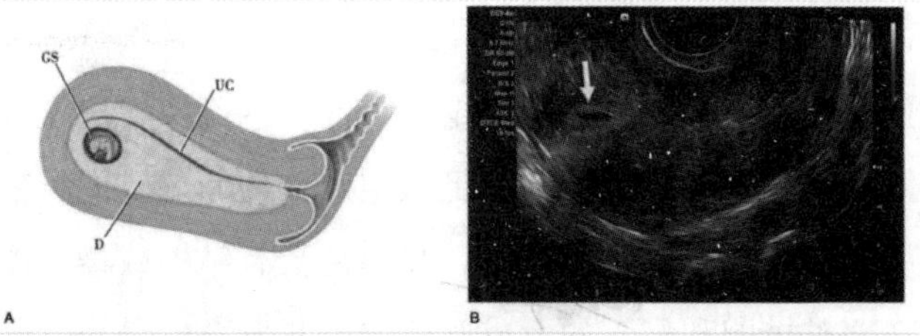

图 7-1 早孕期超声表现

注：A. 蜕膜内征。早期妊娠囊（GS）偏心性位于子宫内膜腔凹陷形成的界面附近，子宫内膜腔（UC）位于子宫前后层蜕膜（D）之间。妊娠囊不是位于子宫内膜腔内；B. 实心箭头指向早期妊娠囊，它与子宫宫腔的线性强回声相邻

在妊娠 7 周左右，随着孕囊长大及宫腔膨大，可观察到大部分孕囊被两层蜕膜包绕（包蜕膜和壁蜕膜），这种征象称为“双环征”。需要注意的是，正在发育的胎盘和底蜕膜之间并没有由塌陷的子宫宫腔形成的线性界面。

正常的妊娠中，底蜕膜全层只有一部分被滋养细胞侵入，成为胎盘母体面的一部分。Wong 等描述了在整个早孕期中剩余部分的底蜕膜的超声表现。

先前已经提过，绒毛膜腔（孕囊）内第一个可以被观察到的结构是继发脐囊

（继发卵黄囊）。它表现为一个圆形的，无回声结构，其外包绕着一圈环状强回声。继发卵黄囊可在末次月经后约 5 周左右通过经阴道超声检查到，6 ~ 7 周左右通过经腹超声检查到。妊娠 5 周时，卵黄囊的内径约为 2.3mm。卵黄囊逐渐长大，到妊娠 11 周时其内径达到约 5.6mm，妊娠 12 周后卵黄囊逐渐消失。当观察到卵黄囊连接到卵黄管时，这个征象有时被描述为"细线上的气球"。

在妊娠 5 周末或者 6 周初，早期的胎芽经阴道超声可观察到，其直径约为 2 ~ 4mm。它最初表现为邻近卵黄囊的一簇稍直的回声。妊娠 7 ~ 8 周可观察到羊膜腔。小的无回声的羊膜囊、卵黄囊和两者之间正在发育的胚胎，这个图像被称之为"双泡征"。

胚胎的生长速度约为 1 ~ 2mm/d。在妊娠 6 周末，胚胎的形状像芸豆。妊娠 7 周，胚胎的头部约占整个胚胎的一半大小。羊膜腔也继续生长，其占绒毛膜腔的比例越来越大。在这个阶段能够清楚地观察到卵黄囊在绒毛膜腔内，同时胚胎在羊膜腔内。

三、超声胚胎学

从使用高频阴道探头到三维（3D）和四维（4D）超声的出现，这个领域的超声技术进步使我们能够更详细地观察早期妊娠。识别和评估胚胎的解剖被称为"超声胚胎学"，这个术语由 Dr.Timor-Trisch 及其同事于 1990 年首次提出。

妊娠早期超声检查的主要表现总结在表 7-1 里。下面将讨论可以在早孕期观察评估的一些重要器官系统。

表 7-1 早孕期早期的超声检查时间表

妊娠龄（周＋天）	超声所见
4＋3 ~ 5＋0	子宫内膜内可见一个小的妊娠囊（2 ~ 5mm），紧贴于子宫宫腔内侧面
5＋1 ~ 5＋5	在绒毛膜腔内可见脐囊（卵黄囊）
5＋6 ~ 6＋0	在卵黄囊附近可见一个 2 ~ 4mm 的胎芽
6＋1 ~ 6＋6	卵黄囊明显与胚胎分开。在胎芽 5mm 时可见胎心搏动。可以将头部与身体区分开来
7＋0 ~ 7＋6	卵黄囊图像在绒毛膜腔内，而羊膜清楚地将胚胎包围在羊膜腔内。在胚胎的头部内，可见无回声的后脑
8＋0 ~ 8＋6	CRL 达到 17 ~ 23mm。胚胎前脑，中脑和后脑可以识别，四肢变得明显。可见生理性中肠疝
9＋0 ~ 10＋0	大脑半球变得更加明显，在侧脑室可见强回声的脉络丛。手和足可见

（一）心脏

随着生物体体积的长大，结构变得更加复杂，其许多细胞不再与提供氧气和营养的环境直接接触，并且可排放二氧化碳和废物。此时，一种有运输交换功能的结构就变得必要了，这就是心血管系统。也因此在胚胎中，心脏是第一个发挥作用的器官。在受孕后 23 天（妊娠龄 5 周）原始心管开始搏动。平均搏动频率从妊娠 5 周时的 110 次 / 分（bpm）上升到妊娠 9 周时的 175 次 / 分，此后，搏动频率下降到 160 ~ 170 次 / 分。到了晚孕期，正常的静息状态下的胎心率在 110 ~ 160 次 / 分范围内。

所有胎芽测值≥ 5mm 的正常胚胎均应观察到心脏搏动，可以使用 M 型超声记录。若在胎芽小于 5mm 时未探及胎心搏动，可能是正常现象，此时需要继续随访复查，从而确定胚胎存活。

（二）中枢神经系统

胚胎外胚层的一段形成神经板，神经板折叠形成神经管和神经嵴。神经管的颅部段形成大脑，其余的神经管形成脊髓。

胚胎脑部发育成三个脑泡：前脑泡，或胚胎的前脑，分化形成端脑和间脑；中脑泡，即胚胎的中脑，还未分化；后脑泡，胚胎的后脑。前脑和后脑各自分化，形成了总共 5 个脑泡，这 5 个脑泡逐渐形成了侧脑室、第三脑室、第四脑室的上下部分，以及它们之间的连接组织。

三维超声提高了对胚胎脑部的评估能力，但在二维超声图像上可以看到更多的结构。后脑最早可在妊娠 7 周通过超声识别出来，在矢状切面上，后脑表现为脑后部的钻石状的无回声。位于第四脑室顶部的脉络丛最开始表现为后脑的强回声。妊娠 8 ~ 9 周时，沿头的中轴观察，大脑半球为新月形结构，并被无回声的侧脑室占满。脉络丛位于即将形成的第四脑室的顶部，首先表现为后脑的强回声褶皱。妊娠 9 ~ 10 周时，侧脑室内可以观察到强回声的脉络丛。此时，脉络丛几乎占据了整个大脑半球。妊娠 10 ~ 11 周时，大脑皮质有明显的增厚，妊娠 11 周后中线上出现小脑半球。

妊娠 7 ~ 8 周时，超声波可以有限的观察发育过程中脊柱声像图，但是椎骨还没有骨化到可引起声影的程度。

（三）肢体

妊娠 8 周时，肢芽开始出现（图 7-2），妊娠 10 周可显示手与足。

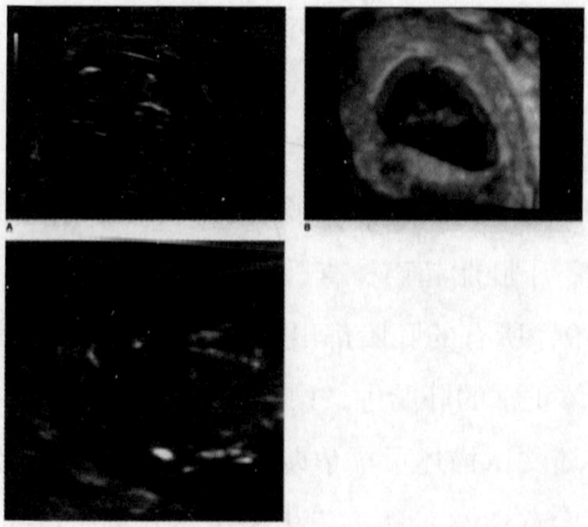

图 7-2 妊娠 8 周超声影像

注：A. 二维图像显示肢芽。注意羊膜与绒毛膜是分离的；B. 表面重建的三维成像，显示了一个妊娠 8 周的胚胎肢芽；C. 拇指与其他手指分离，但其余手指之间尚未开始分离

（四）胃肠道 / 腹壁

约妊娠 8 周左右，胚胎的肠管从腹腔突入脐带的脐腔底部。然后它经过一个旋转的过程，最后在妊娠 12 周重新回到腹腔。这种生理性疝是一个正常的过程，只要包块的直径不超过 7mm，就不应该被误认为是脐膨出。

四、怀孕初期确定孕龄

在检测到可测量的胎芽之前，可以通过测量妊娠囊来确定妊娠时间。为了获得一个妊娠囊平均内径（MSD），需要测量孕囊内无回声区的高度、宽度和深度，并计算三次测量的平均值，其测量方法为纵横扫查两个垂直平面，在孕囊的液体，绒毛膜组织界面的内侧面上测量。其他作者使用了最大妊娠囊内径，这只需要一个测量径线。妊娠囊小至 2 ~ 3mm，被确定为相当于月龄 5 周，妊娠囊平均内径每周增长约 1cm。

通过经阴道超声检查，胎芽通常在第 6 周显现出来。在矢状切面上的最长的轴线上测量胚胎长，可获得顶臀长（CRL）。图像必须充分放大，以确定卵黄囊不包括在测量中。正确的测量不仅对于确定预产期非常重要，更重要的是，即使是轻微的测量错误也会影响对染色体异常的风险评估。

CRL 是评估预产期最准确的单项测量，不过在中孕早期结合多个参数来评估 EDD 的准确性也与 CRL 接近。

根据这些测量方法，可以使用算数公式来确定妊娠时间。

五、颈项透明层

1990 年，《柳叶刀》杂志发表了一篇文章阐述了一种不同寻常的发现，该研究对纳入的患者进行了胚胎超声检查，并同时进行了胚胎绒毛膜绒毛取样。在 7 例 21- 三体的胚胎中，所有的胚胎都出现了皮下液体在颈部区域异常积聚的情况。而在 105 例染色体正常的胚胎中，只有 1 例被发现了类似的表现。与此同时，《产前诊断》中的一篇文章描述了早孕期出现无分隔的“水囊瘤”的意义，并指出，有这种表现的胚胎有 50%的概率发生染色体异常，包括 21- 三体，这种颈部液体聚集的现象现在被称为颈项透明层（NT）。

与此同时，研究人员也在研究孕妇血液中与染色体缺陷风险升高相关的生化标志物。1999 年，这些研究的 meta 分析显示，由滋养层产生的两种化学物质分别为妊娠相关血浆蛋白 A（PAPP-A）和游离 β-hCG，尽管上述两种化学物质的异常升高在 65%的 21- 三体胎儿中检测到，其假阳性率为 5%，但当 NT 测量结合 PAPP-A 和游离 β-hCG 检查时，其检出率增加到 86%，其假阳性率同样也为 5%。

NT 的声像图为一层起始于胎儿头部的背侧、止于胎儿脊柱某个节点的薄膜内的封闭性透声区域。由于仅仅小于 1mm 的误差都可能会对患者的 NT 风险评估产生不良影响，美国超声医学协会（AIUM）发布了指南，以确保正确的 NT 值测量（表 7-2，表 7-3，表 7-4）ZNT 值的测量在妊娠 11 周和 14 周之间进行（由对孕妇进行相应血液检查的实验室确定）。

表 7-2 方案

正常早孕期检查的基本方案
所有使用的图像切面与在非妊娠期盆腔检查中使用的切面相同
如果胚胎可见，需进行 3 次 CRL 测量
如果胚胎不可见，则进行 3 组妊娠囊测量
卵黄囊测量 / 存图
通过 M 型超声或电影回放捕捉功能记录胚胎心率

表 7-3 妊娠早期妊娠龄的计算公式

名称	公式
孕囊平均内径（MSD）（mm）	MSD =（长 × 宽 × 高）/3
妊娠龄（天）	妊娠龄（天）= MSD + 30
妊娠龄（周）	妊娠龄（周）=妊娠龄（天）/7
顶臀长妊娠龄	CRL（cm）+ 6
预产期（Naegele 法则）	EDD =末次月经时间（LMP）— 3 个月+ 7 天

表 7-4 NT 测量指南

测量方法与要求
1.NT 的边缘必须足够清晰，以便正确地放置游标尺
2. 胎儿必须在正中矢状面
3. 必须放大图像，图像中只包括胎儿头部、颈部、上胸部
4. 胎儿颈部必须是自然屈曲体位，不过度屈曲也不过度伸展
5. 羊膜必须与 NT 线分开
6. 必须使用超声仪器上的游标卡尺（+）进行 NT 测量
7. 游标卡尺必须放置在颈部区域的内侧缘，其水平横臂需与内侧缘紧贴，不能突入颈部区域
8. 游标卡尺的测量必须垂直于胎儿的长轴

鉴于这些发展，美国妇产科医师协会已修订了其关于筛查染色体异常的公告如下。

1）早孕期筛查使用颈项透明层厚度联合生化标志物，是对普通人群进行唐氏综合征筛查的一种有效的方法。在同样的假阳性率的情况下，应用这种筛查方案使唐氏综合征的检出率高于中孕期应用孕妇血清三联检查的检出率，可与四级筛查相媲美。

2）单独使用胎儿颈项透明层厚度测量来做早孕期筛查的效果，不如使用联合检查，即颈项透明层厚度测量联合生化标记物（表 7-4）。

3）在早孕期筛查中，非整倍体染色体异常风险增加的孕妇，需进行遗传咨询，以及绒毛取样（CVS）或中孕期羊水穿刺。

4）特殊化的培训、标准化、使用恰当的超声设备，和持续的质量评估对实现颈项透明层的最佳测量非常重要，由此而做出对唐氏综合征风险的最佳评估，这个检查应仅限于医学中心和满足这些标准的个人。

六、早孕期超声检查的内容

由美国妇产科医师协会（ACOG）和美国放射协会（ACR）联合制定了（美国超声医学协会 AIUM）的产科超声检查实践指南。该指南建议早孕期超声检查包括子宫及附件图像，由此判断是否有孕囊及孕囊的位置，以及是否存在异常的附件包块或后穹隆积液。当发现宫内妊娠囊时，图像和报告应记录卵黄囊和（或）胚胎是否可见。如果怀孕时间太短以至于不能看到胚胎，那么就需要测量 MSD，以此来估计妊娠龄，然而一旦可检测到胚胎，应该优先选择测量 CRL。报告里需要记录是否可探及胚胎胎心搏动。

国际妇产科超声协会（ISUOG）发布的早孕期胎儿超声检查指南如下。

总体来说，胎儿超声检查的主要目的是提供准确的信息，这将有助于为孕妇和胎儿提供最佳的产前护理。在妊娠早期，确认孕囊的活性、准确评估孕周、确定胎儿个数、判断绒毛膜性和羊膜性很重要。在早孕期末期，超声检查为发现胎儿大体结构异常提供了可能性，在胎儿健康系统中，超声提供非整倍体染色体异常的扫查、测量颈项透明层厚度……在没有任何临床问题、病理症状或特定指征的情况下，没有理由仅仅是为了确认正在进行中的早孕而做常规检查。

国际妇产科超声协会的指南，继续推荐了早孕期评估胎儿异常时超声筛查的内容。

随着知识的更新及技术的改进，超声在早孕期的应用越来越广泛。现在很多技术能筛查早期主要解剖结构异常。虽然现在在早孕期（11 ~ 14 周）超声识别胎儿发育异常方面没有正式的指南，但 Bryann BromLey 及其同事发表了他们筛查计划的内容。表 7-5 对比了 AIUM、ISUOG 和 BromLey 在早孕期扫查的内容。

表 7–5 早孕期超声检查的详细计划书

AIUM	ISUOG	BromLey 等
确定孕囊数量、估计妊娠龄、孕囊着床位置及是否有胎心搏动		
当有临床指征时	当有临床指征时	当有临床指征时
确定染色体异常的风险和（或）对异常结构的早期发现（颈项透明层，通常与母体血清生化指标或游离 DNA 联合使用）：建议筛查时间根据临床实验室结果而定		
	妊娠 11 周 ~ 13 + 6 周	妊娠 11 周 ~ 13 + 6 周
	胎儿数量	胎儿数量
	顶臀长	顶臀长
	确认胎心搏动（胎儿存活）	确认胎心搏动（胎儿存活）
	多胎妊娠的羊膜性和绒毛膜性	多胎妊娠的羊膜性和绒毛膜性
早孕期超声检查的筛查内容	颈项透明层厚度测量	颈项透明层厚度测量
胎儿数量	估计妊娠龄（顶臀长、双顶径）	鼻骨的测量（如果需要）
顶臀长	NT 扫查	若技术上可行：
确认胎心搏动（胎儿存活）	评估胎儿解剖：	身体轮廓
多胎妊娠的羊膜性和绒毛膜性	头部解剖	头部形态
颈项透明层厚度测量	颈部	颜面部外形轮廓
	脊柱	中枢神经系统
	胸腔	心脏
	心脏	脐带插入处
	腹腔内容物	肢体

第二节　早期妊娠并发症的超声评价

在早期妊娠时，孕妇出现任何异常或者临床医生觉得妊娠出现异常时，超声检查可以解答疑问。下面将讨论有关早期妊娠常见的临床症状，染色体异常和结构异常的超声表现。

一、早期妊娠失败

在妊娠 20 周前，先兆流产的常见症状是阴道出血，是妊娠常见的并发症，有 15%～27%孕妇在妊娠前 20 周会出现一次或两次阴道出血。阴道出血可能表现为点滴出血（通常发生于胚胎植入时），可能是少量阴道流血，或者是大量阴道流血，出血可能来源于子宫、宫颈或阴道。对于宫内妊娠，超声发现一些特殊的征象和接下来动态观察，对于妊娠是否继续具有决定性的意义。

尽管与妊娠无关的疾病也可以引起阴道流血，临床上遇到阴道流血的患者首先要考虑妊娠的可能性。超声检查对于先兆流产的价值不在于改变妊娠结局，而在于辨别哪种妊娠能进展下去。Hasan 等研究认为，少量阴道流血或点滴出血不太可能影响到妊娠结局，大量阴道出血发生妊娠失败的可能性是其他情况的 3 倍，特别阴道大量流血伴随腹痛的患者。

在 2014 年，放射科医师协会超声分会发表不能存活妊娠诊断新标准，减少早期出现阴道出血而胚胎不能存活的假阳性病例。诊断标准和指南来源于 10 年（1999—2008 年）检查的 1013 个病例的超声表现。该研究排除了妊娠部位不明的患者。作者发现早期不能存活妊娠最可靠的标准如下：①空孕囊（无胎芽孕囊）平均直径大于 25mm。②顶臀长大于 7mm 胚胎未探及确切胎心。

二、妊娠大小与孕周不符

在孕妇末次月经（LMP）不详，孕妇子宫肌瘤，孕妇肥胖，手术瘢痕及多胎妊娠等情况下，产科医生根据子宫的大小评估孕周就是不准确的，这时超声检查可以确定孕周。妊娠的前 3 个月内，孕妇确定准确的孕周非常重要，因为孕期管理其他方面，如预产期、妊娠终止的方法、孕妇 HCG 血清水平、绒毛膜绒毛取样或羊膜腔穿刺术的时机选择等，都取决于孕周的正确的评估。

超声检查除了确定孕周，在明确早期妊娠失败，或宫外孕时也非常重要，此时超声检查子宫小于同孕周的妊娠子宫。宫内妊娠（IUP）确定后，如果妊娠囊及其内的胎芽的测量与患者末次月经推算的孕龄不相符，需要准确的超声测量确定孕龄。人类绒毛膜促性腺激素（hCG）水平连续测定和系列的超声波检查，用来确定胚胎正常的生长曲线。孕周准确的女性，如果出现早发性宫内生长受限（定义为胚胎顶臀长至少低于同孕龄平均值两个标准差），会增加其流产的风险（自然流产）。

末次月经不详，多胎妊娠，葡萄胎妊娠或子宫肌瘤等情况下，子宫大于正常孕周的子宫。其中，与先前的文献报道相反，大多数肌瘤在妊娠期间并不生长。但是子宫肌瘤与早产，胎膜早破，胎位不正有关。在妊娠早期，胎盘后的肌瘤可能与阴道出血有关，大的黏膜下肌瘤使子宫腔形态扭曲与妊娠失败有关。

大部分孕妇有明确的停经史和尿妊娠试验阳性或血清妊娠试验阳性，有些妊娠是在月经之前就自然流产了。这种情况下，孕妇和她的产科医生可能都没意识到妊娠及妊娠的丢失，临床确诊的妊娠有 10% ~ 20%，在 20 周之前就自然流产了，其中绝大多数发生在 12 周之前。妊娠失败的原因有很多，其中 50% ~ 70% 是由染色体异常引起的。

正常孕妇早期超声检查（如检查时间在 6 周 2 天到 11 周 6 天之间）显示单胎妊娠，有正常心率，那么该孕妇的流产风险只有 1.6%。

出现阴道流血或腹痛症状的孕妇，流产风险增加。阴道流血的孕妇中，大约有一半可能流产，而出现大量阴道流血伴腹痛的孕妇流产风险最大。继续妊娠的孕妇，有 17% 可能会出现晚期妊娠并发症。妊娠早期阴道流血的其他原因包括妊娠滋养细胞疾病（在本章后面会讲到）和异位妊娠（在第 17 章里会讲到）。早期妊娠失败的超声表现，取决于胚胎发育的阶段，以及是否有流产迹象。

无胚胎妊娠（有时称为枯萎孕囊）时，经阴道超声检查发现空孕囊（即缺乏胚芽或卵黄囊的妊娠囊）平均直径大于 20mm 者，没有胚胎，表明妊娠失败。末次月经可靠孕妇的孕囊小于正常妊娠孕囊，也可能预后不良。由于能够继续妊娠和不能继续妊娠的胚胎及孕囊测量有一些重叠区间，对处于临界状态的有生育愿望的孕妇需要进一步的随访观察。

利用超声，能识别正常妊娠的第一个结构是次级卵黄囊（二级脐泡）。卵黄囊太大（大于相应孕周卵黄囊平均直径两个标准差）或太小（小于相应孕周卵黄囊平均直径两个标准差），或卵黄囊形态异常，都是不良妊娠的预测指标。

在正常妊娠，超声检查观察到卵黄囊后，胚胎周围可以见到羊膜环绕。2010年，Yegul 和 Filly 报道，超声观察到羊膜，但没有胚胎（“空羊膜征”）是确定妊娠失败的确凿的证据。

大小 5mm 或以上的胚胎出现心脏搏动，通常被认为是妊娠良好的表现，这时自然流产的风险很低。而心动过缓（孕 6.2 周胚胎心率＜ 90bpm 或孕 6.3 ~ 7周＜ 110bpm）出现在 6 ~ 7 周的孕龄，会增加妊娠丢失风险。相反，心动过速（孕6.3 ~ 7 周胎心率≥ 155bpm）发展成为正常妊娠的可能性较大。

当胎芽大于或等于 5mm，没有胎心搏动时，可以诊断胚胎死亡。小于 5mm 胎芽没有胎心搏动，同时出现羊膜腔扩大，也是胚胎死亡的标志。Yegul 和 Filly 称之为胚胎早期死亡的“羊膜扩大征”。在胎芽小于 5mm 时，卵黄囊与胎芽和羊膜囊之间有卵黄柄，却没有检测到胎心，是胚胎死亡的另一个迹象。

无胚胎妊娠或胚胎死亡尚未排出子宫者，称为稽留流产。不全流产是指妊娠的胎盘和胚胎已经排出子宫，但部分妊娠物还残留在宫腔内。此时超声检查可以发现不全流产子宫的内膜增厚，或宫腔内出现高回声组织（图 7-3），究竟多厚的子宫内膜可以诊断不全流产（RPOC）还未达成共识。使用彩色多普勒技术有助于两者的鉴别，不全流产的子宫肌层血流信号较正常子宫肌层血流增加，当患者出现大出血和宫颈口扩张时，流产是不可避免的，超声检查可以发现妊娠囊排出到子宫颈和阴道内。

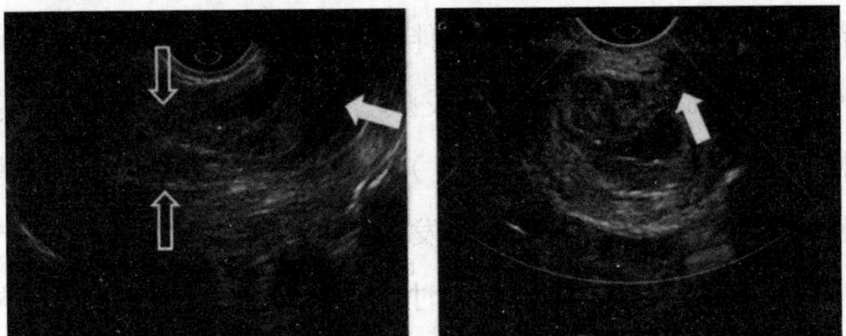

图 7-3 不完全流产后子宫

注：A. 经阴道矢状面扫查显示位于空心箭头与实心箭头之间异常增厚的内膜；B. 在子宫颈层的冠状扫描显示：在不同的稽留妊娠物中（实心箭头）的彩色多普勒血流

三、绒毛下出血

妊娠囊和子宫壁之间的新月形回声，是绒毛膜下出血（或绒毛膜下血肿）的征象。它的出现会增加自然流产、子痫前期、胎盘异常或早产的风险。用绒毛膜下出血区域的大小，预测自然流产还没有达成共识。表 7-6 总结了异常妊娠的超声的表现。

表 7-6 妊娠类型超声表现

妊娠类型	超声表现
枯萎孕囊	空的妊娠囊大于 20mm 或妊娠囊大小小于预期
胚胎死亡	缺乏胎心搏动，扩大的羊膜腔，缺乏双泡征
不全流产	子宫内膜增厚，子宫肌壁血流增加
难免流产	低位空孕囊，宫颈内口开放
绒毛膜下出血	月牙形的回声或混合液体集聚在孕囊和子宫肌壁间

四、妊娠滋养细胞疾病

顾名思义，妊娠滋养细胞疾病是从受精开始，涉及异常滋养细胞的增殖扩散，正常的妊娠滋养细胞形成胎盘。最常见的疾病为葡萄胎妊娠，包括完全性葡萄胎和部分性葡萄胎。

完全性葡萄胎发生在以下两种情况下，这两种情况都涉及无细胞核的异常卵母细胞，因此没有母体染色体。如果卵细胞由携带 X 染色体的单倍体精子受精，精子的染色体被复制，那么其遗传结果就会是 46XX，染色体完全来源于父系。极少数情况下，卵细胞可能被两个精子受精，产生 46XX 或 46XY 妊娠。无论哪种方式，只有父系染色体存在。如果成功着床，滋养细胞增殖并形成肿胀的“葡萄状”绒毛。这种胚胎结构通常在形成超声可识别的胚胎结构之前，就停止发育了，超声检查不能发现胚胎。随着妊娠的进展，完全性葡萄胎患者通常会出现子宫长大，大于同孕周正常子宫，出现阴道出血。同时，可能伴有贫血、高血压、毒血症、甲状腺功能亢进和（或）呼吸功能不足。

部分性葡萄胎是由一个正常的卵母细胞和自我复制的精子结合，极少的情况下是两个精子受精，结果是含 69 个染色体的三倍体妊娠。胚胎或胎儿可能发育，发育的胚胎或胎儿伴随着增厚而水肿的胎盘，胎盘局部区域出现水泡样肿胀。三倍体的受精结果异常，是由二倍体的卵母细胞和单个精子受精形成，没有滋养层细胞的异常增殖，不属于妊娠滋养细胞的疾病。部分性葡萄胎患者可能会出现阴道出血和胎儿小于孕周或妊娠子宫小于同孕周子宫大小，表 7-7 总结滋养细胞肿瘤的超声表现。

完全性葡萄胎和部分性葡萄胎出现异常滋养细胞的增殖，在一定程度上，是由于高水平 hCG 刺激造成的。

两种形式的葡萄胎妊娠，妊娠初期都可能会出现阴道出血，但多达 41% 的病例在孕早期无症状。一般来说，hCG 水平的增加以及相关的临床症状和体征，完全性葡萄胎比部分性葡萄胎更严重。随着妊娠的进展，患者可能经历大量阴道出血、子宫大于孕周、剧吐、排出葡萄样组织。多达 46% 的完全性葡萄胎妊娠患者合并卵巢长大和多房黄素囊肿，可能由于高水平的 hCG 刺激引起。黄素囊肿通常是双侧发生，大小在 6 ~ 12cm，甚至有些囊肿直径可达 20cm。

葡萄胎妊娠的诊断至关重要。滋养层细胞形成的囊泡通常被吸刮术和或刮宫术排出宫腔，患者每周需要测试血液 hCG 水平，直到连续 3 周测值正常。临床随访非常必要，因为部分性葡萄胎有 2% 至 4% 患者和完全性葡萄胎高达 28% 的患者，可能发生局部浸润或转移性妊娠滋养细胞肿瘤（CTN，也称为绒毛膜癌）。葡萄胎妊娠的早期诊断和早期治疗，可使 hCG 水平更早恢复正常，这可能得益于超声波在妊娠前 3 个月的广泛运用。

表 7–7 妊娠滋养层细胞疾病的超声表现

滋养层细胞疾病的类型	超声表现
葡萄胎（早孕期）	可能出现枯萎孕囊，先兆流产，或混合回声充满子宫腔，没有典型水泡样回声特点
葡萄胎（早孕后期）	中等回声团块充填子宫腔和内包含液性的囊腔
部分性葡萄胎	可能出现妊娠囊相对较大，完好无损，包围着厚厚的胎盘样回声，透声良好。可能没有胚胎，也可能包含一个不成比例的小的或不能存活的胎儿。伴随胎儿回声可能有或没有正常的胎盘
葡萄胎和胎儿共存	正常胎盘和胎儿与单独区域的囊性水泡共存
侵袭性葡萄胎	增大的子宫内病灶回声增强和子宫肌层间的囊性回声
绒毛膜癌	实性团块内的囊性坏死区，血凝块，或肿瘤组织入侵和扩展到子宫肌壁，转移病变位于肝

完全性葡萄胎妊娠的超声图像在前 3 个月是多变的，葡萄胎妊娠可能和早期妊娠空孕囊或过期流产或不完全流产时的妊娠物残留超声图像相似。然而，宫腔内出现直径超过 3.45cm 的团块，子宫内膜变薄（最厚处不超过 1.2cm），彩色或脉冲多普勒检查出低阻动脉血流，以上情况更可能是妊娠滋养细胞疾病。如果

检测到高水平 hCG 值也支持葡萄胎妊娠的诊断。

大多数情况下，超声检查发现宫腔内有多个小的囊腔的混合回声团块，这种囊腔通常在中孕早期出现。偶尔也可能发现一个大囊泡和或宫腔积液，黄素囊肿出现在一侧或两侧卵巢，完全性葡萄胎妊娠宫腔内没有胎芽或胎儿。

早期部分性葡萄胎也有类似多变的超声表现，但随着妊娠时间的延长，超声检查可以发现可识别的胚胎或胎儿，胎盘出现异常增厚，胎盘局部会有水泡样变。

五、胎儿非整倍体

目前，推荐所有孕妇进行染色体异常胎儿的风险评估筛查。在早期妊娠阶段，通过测量顶臀长、颈项透明层厚度，和孕妇血清生化水平完成筛查。许多作者建议，同时测量鼻骨长度和静脉导管频谱。目前，对是否将产妇年龄纳入风险评估，是否所有超声检查指标常规纳入评估，是否仅在颈项透明层厚度在临界值或异常时才测量鼻骨和静脉导管尚未达成共识。

六、结构异常和综合征

医生对妊娠前 3 个月胚胎和胎儿的正常超声结构的认识，使得许多结构异常和综合征在早期得以检出。

在妊娠前 3 个月发现中枢神经系统畸形，包括无头、无脑畸形，前脑无裂畸形，Dandy-Walker 畸形，脑膨出，脊柱裂。心脏异常包括：异位心脏，左心发育不良综合征，房室间隔缺损，传导障碍，心力衰竭。其他异常包括：体蒂异常、淋巴水囊瘤，多囊性肾发育不良，巨膀胱，脐膨出和腹裂，小下颌畸形，脐带囊肿，胸腔积液，多指 / 趾畸形，水肿，畸形足。

超声检查在早期多胎妊娠可以诊断联体双胎，双胎反向动脉灌注序列综合征。超声检查在妊娠前 3 个月时可以诊断越来越多的综合征，包括 Walker-Warburg 综合征（先天性肌营养不良伴眼脑畸形）、Meckel-Grober 综合征（脑膨出、多指、多囊肾综合征）、Cantrell 五联症和 Cornelia de Lange 综合征等，早期妊娠异常的病例在图 7-4 列出。

2015 年发表的一项研究中，对 616 个健康的单胎胎儿的心脏进行了超声检查，孕周为 11 ～ 13 周，研究常规孕早期胎儿超声心动图检查的可行性。所有的研究都是由经验丰富的超声波学者进行，研究显示，超声检查在孕早期可以完整显示，包括四腔心切面、右心室流出道（RVOT）、左心室流出道（LVOT）、三血管气管切面，以及这些切面的彩色血流多普勒图。所有的孕妇均成功地显示了四腔心切面和 RVOT，有 87.4%的孕妇显示了 LVOT，三血管气管切面显示率在 78.2%。研究得出的结论，胎儿的心脏结构可以在 95%以上的早孕胎儿中显示。

虽然超声检查发现妊娠前 3 个月胎儿异常的水平有所提高，但是需要注意的是，在一项超过 2800 名孕妇参加的研究中，所有孕妇在妊娠 11 ～ 14 周进行了详细的超声筛查，在中孕期和（或）晚孕期又再次进行，所有超声检出的胎儿异常中，孕 14 周前仅出现 22%胎儿异常。

因此，妊娠前 3 个月详细的超声评估，不能取代中孕期对解剖结构的仔细观察。

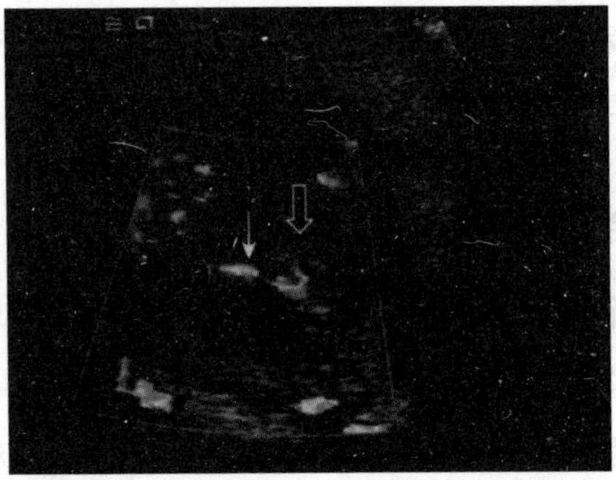

图 7-4 早起妊娠异常

注：妊娠 11 周的胎儿腹部横切面显示腹裂（实心箭头：脐带插入处；空心箭头，腹裂）

第三节　胎儿异常的类型

因为超声检查能提供详细的评估，所以已成为实验室检测的辅助手段。本章包含了遗传模式的信息内容和发育性或获得性异常的分类，异常包括畸形、变形、破坏和发育不良。

一、异常的类型

超声检查是评估胎儿发育和检测胎儿异常的一种有效工具，胎儿结构异常可能是单发或者多发，一组异常的发现可能代表了一种综合征、一种联系或一个序列症。这些术语描述如下：

（一）综合征

一个单一的原因或病理引起的多种异常的模式。染色体三体是因为一个染色体异常导致出现多种畸形，所以被认为是一种综合征。

（二）联系

多重异常的模式出现在多个个体中，这与单一的致病因素或病理学无关。有了这种联系，找到一种畸形就会检测出那些已知的会一起出现的另外异常，这些不是序列或综合征的一部分。

（三）序列征

一种由初始单一异常引起的多重异常的模式。一个序列征可能是畸形、变形或破坏。

影响发育中的胚胎或胎儿的异常分为四类：畸形、变形、中断和发育不良。

（四）畸形

一种异常，是从一开始单一的或者多发的结构或组织异常，唇裂或腭裂就是一个畸形的例子。如果胎儿有一个主要的先天缺陷，比如脊柱裂导致其他的缺陷，如脑积水或足内翻，就要使用畸形序列这个术语。

（五）变形

这是一种内部或外在原因引起的异常。当结构或组织在外力作用下导致形状或位置的异常，这被认为是外在的变形。由羊水过少引起的足内翻就是一个典型的变形例子。内在的变形是胎儿畸形的结果。比如胎儿肾畸形的情况下，胎儿不能排尿，羊水过少，导致双足内翻。

（六）中断

指以前正常的结构或组织，因为某种外在、内在、血管损伤，导致发育中断而出现异常。损伤导致发育中断的一个例子就是截肢，由于羊膜带或风疹等引起的畸形。中断没有基因成分，但是胚胎在外部因素介入下会有畸形的倾向。

（七）发育不良

结构或组织缺乏正常组织细胞的一种异常。异常细胞发育会导致组织器官发育不良。这种非特异性的过程会导致器官在细胞水平的异常，先天性外胚层发育不良就是这类异常的例子。

产前超声检查能够准确地评估胎儿发育，准确确定多种异常。超声医生就像一个侦探在一个场景中收集犯罪线索。一旦所有的证据积累起来，将它同已有模式（综合征、关联或序列征）进行比较，最终就会导致特定的诊断结果。

二、遗传学

遗传学是对生物体遗传的研究。负责遗传的基因是由脱氧核糖核酸（DNA）的片段组成。染色体包含基因，细胞核包含染色体。基因中 DNA 序列是遗传密码，遗传编码的复制导致人类的特征从一代传播到下一代，这组指令包含了组织的形成和发育，最终发育为人体。

（一）染色体

人类有两组细胞，包括生殖细胞（配子）和体细胞（其他一切）。生殖细胞或配子是负责生殖，指精子和卵子。它们包含 23 条染色体，称为单倍体，由 22 条常染色体和 1 条性染色体组成，性染色体是 X 染色体，或 Y 染色体。体细胞 23 对染色体，22 对常染色体和 2 条性染色体，被称为二倍体。

体细胞通过有丝分裂进行复制，产生两个子细胞，每个子细胞内包含与原始细胞相同的遗传信息（46 条染色体）。一个特定细胞复制的减数分裂的过程产生 4 个子代细胞，它们都是单倍体，包含 23 条染色体。在减数分裂期间发生的错误可能会导致每个子细胞中的染色体数目不同，或染色体结构异常。

（二）染色体异常

细胞内染色体数目的变化被称为异倍性，被认为是数目异常。整倍体就是指单倍体数（23 条）染色体的整数倍。举例，三倍体是指细胞内有 69 条染色体（3X23）。非整倍性是一种与单倍体不同数量的染色体，在一套染色体中多出一条额外的染色体（三染色体）或者缺失一条染色体就是非整倍体。这种染色体不分裂发生在减数分裂期间，大多数三体的结果来自随着母亲年龄的增长母亲染色体的不分离，然而染色单体则可能是由于母亲或父亲染色体不分离造成。

染色体的结构异常比数目异常要少见。通常是由于染色体断裂造成的。这个破损可能是由于暴露于药物、辐射、病毒或化学制剂等因素造成。结构异常包括缺失、插入、转位和易位。

1. 缺失

染色体的一部分因为断裂而丢失，或在罕见情况下的形成环状染色体。Cri du chat 综合征就是 5 号染色体短臂部分缺失的结果。

2. 插入

在减数分裂期间发生的染色体遗传信息的增加。

3. 倒位

染色体的一部分在自身内部重新排列。这种可能导致遗传信息的丢失，父母不会出现异常，然而在后代中可能出现染色体异常。易位：在染色体破损时，部分片段可能被转移到另一条染色体上。易位并不总是引起异常，被认为是平衡易位携带者。

致畸物质，指产生先天性畸形的物质有多种形式。环境致畸原的感染和药物，与遗传致畸相似。因为胚胎对致畸物质的敏感性，高达 10% 的先天异常是由这些环境因素造成的。两个环境致畸的例子，一是胎儿风疹综合征导致失明和耳聋，以及胎儿酒精综合征。

（三）遗传

遗传密码从父母传递到后代得以继承。遗传密码影响结构、组织、特征，这些特征可能是经过几代人的代代相传，遗传方式有：常染色体显性、常染色体隐性、X- 连锁遗传和多因素遗传。

1. 常染色体显性遗传

22 对非性染色体被称为常染色体。在常染色体显性遗传中一个父母有这个特质或条件，以这个父母的基因为“主导”基因。当一个父母拥有显性基因时，每个孩子有 50%的机会继承这个特征。

2. 常染色体隐性遗传

每个父母都携带基因但不影响其特征的表达。每个孩子都有 25%的机会有这个基因，50%的可能性为携带者，不遗传基因的概率是 25%。

3.X- 连锁遗传

相关基因定位于 X 染色体上，可能是显性的，也可能是隐性的。隐性比显性更普遍，在男性占多数。色盲就是一种 X- 连锁隐性遗传病。

4. 多因素遗传

由于遗传和非遗传原因，尽管某些现象在家庭中反复出现，但是没有可识别的遗传模式。心脏缺陷、神经管缺陷和面部的唇裂就是多因素遗传的例子。

（四）高危因素

众所周知，许多因素会增加染色体异常的发生风险。一些很容易辨认，比如母亲的年龄和以前的染色体异常妊娠史。21- 三体综合征在 35 岁女性生育的新生儿中发生风险为 1/385，之前有过三倍体怀孕史妇女的复发风险是母亲年龄风险的 8 倍。某些少数民族有更高的风险。镰状细胞疾病在非洲、中东、加勒比、地中海和拉丁美洲人中更为普遍。早孕流产史、父亲高龄也与染色体异常风险增加有关。

三、产前筛查

医疗筛查程序是有价值的工具，它可以让医生识别出各种疾病风险增加的个体。产前筛查对那些存在增加基因异常的个体和孕妇很有帮助。一些生化和超声指标对疾病和结构异常的风险评估都有帮助。20 世纪 80 年代发展的母体血清中 MSAFP 测试，证实了产前筛查的价值。今天，产前筛查被认为是一种有效的非整倍性检查方法。重要的是要记住筛查的作用不是确认，也不是排除疾病的存在，而是简单地评估相对于一般人群的风险。

（一）早孕期

在妊娠早期，筛查对评估 13- 三体、18- 三体、21- 三体的风险很有用。血液检测人类绒毛膜促性腺激素（hCG）和与怀孕相关的血浆蛋白 A（pappa-A）的数量，以及胎儿的颈部透明层（NT）超声检查，所有这些都被证明在识别非整倍性中是有效的。尤其 hCG 的增加和 pappa-A 的减少，以及 NT 的增厚与 21- 三体（唐氏综合征）相关。前三个月（10 ~ 14 周）当这三个指标结合在一起的时候，21- 三体检出率为 82% ~ 87%。

（二）中孕期

在妊娠早期没有接受筛查的妇女，应该在怀孕 15 ~ 20 周之间接受生化检查。在中孕期常常使用四种生化标记检查：MSAFP、hCG、雌三醇、抑制素 A。

未结合雌三醇是用于产前筛查的两种合体滋养层激素之一。胎儿肾上腺和肝脏合成这种激素，胎盘释放这种激素。胎儿畸形扰乱正常的进程，导致母血中出现未结合雌三醇，HCG 也是由合胞体分泌的，并与胎盘的成熟有关。

每一个标记有不同的作用。在 21- 三体中，MSAFP 和雌三醇是低水平的，HCG 和抑制素 A 是升高的。在 18- 三体中，雌三醇、AFP 和 hCG 降低，抑制素 A 没有变化。三联筛查检出率为 70%，在 21- 三体筛查中增加抑制素 A（四联筛查）可以将检出率提高到 80%。不管使用什么筛查策略，这些测试都是现代产前检查的重要组成部分，高危孕妇应接受遗传咨询并接受适合的诊断检测。

四、综合征、序列症和关联

人类所认识到的异常模式是按类型分类的，通常是以个体，或者是那些对这种模式进行描述或识别的个人来命名。现在已经有超过 1 万个被认识的综合征。因为人类对基因组的认识逐渐增加，对胎儿异常的理解也是如此。这里的综合征、序列症和关联只是抽样例子，选择的主要原因是它们具有超声的可识别性。

（一）Aicardi 综合征

1. 简述

Aicardi 综合征是一种罕见的疾病，全球只有几千例报道，它的发病率是未知的，而且没有种族倾向。这种综合征是通过三联征来诊断，胼胝体缺失、视网膜脱落和婴儿痉挛，两个经典特征和两个主要特征能强烈提示该综合征。发病率随地理位置而变化，大约是 1/100000。

2. 实验室检查

对于 Aicardi 综合征，实验室没有特定的母血清标记。唯一的诊断方法是通过羊膜穿刺术、绒毛膜活检、经皮脐血取样（PUBS）。

3. 遗传学

Aicardi 综合征主要发生于女性。尽管这种综合征被认为是一种常染色体隐性遗传病，但在分类中是一种 X- 连锁的显性遗传模式，新的常染色体显性突变也有可能。

导致这一突变的 4 种基因：TREX1、RNASEH2B、RNASEH2C，以及 RNASEH2A。研究发现，Aicardi 综合征有正常染色体核型，提示该综合征发生可能是一种疾病诱导的原因。

4. 超声表现

最常见的是胼胝体缺失，特征性表现还包括胼胝体发育不良、脑皮质异常（多数为小脑回畸形）、脑发育不对称、小头畸形、脉络丛囊肿（大于 50%）、脑穿通囊肿、脉络丛乳头状瘤，Dandy-Walker 综合征和脑钙化。一般表现为脊柱异常，特别是胸椎，以及肋骨异常和眼异常，包括小眼畸形。

5. 预后

20% 的病例是通过新生儿检测肝酶升高、血小板减少、神经系统异常、肝脾大来诊断的。个体表现可能有中度到重度精神缺陷、癫痫、失明，这种疾病在生后第一年病死率很高。

（二）羊膜带序列征

1. 简述

羊膜带序列征，或收缩带综合征，由于羊膜破裂导致胎儿与羊膜带粘连。羊膜束缚、压迫胎儿，导致肢体发育中断，经常被截肢。大多数的羊膜带序列都是特发的，只有在极少数情况下是由于创伤的原因。发病率在 1/1200 到 1/15000，男女比例为 1 ： 1。

2. 实验室检查

没有特异性指标。

3. 遗传学

还不清楚，因为胎儿核型是正常的，与大疱征和 Ehlers-Danlos 综合征相关。

4. 超声表现

严重程度取决于胎儿被羊膜缠绕的情况。羊膜带或羊膜片的存在并不表示羊膜带序列。胎儿肢体被缠结或胎儿其他部分受影响，可以提示该序列征（图 7-5）。有几项研究表明，如前脑无裂畸形、小脑发育不全、异视症和心脏、肾脏异常与该序列征相关。但是，有这些异常的胎儿可能具有正常的羊膜。单卵双胎的影响高于双卵双胎。子宫粘连或隔膜可能会与之相似，但这些并不会附着在胎儿身上。预后结果差异很大，主要是根据羊膜带缠绕的程度而定，从手或手指的轻度残疾，到胎儿头部或躯干的大部分卷入羊膜中，甚至死亡。

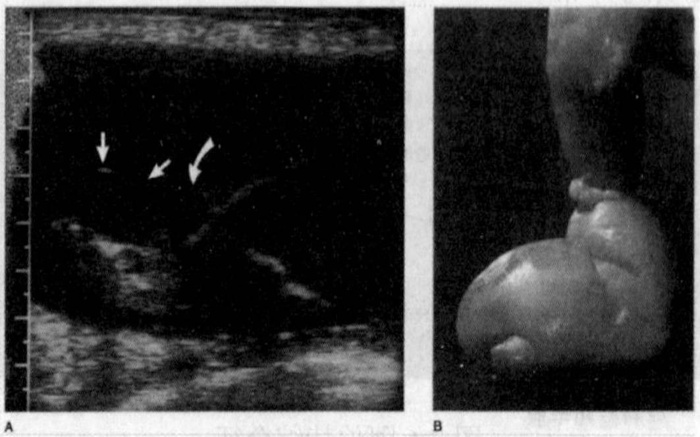

图 7-5 羊膜带序列征

注：A. 脚部明显的水肿和肿胀（箭头所示）。腿上可以看到收缩带（弯曲箭头所示）；B. 病理与超声检查显示足部明显水肿，小腿下份被羊膜带压迫缢痕

（三）阿伯特综合征

1. 简述

阿伯特（Apert）综合征是一种罕见的疾病（1/65000 到 1/200000），其特点是颅骨的过早融合。这种疾病在 1906 年第一次发现，是一种尖颅并指畸形。颅缝早闭是其主要特点，导致头部和面部形状的变化。Apert 综合征是一组颅缝早闭综合征中的一部分，与 Muenke 综合征、Crouzon 综合征、Jack-son-Weiss 综合征、Pfeiffer 综合征和 Beare-Stevenson 综合征一样。

2. 实验室检查

没有特异的母体血清标志物。如果合并开放性脊柱缺陷，MSAFP 可能会升高。

3. 遗传学

FGFR2 基因突变导致了 Apert 综合征，这种基因产生一种多功能蛋白质，其中一种是胚胎形成中诱发骨骼发育的蛋白，缺乏这种蛋白结果会导致颅骨、手、足骨的过早融合。因为一份基因异常可导致 Apert 综合征，它被认为是常染色体显性遗传。这种综合征为偶发，与父亲的年龄相关。当父母携带这个基因时，有 50%的复发率；然而，大多数情况都是新发的。

4. 超声表现

突出的前额提高了对颅缝早闭的怀疑（图 7-6）。颅缝早闭导致了眼距过宽、上颌骨发育差。其他的颅内异常包括胼胝体发育不良、脑室扩大，并指也经常出现。

5. 预后

早期的外科手术可以用来缓解颅内压力，Apert 综合征经常与不同程度的精神缺陷相关，导致颅内异常。

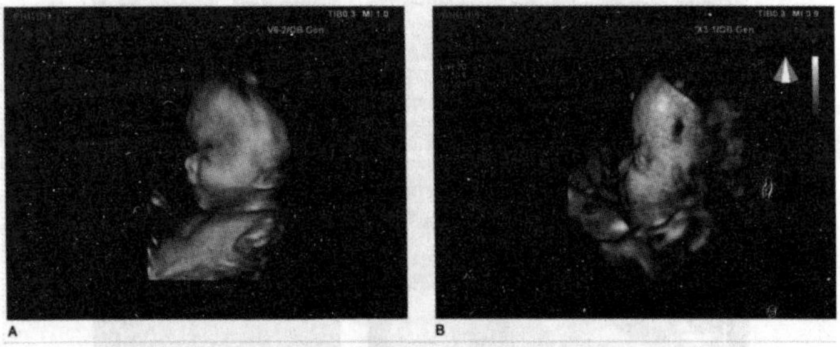

图 7-6 阿伯特综合征

注：A.3D 表面模式显示前额突出，面部下沉；B. 眼球突起

（四）脐膨出、巨舌、巨体综合征

1. 简述

脐膨出、巨舌、巨体（Beckwith-weidemann）综合征（BWS）表现为过度生长，发生率约 1/10000。诊断该疾病主要有 5 个标准：巨舌、前腹壁缺损、出生时低血糖、巨大儿、过度生长。其他特征为肾脏畸形、内脏肥大、面部的鲜红斑、耳异常和面部异常。

2. 实验室检查

BWS 胎儿存在脐膨出，导致母血中 AFP 增高 50%。

3. 遗传学

虽然大部分是具有正常核型的散发病例，但有 10% ~ 15%是常染色体显性遗传，表现为 11 号染色体的易位、倒位、重复。辅助生殖技术增加 BWS 的发生率。这些胎儿和新生儿表现出了 BWS 的结构畸形但没有遗传原因。

4. 超声表现

巨舌是 BWS 的典型超声表现，就如同 21- 三体综合征一样。然而，巨舌和巨大儿的联合出现更加明确其诊断。其他超声表现为脐膨出、肾脏长大、心脏肥大、羊水过多。正常核型的胎儿常表现为脐膨出内容物中含有肝脏。

5. 预后

据报道，由于充血性心力衰竭，婴儿死亡率高达 21%。儿科肿瘤的风险也增加了，如 Wilms 肿瘤、肝母细胞瘤、肾上腺皮质癌、神经母细胞瘤和横纹肌肉瘤。

（五）尾部退化综合征

1. 简述

尾部退化综合征，也称为尾部发育不良序列征，之前被认为是与并腿畸形有关。现在认为是两种截然不同的疾病。造成这种疾病的原因不详，16% 的病例与母亲糖尿病有关。尾部缺陷因不同部位的缺陷而表现不同，有骶骨和腰椎的发育不全、骶骨神经断裂和远端脊髓损伤。

2. 超声表现

参见第 22 章，详细描述了尾部退化综合征的超声特征。

3. 实验室检查

常见的超声表现为开放性脊柱裂和畸胎瘤，这些可导致 MSAFP 的增高。

4. 遗传学

这是一种常染色体显性特征，与前脑脊膜膨出，骶前畸胎瘤、肛门直肠畸形，通常被称为 Currarino 三联征。没有特定的遗传原因，但是该综合征与 6q25.3、7q36、HLBX9 基因的缺失相关。

5. 预后

个体功能的好坏取决于脊柱异常终止水平和脊柱稳定性，临床表现包括膀胱和排便失禁、反复尿路感染、肾损伤、膀胱尿道功能障碍及神经源性膀胱。

（六）CHARGE 综合征

1. 简述

现在 CHARGE 被认为是一种综合征，异常包括眼部缺损、心脏畸形、后鼻孔闭锁、精神和生长发育迟缓、生殖器发育不全、耳异常等。CHARGE 综合征的发生率在 1/8500 ~ 1/10000。

CHARGE 综合征有两种特征表现，主要是眼部缺损（占 80% ~ 90%），表现为眼部的小洞，其影响视力，严重程度取决于缺损的位置，影响一只或两只眼睛。脑神经异常，导致吞咽困难、面瘫、嗅觉减退以及某种程度的听力丧失都是常见的。几乎所有人都有耳异常，包括外部和内部结构和形态异常。

其他的缺陷，通常被称为小缺陷，是非特异性的，出生时不容易辨认。这些包括心脏缺陷、唇裂和腭裂。超过一半的人证实了生殖器的低性腺性功能减退导致青春期延迟。气管食管瘘（TE）也可能存在。面部异常包括不对称和方形脸型。

2. 实验室检查

如前所述，有脐膨出的胎儿母血中的 AFP 升高。

3. 遗传学

这种综合征通常是男性主导的，由 CHD7 基因产生的一种短的非功能蛋白质导致新的突变。其余病例没有与 CHD7 相关，显示 8 号染色体的易位、缺失或重排。这种遗传来源于父母一方，在后代中的严重程度有所增加。

4. 超声表现

心脏畸形是在产前阶段最容易发现的异常。该综合征中常见的有法洛四联症、右室双出口、房室间隔缺损、室间隔缺损、房间隔缺损、右位主动脉弓等。生长迟缓通常在产前没有观察到。偶尔发现的异常，包括小下颌、唇裂、腭裂、肾脏异常、脐膨出、食管气管瘘、多指畸形、半椎体和眼距过宽。

5. 预后

围产期死亡可能是由于心脏异常，食管气管瘘，或者是后鼻孔的闭锁引起的。发育迟缓出现在生后前 6 个月。认知功能随着大多数患者表现出不同程度的精神缺陷而不同。由于 CHARGE 综合征患儿有广泛的系统受损，所以对它的管理是很大的一个挑战。

（七）眼 - 耳 - 脊柱综合征

1. 简述

眼 - 耳 - 脊柱综合征（Goldenhar 综合征）是一种罕见的病症，Goldenhar 在 1845 年发现，但直到 1952 年才有了文字记录。疾病的特点是耳朵、鼻子、上颚、嘴唇发育不完全。这是在胚胎发育中第一、二臂弓异常发育的结果。因为 85% 的病例出现同侧的外耳和面部发育不良，这些都被认为是综合征的特征性表现。然而，双侧畸形也可能出现。常见的脊柱异常包括脊柱侧凸、半椎体、颈椎融合。这种综合征发生率在 1/3000 ~ 1/50000 之间，男女比例为 3 ： 2。

2. 实验室检查

常规的孕妇血清检测不能明确诊断 Goldenhar 综合征，然而，这种综合征的一些病例发生脑膜脑膨出，这可能会导致 AFP 水平的增加。

3. 遗传学

这种综合征是一种散发性的模式，遗传学原因不详，但与22- 三体的镶嵌有关，它被认为是遗传原因和环境因素等多种因素结合引起的。

4. 超声表现

面部异常最常见的有不对称、唇裂、腭裂和微眼症等。半椎体和脊柱侧凸也很常见。心脏异常常见的有室间隔缺损、法洛四联症、主动脉缩窄，同时伴有肾脏异常、肾盂输尿管连接处梗阻和多囊肾（图 7-7）。Monni 等的一项研究发现，NT 增厚的胎儿在新生儿期诊断为 Goldenhar 综合征。

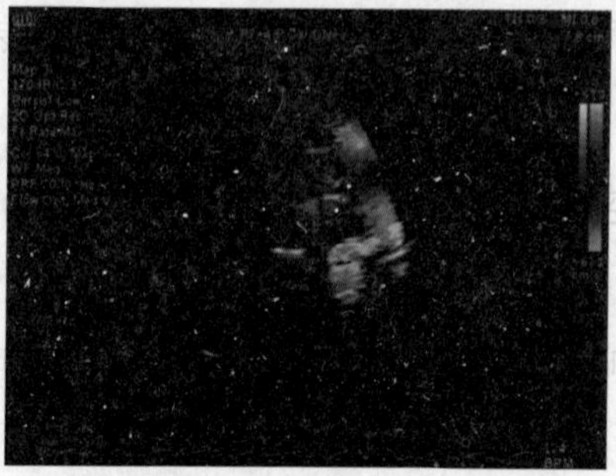

图 7-7 彩色多普勒显示主动脉缩窄

5. 预后

大多数结构异常都是通过手术矫正的；然而，这种严重程度可能会导致呼吸和进食问题。受影响的人经常有精神发育异常，但仍然有正常的寿命。

（八）心脏 - 肢体综合征

1. 简述

心脏—肢体综合征（Holt-oram 综合征，HOS）是由 Holt 和 Oram 在 1960 年发现的。它的特征是上肢、心脏异常，发病率大约 1/1000000。

2. 实验室检查

没有特异性指标。

3. 遗传学

它是 12 号染色体上一种常染色体显性 T-box（TBX）3 基因突变。这个基因，特别是 TBX5，产生 T-box 蛋白质，它附着在其他基因上，有助于器官形成的。在胚胎发育过程中，T-boX 蛋白质通过激活形成身体的这些基因有助于促进上肢和心脏的发育。因为这种蛋白质也有助于形成心脏传导系统，它的缺失导致了心脏异常的节律。这种综合征的传播是 100%，大多数病例都是新的突变。

4. 超声表现

最常见的超声表现是影响上肢和心脏。手的异常，比如并指畸形（特别是拇指和食指）、手指弯曲变形、短指和拇指异常是最常见的。畸形可能是不对称的，左侧的情况更严重。常见桡骨、尺骨、肱骨，锁骨、肩胛骨和胸骨的异常。常见的心脏异常，包括房间隔和室间隔缺损、心动过缓和纤颤。另外有三分之一可能有其他类型的缺陷，偶尔出现的异常包括眼距过宽、脊柱异常和多指畸形。

5. 预后

预后取决于畸形的严重程度。个体可能会受到心脏传导的影响，缺陷可能随着时间的推移而恶化。

（九）肢体—体腔壁综合畸形

1. 简述

肢体 - 体腔壁综合畸形（LB-WC）是一组包括体壁和肢体异常的综合征。文献中发现，两种类型的 LBWC 分别是胎儿有或没有颅面缺陷。有缺陷的胎儿显示脑膨出或露脑畸形，伴有面裂，胎盘与颅骨缺损之间有羊膜粘连。第二种类型显示脐带过短，完整羊膜，以及额外的胚外体腔持续存在，同时有泌尿生殖畸形、肛门闭锁和腰骶部位的脊膜膨出。

这些畸形取决于怀孕时的羊膜破裂和随后的胚胎附着情况。如果在怀孕 5 周时破裂，胚胎表现出无脑畸形、不对称的脑膨出、面裂、胎盘与头部和腹部相连。如果几周后发生了破裂，会导致肢体减少或肢体畸形，胸腹畸形和脊柱侧凸。在怀孕的早期和后期，破裂导致四肢发育不全、畸形和截肢。发生率从 1/7000 ~ 1/42000 不等。

2. 实验室检查

中孕期发现 MSAFP 升高。

3. 遗传学

这一散发的综合征病因不明，也无明确的基因相关性。

4. 超声表现

胎儿表现为“卡在”或被“栓”在胎盘或者是子宫上，有腹壁缺陷、面裂、严重的脊柱后侧凸、肢体异常（图 7-8）。

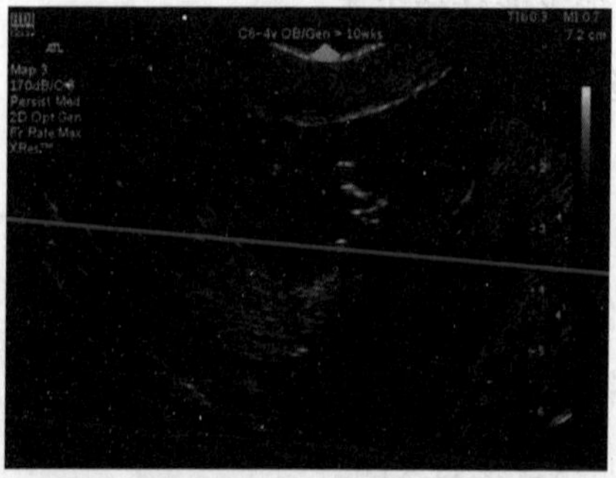

图 7-8 肢体 - 体腔壁综合畸形

注：这是一个 LBW 综合征的胎儿的矢状面，显示了与这组畸形相关的异常

5. 预后

该综合征为致死性畸形。

（十）脑膨出、多指、多囊肾综合征

1. 简述

脑膨出、多指、多囊肾（Meckel-gruber）综合征很罕见，其特点是肾脏发育不良、肢体异常和脑膨出。它的发病率为在 0.07/10000 ~ 0.7/10000，除了在芬兰报告的发病率为 1.1/10000，男女比例是 1 ∶ 1。

2. 实验室检查

没有特异性的实验室指标，但出现脑膨出或其他脊柱异常是会使 AFP 升高。

3. 遗传学

该疾病与多个染色体有联系，是一种常染色体隐性遗传病。17q21~q24 染色体包含基因，产生纤毛上皮细胞生长所需的蛋白质。基因的缺乏导致中枢神经系统异常，通常为脑膨出、囊肿、肝管发育不良、多指趾畸形。与综合征相关的其他基因包括 CC2D2A、TMEM67、RPGRIPIL，和 11q。

4. 超声表现

Meckel-Gruber 综合征典型表现为由于多囊性疾病引起的肾脏增大、回声增强（100%）、多指（55% ~ 75%）和枕叶脑膨出（60% ~ 80%）。羊水过少是由于尿液产生不足引起的。轴后多指（趾）也常常出现在 Dandy-Walker 综合征中。

这个综合征最早可以在 11 ~ 14 周被诊断，但是由于羊水过少会比较困难，直到 20 周后，异常的肾脏才会被发现。

5. 预后

因为肾脏的畸形，很少能存活下来。

（十一）Turner 综合征（XO 综合征）

1. 简述

特纳综合征，也称为单 X 染色体（45XO），是由于缺乏一种性染色体造成，尽管发生率为 1/8000，但是 98%的单染色体 X 导致流产，它占了所有自然流产的 10%。日本后裔的发病率更高，缺失的性染色体更有可能来自父亲，与 Noonan 综合征不同的是，特纳综合征只会影响女性。

2. 实验室检查

特纳综合征中，非免疫性水肿胎儿中可能出现 hCG 和抑制素的升高。非水肿胎儿中，雌激素明显降低，AFP 和抑制素也降低。

3. 遗传学

单 X 染色体是偶发性事件，原因是在配子时发生不分裂错误。四分之三的病例是由于精子的原因造成的，缺失的 X 染色体导致了一个来自母亲 X 染色体和没有来自的父亲的遗传特征。特纳综合征中一半患者是 45X 染色体核型。

该综合征与 SHOX 或矮个子的同种基因的相关。X 染色体携带着 SHOX 基因，正常个体有两个 SHOX 基因，而特纳综合征只有一个基因。这个基因产生 SHOX 蛋白，特纳综合征女性只有正常身高和骨骼发育的所需蛋白质的一半。

4. 超声表现

特纳综合征的典型超声表现是囊状水瘤。肾脏形态异常，如马蹄肾。心脏缺陷如主动脉缩窄。还有水肿、短的 C 形脊柱、NT 增厚、小头畸形、羊水过多和生长发育迟缓等。

5. 预后

在出生的个体中，异常是多种多样的，如生长和智力缺陷、先天性淋巴水肿、卵巢发育不良及肾脏和心脏畸形。

（十二）努南综合征

1. 简述

努南（Noona）综合征典型的表现为眼距过宽，眼角下拉、眼睛斜视，以及向后旋转的低位耳朵。身材矮小、颈蹼和心脏异常与特纳综合征可相比较。这种发育障碍导致心脏缺陷、骨骼畸形、出血问题和眼异常。发生率为 1/1000 ~ 1/2500。

2. 实验室检查

无特异性实验室指标。

3. 遗传学

Noonan 综合征是一种常染色体显性遗传病，男、女性之间无差异，这种综合征是由于 12 号染色体的突变而散发产生。

4. 超声表现

水囊瘤与特纳综合征相似，但是，男性生殖器的识别是 Noonan 综合征与特纳综合征的区别。心脏异常（60%），如肺动脉瓣狭窄，房间隔缺损和室间隔缺损，为诊断该疾病提供了最好的线索。耳位低、塌鼻、头大也有所报道。

5. 预后

影响的范围是不同的，三分之二的人有心脏缺陷，而男性则是隐睾症导致的不育，发育迟缓很常见。

（十三）双侧肾发育不全序列征概述

其与双侧肾发育不全（Potter）序列征相关的原因是羊水过少。羊水过少的原因是肾脏发育异常（双肾缺如、多囊性肾发育不良、生殖泌尿系梗阻）、羊膜泄漏或者胎盘异常。羊水过少会损害胎儿结构的正常发育，导致四肢畸形、颜面部异常（Potter 脸）、肺发育不全（图 7-9）。Potter 序列征、Potter 综合征、羊水过少综合征三个词可以替换，肾血管的彩色多普勒可以用来确诊胎儿肾脏的有或无。

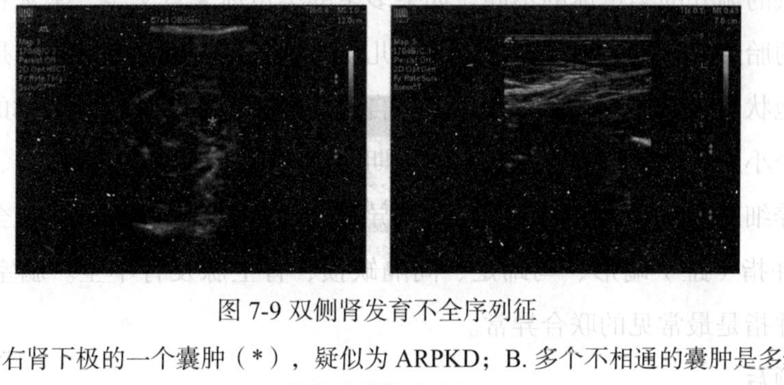

图 7-9 双侧肾发育不全序列征

注：A. 位于右肾下极的一个囊肿（*），疑似为 ARPKD；B. 多个不相通的囊肿是多囊性肾发育不良的常见表现

（十四）翼状胬肉综合征

简述

翼状胬肉（Pterygium）综合征有四种类型，依照类型的不同预后可能是致死性的或非致死性的。这综合征有一种典型的表现叫作“翼状”的关节。脖子上的网状回声，通常被称为翼叶，也常常出现。关节弯曲，永久固定在一个收缩的部位，是所有形式翼型综合征的一个典型特征，这些收缩导致胎儿运动减少。

（十五）三倍体

1. 概述

三倍体是额外多出一套完整的染色体。这种情况怀孕时的发生率约在 2%，多数导致流产。在活产儿中的发病率是 1/2500。只有 3% 的三倍体胎儿能够存活（特别是 69XYY、XXX 或 XXY）。

2. 实验室检查

早孕期 MSAFP 和 HCG 有所升高，PAPP-A 降低。中孕期由于胎盘小，HCG 和雌激素水平低，AFP 偏低或正常。中枢神经系统或腹壁异常可导致 AFP 增高。在部分性葡萄胎中，抑制素 A 会升高。

3. 遗传学

90% 的三倍体妊娠是由两个精子与一个卵子受精（双雄受精）或者是来自母亲的一套额外染色体（双雌受精）造成的。超过一半的三倍体是由于双精子受精最终导致流产，而母亲原因造成的三倍体则在活产中占主因。

4. 超声表现

早孕期会看到 NT 增厚。受影响的胚胎和胎儿会表现出多种异常，这取决于父母提供的额外的染色体的不同。如果多余的染色体来自父亲，常常看到一个巨大水肿的胎盘和一个对称型 IUGR 的胎儿。这种三倍体的胎盘被认为是一种部分性的水泡状葡萄胎。如果多余染色体来自母亲，则会出现一个不对称的 IUGR 胎儿和一个小胎盘。母亲的合并症包括早期的子痫前期、双侧多囊卵巢、剧吐和持续的滋养细胞疾病。三倍体胎儿的结构异常包括眼距过宽、脑积水、全前脑、小下颌、并指（趾）畸形、马蹄足、间隔缺损、肾上腺发育不全。脑室扩大和第三四指并指是最常见的联合异常。

5. 预后

很少有新生儿能存活超过两个月，无人能存活 1 年。

（十六）13- 三体（Patau 综合征）

1. 简述

13- 三体是一种染色体异常引起的一系列畸形，可以导致胎儿和新生儿死亡，发生率在活产儿中为 1/5000 ~ 1/16000，母亲年龄的增加导致这种畸形的发生。

2. 实验室检查

母亲在中孕期的三联、四联筛查用处不大，13- 三体中的抑制素水平会增高。中枢神经系统和腹壁异常的胎儿中 AFP 会增高，早孕期 HCG 和 PAPP-A 水平会降低。

3. 遗传学

额外的染色体扰乱了正常的胚胎发育，导致了 13- 三体特征性的畸形，13 号染色体的不分离、镶嵌或易位导致这些畸形的发生（13- 三体）。染色体的不分离发生在减数分裂中，这是一个随机的，不可遗传的事件。基因的易位发生在胚胎发育的早期或配子生产过程中，会产生额外的可遗传的第 13 号染色体。一个完整的易位会导致完全的畸形；然而，它有可能仅为一条染色体的易位。临床表现取决于易位的部位。镶嵌性 13- 三体中仅有部分细胞存在额外的 13 号染色体。13- 三体的临床表现取决于有多少细胞存在异常的染色体。

4. 超声表现

因为 13- 三体胎儿会有严重的畸形表现，所有超声诊断的敏感性较高。早孕期会出现 NT 增厚，中孕期出现多个系统异常。中枢神经异常率较高（70%），还有面部异常（50%）、肌肉骨骼异常（50%）、心脏异常（80%）、肾脏（50%）、IUGR（50%）和胃肠道异常。Patau 综合征一般的超声表现，包括前脑无裂畸形、严重的面部异常（唇裂、腭裂、独眼畸形、眼距过近、无眼畸形和象鼻）、小头畸形、小下颌畸形、室间隔缺损、多指畸形和单脐动脉。Patau 综合征中，出现较少的表现有脐膨出、并指畸形、畸形足、肾脏异常、胼胝体发育不全、心室点状强回声、小脑发育不全和脑脊膜膨出。

5. 预后

大部分三体胎儿能存活至出生，Patau 综合征存活平均数为两天半。82% 患者在 1 个月内死亡，95% 在 6 个月内死亡。一生存者患有严重的精神和身体发育迟滞，包括癫痫、喂食困难、肌张力减退、肌张力亢进和生长缓慢。

（十七）18- 三体（Edward 综合征）

1. 简述

18- 三体综合征首次发现在 1960 年。发生率为 1/3000，活产率为 1/5000 ~ 1/8000，是第二常见的三体综合征。由于男性胎儿的死亡率较高，所以受影响的个体主要是女性，比例为 3 ： 1。母亲年龄增加是高危因素。

2. 实验室检查

使用任何标记的组合（AFP、雌三醇、游离 α -HCG、游离 β -HCG、雌二醇、人胎盘催乳素）均可提高发现率。雌三醇、HCG 和 AFP 三联筛查可获取较低的值。抑制素 A 不会提高检测率，但是 PAPP-A 是对 18- 三体较敏感的指标之一。早孕期，游离 β -HCG 和 PAPP-A 会降低。

3. 遗传学

与 13- 三体相似原因是染色体的不分离、镶嵌、易位。减数分裂不分离不会遗传，而 18 号染色体的易位会遗传。

4. 超声表现

大多数 18- 三体胎儿都有超声能够显示的结构异常。最常见的表现为心血管和肢体异常。实际上每个器官系统都有与 18- 三体相关的超声识别指标。早孕期，NT 增厚，并且大于 21- 三体胎儿。大多数胎儿表现出多个异常。特别是“草莓头”。心脏异常（房、室间隔缺损）和重叠指是最常见的。其他异常包括淋巴水囊瘤、脐带囊肿、单脐动脉、颅面部异常、并指畸形、脐膨出、摇椅足、畸形足、肾脏异常、先天性膈疝、小脑发育不良、脑脊膜膨出和脉络丛囊肿。胎盘激素分泌和合成的减少，导致胎儿小于孕龄或 IUGR，以及羊水过多。晚孕期，异常的手姿势、生长发育受限和羊水过多同时出现，应该高度怀疑 18- 三体。

5. 预后

预后差。生存率低，仅 50% 能活到 2 个月，5% ~ 10% 能活至 1 年，生存平均数为 5 ~ 15 天，生存者常合并精神和身体发育异常。

（十八）21- 三体（唐氏综合征）

1. 简述

人类最常见的畸形模式，这种综合征最初是在 1866 年由 John Langdon 描述。这种染色体异常导致个体的智力缺陷并有特征性面容、新生儿肌张力减退。大约一半的 21- 三体患儿有心脏和消化道异常。21- 三体是由于多出 1 个 21 号染色体，发生率约占活产儿的1/800，并随着母亲年龄的增大而升高。

2. 实验室检查

没有特异性的检测。最高的检测率是通过实验室测试和超声检查结合起来的。雌三醇、PAPP-A、AFP水平低，而HCG和抑制素A水平升高（表7-8）。外周血胎儿游离细胞DNA检测技术相对来说是一项新的评价胎儿染色体异常的方法，检测21-三体、18-三体和13-三体的风险度，它也可以用来检测其他由于染色体增加或减少引发的罕见疾病。

表7–8 中孕期最常见非整倍体的超声软指标和实验室指标

异常类型	hCG/β-hCG	AFP	UE3	抑制素A	PAPP-A	NT
21-三体	↑	↓	↓	↑	↓	↑
18-三体	↓	↓	↓	正常	↓	↑
13-三体	正常	小幅↑	正常	正常	↓	↑
特纳综合征	↑	小幅↓	小幅↓	↓	↓	↑
其他性染色体非整倍体	正常或↑	正常或↑	正常	无效	无效	↑
1型	↑	正常或↑	↓	↓	轻微↓	↑
2型	↓	↓	↓	无效	↓	正常

3. 遗传学

母亲染色体的不分离占所有病例的95%，并随着母亲年龄的增加而升高。剩余部分的原因是镶嵌（2%）或易位（3%），21-三体通常为随机事件，不能遗传。如果该综合征是由于易位而引起的，那么个体可能不会表现出症状，但会增加生产患有唐氏综合征儿童的风险。

4. 超声表现

近年来，超声诊断发生了显著的变化，NT联合其他生物学指标测量已经将21-三体的诊断从中孕提前至早孕期。除了NT增加，另外的早孕指标还包括鼻骨缺失、静脉导管血流反向和三尖瓣反流。如果早孕筛查没有进行，则中孕筛查是有用的。如果孕妇早孕期筛查高风险，仅有25%的21-三体胎儿能在中孕期间超声发现主要结构异常。

大量研究显示，很多结构异常和超声软指标均与21-三体有关。据报道，25%的21-三体胎儿有先天异常，虽然不是特异性的；大于50%胎儿有心脏异常，50%肱骨缩短、40% NF增厚、鼻骨缺失或发育不良、40%股骨缩短、25%轻度肾盂扩张、3% ~ 27%肠管回声增强、16%心室强光点。仔细扫查能发现21-三体的超声表现，如髂骨角测量、小指内弯、耳朵长度、足中趾到5趾的发育不全、面部扁平。虽然21-三体胎儿中超声至少能发现一个结构异常，但是每个指标的敏感性较低。因此，识别21-三体胎儿的高敏感性和特异性的方法是，通过识别一组超声指标来发现异常的个体。这些发现能计算调节后的染色体异常风险率，为是否进行侵入性检查做指导。

5. 预后

大多数患者有不同程度的精神缺陷和肌张力减退，死亡率通常与心脏缺陷有关。平均寿命是49岁。

表7–9 21–三体综合征的表现

结构异常	软指标	结构异常	软指标
颅脑/颈部		腹部	
脑室扩张	脉络丛囊肿	妊娠晚期食管和十二指肠闭锁	肠管回声增强
全前脑	NT增厚	小肠梗阻	肾盂扩张大于4mm
眼距过近/过远	鼻骨缺失或发育不良	膈疝	
唇腭裂		脐膨出	
小下颌		肾积水	
耳位低		肾脏发育不全	
小耳		盆骨角度增宽	
巨舌症		肌肉骨骼	
淋巴水囊瘤小头畸形		手指弯曲变形	股骨或肱骨短
胼胝体发育不良		并指	
前额叶过短		畸形足	
心脏		摇椅足	
室间隔缺损	心室强光点	握紧拳头	
房室间隔缺损		趾间距离增宽	
心内膜垫缺损		其他	
左心发育不良综合征		IUGR	单脐动脉和静脉
法洛四联症		水肿	

（十九）VATER/VACTERL联合征

1. 简述

VATER联合征是一组合畸形，包括脊柱缺陷、肛门闭锁、气管食管瘘和肾脏异常。当前术语VACTERL，包括脊柱异常、肛门直肠闭锁、心脏缺陷、气管食管瘘、肾脏和肢体异常。两个词语都在使用，表明定义这组畸形有一定的困难。异常模式情况可能发生在一个正常的孩子上，或者染色体异常孩子上。发生率还未知。

2. 实验室检查

没有特异性指标。枕部脑膨出或开放性脊柱缺陷会导致 AFP 升高。

3. 遗传学

虽然没有明确的致病基因，但是被认为是 X 链的常染色体隐性遗传病。大多数出生缺陷是由环境因素引起，如雌—孕激素、BCP 和母体糖尿病。

4. 超声表现

VATER 超声表现有脊柱异常（半椎体、脊椎闭合不全），气管食管瘘，食管闭锁，肛门闭锁，心脏异常，桡骨、拇指异常，肢体发育不全，轴前多指症和肾脏异常，患者可能出现生长受限。

5. 预后

畸形的严重程度和类型决定患者的预后。大多数患者手术矫正后恢复良好。

参考文献

[1] 林礼务，薛恩生 . 腹盆部疾病超声诊断图谱 第 2 版 [M]. 北京：科学出版社， 2019.

[2] 周纯武，赵心明 . 肿瘤影像诊断图谱 第 2 版 [M]. 北京：人民卫生出版社， 2018.

[3] 陆勇，严福华主译 . 肌肉骨骼影像学 [M]. 上海：上海科学技术出版社， 2018.

[4] 梁长虹，李欣 . 儿科放射诊断学 [M]. 北京：人民卫生出版社， 2018.

[5]IlanE.Timor–Tritsch 等主编; 吴青青, 姜玉新主译 . 胎儿颅脑超声 [M]. 北京: 人民卫生出版社, 2018.

[6]（美）A.Thomas Stavros 著；王知力译 . 乳腺超声经典诊断学 [M]. 北京：科学出版社， 2017.

[7] 陈智毅 . 生殖超声诊断学 [M]. 北京：科学出版社， 2018.

[8]Susan and Julia 著, 罗红, 杨帆译 . 超声诊断学 妇科及产科 第 4 版 [M]. 北京: 人民卫生出版社, 2018.

[9] 颜芬 . 临床超声诊断 [M]. 汕头：汕头大学出版社， 2019.

[10] 郭佑民，陈起航，王玮 . 呼吸系统影像学 第 2 版 [M]. 上海：上海科学技术出版社， 2016.

[11] 陈宝定，鹿皎 . 临床超声医学 [M]. 镇江：江苏大学出版社， 2018.

[12] 张武 . 现代超声诊断学 第 2 版 [M]. 北京：科学技术文献出版社， 2019.

[13] 陈懿，刘洪胜 . 基础医学影像学 [M]. 武汉：武汉大学出版社， 2018.

[14] 鲁统德，张利华，周晨曦，等 . 医学影像学临床应用 . 北京：科学技术文献出版社， 2018.

[15]Dushyant V.Sahani, Anthony E.Samir 主编 . 腹部影像学 [M]. 上海: 上海科学技术出版社, 2016.